젊음의 과학

젊음의 과학

THE **SCIENCE** OF **STAYING YOUNG**

젊음의 과학

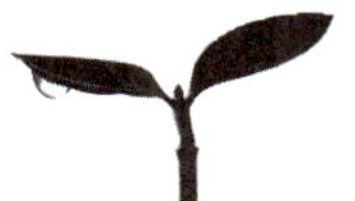

인생 후반전을
준비하는
안티에이징
매뉴얼

존 몰리, 셰리 콜버그 지음
정주연 옮김

미지북스

글 싣는 순서

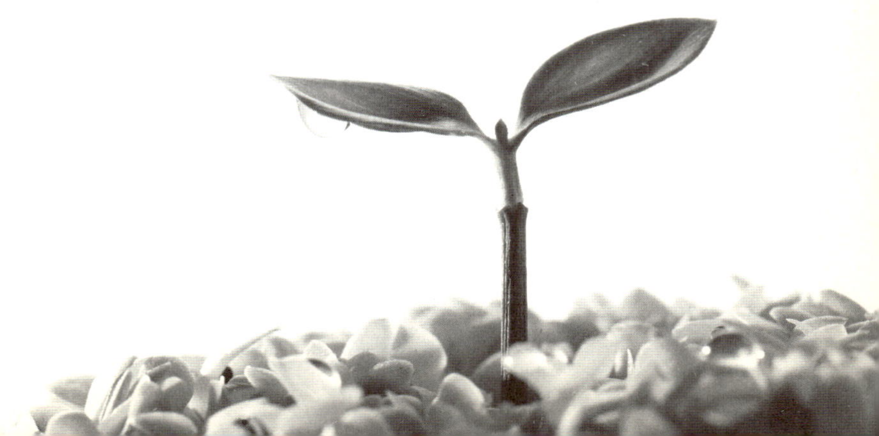

도움주신 분들

삼성서울병원 암센터에서 제공해주신 자료 덕분에 7장(암이 다가오지 못하게 하라)의 암 종류별 설명이 더욱 풍부해졌습니다. 행동하는 의사회 임석영 대표께서 의학 용어 설명 부분을 꼼꼼히 감수해주셔서 독자들이 좀 더 이해하기 쉬운 책이 되었습니다.
도움주신 분들께 감사드립니다.

나의 가장 훌륭한 스승인 나이 많은 친구들과 환자들, 그리고 내 영감
의 원천이며 내가 잘 늙어가도록 해주는 손자들인 어맨다, 코너, 케이
틀린, 티콜, 페이지에게
—존 몰리

젊어 보일 뿐 아니라 젊다고 느끼면서 사는, 가장 친한 친구이자 남편
이며 동료인 레이 옥스에게
—셰리 콜버그

인생이라는 긴 여정

늘는 법을 아는 것은 지혜의 최고 경지이며, 기나긴 인생살이에서 가
장 어려운 것이다.

앙리-프레데리크 아미엘(1821~1881년)

시인은 노래한다. "우리 함께 늙어요. 가장 좋은 날이 아직 남아 있
잖아요." 그러면 냉소적인 사람들이 말한다. "도대체 어떤 바보가 그
런 소리를 해?" 어느 편에 가깝든, 이 책을 읽는 사람들 모두 노화가
멍청해서 겪는 일이 아니라는 것을 잘 알고 있을 것이다. 노화 과정
이 피할 수 없는 것임을 인정한다고 해도 정신적으로나 육체적으로
나 힘들기는 마찬가지일 것이다. 하지만 용기를 내시라. 더 젊어 보
이고 더 젊게 느끼기 위해 할 일이 아직 많으니까 말이다.

이 책을 쓰는 목적은 지금 나이가 몇 살이든, 어떤 유전자를 타
고 났든, 더 나은 삶의 질을 유지하기 위해 실천할 수 있는 매우 중
요하지만 손쉬운 10가지 방법을 알려주는 것이다. 이 책대로 따르면
나이에 상관없이 며칠이나 몇 주 안에 이런 변화를 느낄 수 있을 것
이다.

- 솟구치는 활력
- 더 즐거워진 하루하루
- 눈에 띄게 또렷해진 정신
- 성욕 향상

곧바로 나타나는 이런 결과들 외에도 좋은 포도주처럼 시간이 필요한 효과들도 있다. 거기에 몇 달, 몇 년, 혹은 평생이 걸릴 수도 있다.

이 책은 건강하게 잘 늙는 길로 가는 여권이다. 이제 여권이 있으니 목적지를 골라야 한다. 길목마다 우리가 최선이라고 생각하는 것과 최소한으로 해야 할 것을 알려주겠다. 품위 있게 늙는 길이 여러 갈래이니 가능하면 다른 길도 가르쳐줄 것이다. 그러니 남은 인생 동안 심신에 가장 좋은 길을 골라 여행하기를 바란다.

이 책이 말하지 않은 것

우선, 이 책이 말하고 있지 않은 것을 확실히 해두어야겠다.

첫째 불가능한 것을 약속하거나 현재 생활 방식을 완전히 뒤집고 급격하게 바꾸라고 하지 않는다. 오히려 작은 변화가 건강 전반에 아주 큰 영향을 줄 수 있다는 것을 알려주고자 한다. 예를 들어

우리 중 한 사람(존 몰리)은 미식가에 느긋하게 와인을 즐기며 타고
난 게으름뱅이지만, 또 한 사람(셰리 콜버그)은 건강한 식단과 규칙
적인 운동이 건강에 좋다는 좀 더 전통적인 믿음을 가진 사람이다.
콜버그 박사에게 운동은 엔도르핀을 많이 생성시켜주는 것이지만
몰리 박사는 운동이 '심한 자기 학대 경험'에 지나지 않는 것일지도
모른다고 생각한다. 여러분이 어느 쪽이든 적어도 운동이 꼭 필요하
며 몸에 더할 나위 없이 좋다는 것은 인정해야 한다.

　두 번째로 이 책은 수명 연장, 즉 수명을 늘리는 것에 대해 이야
기하고 있지 않다. 우리는 단순히 몇 년 더 사는 것보다 인생의 즐거
움이 훨씬 더 중요하다고 굳게 믿고 있다. 질병을 앓고 거동도 잘 못
하고 혼자 힘으로 살지 못하는 상태에서 더 오래 사는 것을 반드시
은총이라고 할 순 없다. 250년쯤 전에 스탠퍼드대학의 제임스 프라
이스 교수가 처음으로 수명 연장이 아니라 더 높은 삶의 질이 목표
가 되어야 한다고 주장했다. 일생 동안 원하는 것을 할 만큼 건강하
게 사는 것이 가장 중요하다. 여러분이 이 책의 제안을 따르면 이 목
표에 더 가까워질 것이며 결국 더 건강하게 더 오래 살게 될 것이다.

▌'노화'라는 신체의 변화를 이해하자

시간의 흐름에 따라 신체가 겪는 변화는 복잡하며 정상적인 생리학

적 과정뿐만 아니라 질병과도 관련이 있다. 일반적으로 신체는 호흡, 소화, 생식 능력 같은 각기 다른 체계들의 기능이 시간이 흐름에 따라 아주 서서히 미묘한 변화를 겪는다. 인간의 세포는 분열하고 재생산할 수 있는 횟수가 한정되어 있다. 세포가 회복 속도를 늦추고 나면 이 미묘한 변화의 속도가 빨라지기 시작한다. 안타깝게도 그런 일은 심장병과 암 같은 만성 질환의 발병과 뗄 수 없는 경우가 많다.

하지만 자연적인 노화로 인한 건강 문제와 질병으로 인한 건강 문제를 실제로 구별할 수 있는가는 거의 중요하지 않다. 만약 모든 질병을 예방할 수 있다면 삶이 끝나는 것은 세포가 최대 수명에 이르는 때가 될 것이다. 병을 예방하고 효과적으로 치료하여 수명을 늘리려는 시도는 매우 중요하며 그것이 바로 이 책의 주된 목표이다. 예를 들어 골 밀도는 25세 전후에 최고치에 이르고 그 이후에는 저장되어 있던 칼슘과 무기질이 빠져나가기 시작한다. 근육이 지나치게 감소하는 것을 막으려면 근섬유도 일상적으로 사용해줘야 한다. 이러한 부위에 이로우면서 즉각적인 효과가 있는 것은 규칙적인 신체 활동이다. 마찬가지로 음식을 통해 알맞은 양의 비타민과 무기질을 흡수하는 능력이 줄어든다고 해도 다음 장에서 개괄할 식단 개선으로 거의 완전히 해결할 수 있다.

쉬운 치료법은 없다

노화에 관한 최고의 베스트셀러는 로저 베이컨이 13세기에 쓴 것이다. 그 책에서 말하는 비결은 이런 것들이다. 식단 관리, 적당한 휴식, 운동, 절제된 생활 습관, 청결한 위생 상태, 처녀의 숨결. 제일 마지막 것만 제외하고 전부 옳다. 하지만 그 이후에 나온 노화에 관한 사실상 모든 베스트셀러에 "처녀의 숨결"의 현대적 버전이 하나 이상 포함되어 있다.

예를 들면 전일론적 치료에 관심을 가지고 있는 미국의 영적 지도자, 디팩 코프라 박사가 쓴 꽤 괜찮아 보이는 책에는 수명을 연장시키는 아유르베다 허브에 대한 언급이 있다. 처음에 존 몰리 박사는 나이 든 환자들에게 코프라의 책을 권했다. 하지만 환자들이 그 허브를 어디서 구할 수 있는지 알려달라면서 왜 알면서 가르쳐주지 않느냐고 불평하기 시작하자 권하지 않게 되었다. 존 몰리 박사가

전일론적 치료 일반적으로 '전일론적' 입장은 인체가 그 구성 요소들의 합보다 큰 존재라고 전제한다. 서구 정통 의학에서는 인체를 일종의 기계로, 인체의 장기臟器들은 기계의 부속품 같은 것으로 파악하고, 질병의 원인도 국부적인 조직이나 장기의 '고장'에서 찾는다. 반면에 전일론은 인체의 모든 부분이 서로 연결되어 있으며 서로 영향을 주고받기 때문에 특정 증상이나 장기를 다루기보다는 환자를 '전인全人'으로 인식하고 치료 방법을 구한다.

하루에 열 계단을 걸어서 오르고 식단을 바꾸라고 늘 하던 대로 권하면 환자들은 한결같이 이렇게 대답했다. "싫습니다, 선생님. 그건 너무 힘들어요. 전 그 허브만 있으면 돼요."

▮ 이 책이 권하는 것

이 책은 처녀의 숨결 같은 것을 권하지 않는다. 대신 훨씬 더 나은 것을 권한다. 더 오랫동안 젊게 느끼고, 젊어 보이게 하고, 젊게 행동하는 데 실질적인 도움이 되는 현실적인 프로그램이다. 원래 노화라는 것은 막을 수도, 거스를 수도, 심지어 지연시킬 수도 없는 것이지만 이 책에서 제시하는 프로그램을 따른다면 남은 여정 동안 늘 즐겁고 질병이 없이 여행할 수 있을 것이다.

자, 여기에 성공적인 노화를 위한 10가지의 따라 하기 쉬운 프로그램이 있다. 이 프로그램은 더 늙었다고 느끼게 만들고 수명을 단축시킬 수 있는 건강 문제에 대한 이해, 예방, 관리, 치료를 목표로 만들어졌다. 이 프로그램을 통해 가장 좋은 음식은 어떤 것인지, 왜 술이 몸에 좋은지, 그리고 얼마나 마셔야 하는지, 어떤 운동이 중요한지, 어떤 호르몬이 활력을 가장 크게 증강시키는지, 어떻게 하면 정신을 또렷하게 유지할 수 있는지, 어떤 연령에서는 체중 감소가 왜 바람직하지 않은지 알 수 있을 것이다. 또 심장을 건강하게 유지하고, 암을 예방하고, 뼈를 튼튼하게 하고, 팔다리 관절을 지키고, 두 발로 잘 서기 위해 알아야 할 것들도 있다.

놀랍게도 바로 지금이 운명의 순간이다. 더 건강하고 성공적인 인생으로 가는 이 여권을 쓰기를 진심으로 바란다.

성공적인 노화의 첫걸음

노년에 무기력하지 않으려면 몸과 정신과 마음이 모두 필요하다.
이 세 가지 모두를 생생하게 유지하려면 운동하고 연구하고 사랑해야 한다.

샤를 빅토르 드 봉스테탕(1867~1947년)

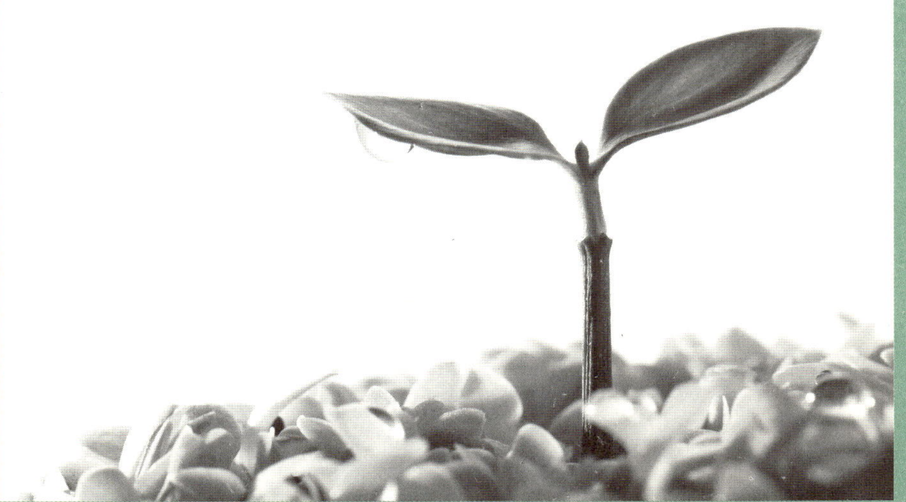

사람들은 쑤시고 아픈 것이 '나이가 들어서' 그렇다고들 말한다. 3, 40대조차 자주 그런 말을 한다. 한참 앉아 있다가 일어날 때 통증이 있거나 전처럼 몸무게를 유지하기가 쉽지 않고 '중년의 나잇살'이 쪘다고 느낄 때도 마찬가지일 것이다. 흔히 나이 탓이라고 여기는 이런 증상들이 사실은 없앨 수 있거나 막을 수 있는 것들이다. 그것들은 결코 노화 때문에 일어나는 불가피한 일이 아니다.

▎젊어지기 위한 10가지 프로그램

이 책에 소개된 프로그램에 따라 일상생활에서 실천하면 6개월쯤 후에 건강이 눈에 띄게 좋아질 것이다. 이 것들을 모두 실천할지 안 할지는 당신이 처한 상황과 무엇을 선호하는지에 달려 있다. 그게 아니더라도 최소한 당신의 건강 상태와 용모, 느낌을 최적화하기 위한 기본 지식을 얻을 수 있을 것이다. 순전히 노화를 인한 건강 문제와 다른 원인으로 인한 건강 문제를 더 쉽게 구별할 수 있도록 노화에 대한 중요한 질문과 그 답이 몇 장에 나오는지 아래에 정리해두었다.

:: 왜 프랑스 여성들은 뚱뚱해지지 않는가?(1장)
:: 생선을 얼마나 많이 먹어야 하며 생선 기름을 섭취해야 할 때는 언제인가?(1장)
:: 술은 얼마나 마셔야 좋으며, 꼭 적포도주를 마셔야 하는가?(1장)
:: 강력한 노화 방지제가 노화를 늦출 수 있는가?(1장)
:: 운동은 걷기만으로 충분한가?(2장)
:: 한쪽 다리로 균형 잡는 연습을 하는 것이 왜 중요한가?(2장)
:: 운동을 하면 정말로 머리가 세는 것을 막을 수 있는가?(2장)
:: 왜 비타민 D가 가장 중요한 노화 방지 호르몬인가?(3장)
:: 테스토스테론은 남성과 여성 모두에게 좋은가?(3장)
:: 에스트로겐은 정말로 다시 각광받고 있는가?(3장)
:: 알츠하이머병을 완전히 치료할 수 있는가?(4장)
:: 십자말풀이와 스도쿠를 하면 진짜 머리가 좋아지는가?(4장)
:: 왜 텔레비전 설교를 듣는 것보다 교회에 나가는 것이 오래 사는 데 도움이 되는가?(4장)
:: 50세에도 근육질이 될 수 있는가?(5장)
:: 다크 초콜릿이 심장 마비 예방에 어떻게 도움이 되는가?(6장)

:: '해로운' 콜레스테롤이 심장에 좋을 때는 언제인가?(6장)

:: 유방암이나 전립선암에 걸릴 위험을 낮출 수 있는가?(7장)

:: 당뇨병 예방이 대장암에 영향을 끼치는가?(7장)

:: 규칙적인 운동으로 뼈가 약해지는 것을 예방하거나 약해진 뼈를 회복시킬 수 있는가?(8장)

:: 콘드로이친과 글루코사민이 관절염에 좋은가?(8장)

:: 낙상으로 인한 고관절 골절을 예방할 수 있는가?(9장)

:: '자발적인 신체 활동'SPA이 더 오래 건강하게 사는 데 도움이 되는가?(9장)

:: 과다한 약물 복용이 오히려 더 많은 문제를 일으킬 수 있는가?(10장)

:: 언제 노인병 전문의를 찾아가야 할까?(10장)

우리는 활력이나 건강을 해칠 수 있는 만성 질환의 예방과 관리, 치료가 중요하며 그렇게 할 때 더 오랫동안 젊음을 유지할 수 있다고 생각한다. 좀 더 건강한 생활 습관을 가지고 일찍 의학적 조치를 취한다면 이 목표를 대체로 달성할 수 있다. 이 책을 읽어나가면서 각 장에서 제안한 것들은 이 책을 다 읽을 때까지 기다릴 필요 없이 바로 실천하면 된다. 예를 들어 생선이 심장과 뇌에 얼마나 좋은지 알게 되었다면 생선을 더 많이 먹되 수은이 너무 많이 함유된 것만 피하는 식으로 말이다.

연령에 따라 최적화하기

건강은 평생 동안 노력해야 얻을 수 있는 것이지 실천할 나이가 따로 있는 것은 아니다. 지금 몇 살이든 건강해질 수 있기는 하지만 시작이 빠를수록 결과가 더 좋을 것이다.

그러나 나이에 따라 방법이 달라서 20세에 적당했던 것이 40세, 60세가 되고 나이가 더 든 후에는 그렇지 않을 수 있다. 연령에 따른 일반적인 건강 유지법은 아래에 있다. 이것은 존 몰리 박사가 개발하여 세인트루이스대학과 세인트루이스재향군인회가 발행하는 『성공적인 노화Aging Successfully』지에 실은 것이다.

연령별 건강 관리 가이드

0~40세

1. 규칙적으로 운동하라.
2. 비만을 피하라.
3. 적당한 양의 칼슘을 섭취하라.
4. 생선을 포함해 영양가 높은 음식을 먹어라.
5. 안전벨트를 매라.
6. 21세 이후에는 절주하고 금연하라.
7. 예방 접종을 하라.
8. 운전 시에 규정 속도를 지켜라.
9. 폭력과 무허가 약물을 피하라.

10. 매달 유방 자기 검진을 하라.(초경이 지난 여성)

1. 규칙적으로 운동하라.
2. 비만을 피하라.
3. 적당한 양의 칼슘과 비타민 D를 섭취하라.
4. 생선을 먹어라.
5. 안전벨트를 매라.
6. 절주하고 금연하라.
7. 혈압을 측정하라.
8. 콜레스테롤과 혈당을 측정하라.
9. 유방암과 대장암, 고혈압, 당뇨병 검사를 받아라.
10. 정기적으로 자궁암 검사를 받아라.(여성)
11. 꾸준히 정신적 활동을 하고 사교적이 돼라.
12. 과다한 약물 복용을 피하라.
13. 호르몬 대체 요법에 관심을 가져라.

1. 규칙적으로 운동하되 균형 운동과 근력 운동을 하라.
2. 체중 감소를 피하라.
3. 적당한 양의 칼슘과 비타민 D를 섭취하라.
4. 생선을 먹어라.
5. 안전벨트를 매라.
6. 절주하고 금연하라.
7. 유방암과 대장암, 고혈압, 골다공증, 당뇨병 검사를 받아라.

8. 콜레스테롤을 측정하라.

9. 독감, 폐렴 구균 예방 주사를 맞고 가능하면 대상 포진 예방 주사
   도 맞아라.

10. 정기적으로 자궁암 검진을 하라.(여성)

11. 꾸준히 정신적 활동을 하고 사교적이 돼라.

12. 과다한 약물 복용을 피하라.

80세~

1. 규칙적으로 운동하되 균형 운동과 근력 운동을 하라.

2. 체중 감소를 피하라.

3. 적당한 양의 칼슘과 비타민 D를 섭취하라.

4. 골다공증 검사를 받아라.

5. 안전벨트를 매라.

6. 절주하고 금연하라.

7. 혈압을 측정하라.

8. 매달 유방 자기 검진을 하라.(여성)

9. 독감과 폐렴 구균 예방 접종을 하라.

10. 낙상이 일어나지 않도록 집안을 안전하게 하라. 안심이 안 되면
    지팡이를 사용하고 골반 보호대를 착용하라.

11. 꾸준히 정신적 활동을 하고 사교적으로 지내며 우울해지지 않도
    록 하라.

12. 과다한 약물 복용을 피하라.

13. 지금하고 있는 일을 계속 하라.

▌기대 수명을 바꿀 수 있을까?

지난 세기 동안 세계의 대부분 지역에서 기대 수명이 급격하게 증가한 것은 사실이다. 20세기 중반 이래로 산업화된 국가에서 공중 보건, 예방 접종, 질병 예방 덕분에 평균 수명이 30세 이상 늘어났다. 예방 접종 덕분에 천연두 같은 전염성 질환이나 폐렴 같은 치료가 쉬운 질환으로 고통받는 사람이 더 줄어들었다.

출산율이 떨어지고 수명이 늘어나자 미국과 유럽 같은 부유한 국가에서는 최근 노년 인구가 증가하고 있다. 사회가 급속하게 '노령화'하고 있는 것이다. 젊은이와 노인의 인구 균형이 제대로 맞춰지기 시작한 나라는 육아에 대한 세액 공제와 젊은 인구의 증가를 뒷받침해주는 정부 기반 프로그램이 있는 프랑스 같은 나라들뿐이다.

기대 수명은 계속 늘어날 수 있을까?

기대 수명이 계속해서 늘어날 가능성은 크지 않다. 신체에 있는 거의 1000만 개의 세포들의 수명이 제한되어 있기 때문에 세포들은 일정한 횟수만큼만 분열한 뒤 노화하여 재생산을 멈춘다. 세포 분열이 멈추는 이 시기는 레너드 헤이플릭 박사가 발견하여 헤이플릭 한계로 알려져 있다. 인간의 수명 한계는 125년 정도라고 한다. 하지만 그 나이까지 사는 사람은 극소수에 불과하다.

왜 심지어 100세까지 사는 사람도 많지 않을까? 이유는 대부분의 사람들이 병에 걸리기 때문이다. 수명을 단축시킬 수 있는 심장병이나 암과 같은 질병들 말이다. 그러므로 당신의 세포 수명 자체를 바꿀 수는 없겠지만 질병을 예방하고 더 잘 치료한다면 당신의 헤이플릭 한계에 가까워질 때까지 살 수는 있을 것이다.

평균적인 미국인은 70대까지 사는데 이는 최대 가능 연령보다 적어도 40세나 적은 것이다. 일단 70세가 되고 나면 건강한 경우에 기대 수명이 평균보다 길다.(표 0.1) 80세가 될 때까지 살면 대부분의 의사들보다 더 오래 산 것이니 축배를 들어도 좋다.

표 0.1 70세 이후의 기대 수명

	평균 잔여 생존 연수					
남자						
연령	70	75	80	85	90	95
건강	18.0	14.2	10.8	7.9	5.8	4.3
보통	12.4	9.3	6.7	4.7	3.2	2.3
쇠약	6.7	4.9	3.3	2.2	1.5	1.0
여자						
연령	70	75	80	85	90	95
건강	21.3	17.0	13.0	9.6	6.8	4.8
보통	15.7	11.9	8.6	5.9	3.9	2.7
쇠약	9.5	6.8	4.6	2.9	1.8	1.7

당신은 진짜 몇 살?

내 출생증명서가 성경 안에 있었는데 염소가 성경을 먹어버렸소.
___리로이 로버트 "새철" 페이지(1906~1982년)

나이는 태어난 날부터 살아온 햇수이다. 하지만 진짜 중요한 것은 생리학적 나이 혹은 생물학적 나이이다. 이 나이는 동년배나 더 젊거나 더 늙은 사람과 비교하여 전반적 건강과 삶의 질을 평가한 값이다. 50세에 건강 문제가 있는 사람은 생물학적으로 더 늙은 것이고 원기 왕성한 80세라면 '나이를 초월한 사람'이다.

수명을 쉽게 계산할 수 있다면 참 좋겠지만 사실 그것이 꽤 복잡한 과정이어서 여기서는 살짝 맛만 보여주겠다. 생물학적 나이를 판단하려면 직계 조상의 수명, 태어날 때의 건강 상태, 조직이 쇠퇴하는 속도, 태도와 대처 능력, 현재와 과거의 생활 방식을 고려해야 한다.

유전자는 얼마나 중요할까

유전자는 수명의 20~50퍼센트를 결정하는 것 같다. 미국에서 여성들이 남성들보다 약 5년 더 오래 산다. 여성의 경우 유전적 영향을 가장 정확하게 알 수 있는 것은 폐경 시기이다. 미국 여성의 경우 평균 폐경 연령은 52세이지만 일반적으로 더 늦게 폐경이 되면 더 오래 산다. 아직 이 나이가 되지 않았다면 어머니의 폐경 연령으로 자신의 폐경 시기와 유전자 나이를 추정할 수 있다.

실제로 유전자 나이는 어머니와 아버지에 의해 직접 결정되는 것도 아니고 부모에게서 받은 유전자 조합으로 직접 결정되는 것도 아니다. 그것보다는 부모에게서 받은 특정한 노화 방지 유전자가 수명을 늘리는 것 같다. 예를 들어 혈압과 관련된 유전자가 정상일수록 오래 살 가능성이 커진다. 마찬가지로 더 나은 지방 대사 관련 유전자를 물려받은 사람은 지방을 효율적으로 처리하지 못하여 심장 발작과 알츠하이머병의 위험성을 높이는 유전자를 가진 사람보다 더 천천히 늙을 것이다.

노화에 작용하는 것으로 여겨지는 다른 유전자에는 다음과 같은 것들이 있다. 스트레스에 얼마나 잘 대처하는가, 즉 스트레스에 대한 호르몬 반응, 성장 호르몬 수치, 심장병과 당뇨병을 일으키는 것으로 알려진 염증 반응의 억제 수준, 세포의 에너지 생산 능력 등등. 세포의 발전소, 미토콘드리아에 있는 DNA의 돌연변이가 급속한 노화와 당뇨병 같은 질병의 발병과 관련이 있다. 새로운 수명 관련 유전자들, 즉 노화 유전자들이 놀라울 만큼 빠른 속도로 발견되고 있지만 유전자 치료를 통해 유전자를 개조할 수 있기 전까지는 자신이 물려받은 유전자가 어떤 것인지 아는 것은 그다지 중요하지도 않을 것이며 위안이 되지도 않을 것이다.

조직 및 장기 노화의 생체 지표

조직과 장기臟器가 시간이 흐름에 따라 변화하는 속도가 각기 서로 다르기 때문에 이 책에서 제시하는 내용들을 잘 따라서 그것들의 기능을 향상시키면 생물학적 노화의 속도를 늦출 수 있을 것이며 어쩌면 노화를 거스를 수도 있을 것이다. 가장 일반적인 노화의 생체 지표가 아래에 나와 있다. 안타깝게도 이것들 대부분은 스스로 검사할 수 없는 것이다. 하지만 이것들에 대해 많이 알게 되면 적어도 언제 어떤 검사를 해야 할지는 판단할 수 있을 것이다.

생물학적 나이를 나타내는 생체 지표

- 심장과 혈관의 기능(혈압, 심장의 힘)
- 신진대사(혈당과 콜레스테롤 수치)
- 최대 유산소 능력(운동 부하 시험)
- 근육 강도(악력 강도)
- 폐활량(강제 폐활량과 강제 호기량)
- 골 밀도
- 피부 탄력
- 정신적 기능(기억력을 포함한 인지 능력)
- 전신 염증 반응(혈액 검사로 측정)
- 반응 시간(신경 전달 속도)

　　 쉽게 측정할 수 있는 노화의 생체 지표는 수축기 혈압으로, 예컨대 혈압이 130/85mmHg라고 할 때 먼저 읽는 수치인 130이 바로 수축기 혈압이다. 수축기 혈압은 120을 넘지 않는 것이 정상이지만 나이가 들수록 수축기 혈압의 상승이 더 흔해진다(고혈압의 영향과 관리에 대해서는 6장을 보라). 수축기 혈압은 동맥의 탄력을 말해준다. 즉 심장이 펌프질하여 혈액을 동맥에 공급할 때 동맥이 얼마나 잘 늘어날 수 있는지를 알려주는 것이다. 혈압이 오랫동안 정상이거나 정상에 가까울수록 혈관이 더 젊게 움직이고 있는 것이다. 가까운 병원에서 혈압을 재어볼 수도 있고 근처 약국에서 무료로 측정할 수 있다. 그 외의 장소에서 측정한 것은 정확도가 떨어질 수 있지만 자신의 수축기 혈압이 대충 어느 정도인지는 알 수 있을 것이다.

　　 병원에 갈 때 공복일 때의 혈당과 콜레스테롤을 측정하면 된다. 전날 밤에 식사를 하지 않거나 혹은 적어도 8시간 공복 상태에서 측정한 정상 혈당은 70mg/dL에서 99mg/dL사이이다. 100에서 125사이라면 전문적으로 말해 당뇨병 전前 단계이며 125 이상이면 당뇨병으로 진단된다. 혈당이 정상보다 높으면 혈관이 더 빨리 노화하는 경향이 있으므로 정상 범위를 유지해야 혈관의 생물학적 나이가 더 젊어진다. 혈중 콜레스테롤의 경우, 총수치가 낮으면 대체로 관상 동맥 질환이나 다른 혈관 질환에 걸리지 않을 가능성이 높다. 하지만 위험을 제대로 알려면 콜레스테롤의 상세 유형을 알아보아야 한다. 콜레스테롤 중에는 이롭거나 더 해로운 것들이 있기 때문이다.

유산소 능력과 근육 강도를 향상시켜라 최대 유산소 능력, 즉 최대 산소 섭취량을 측정하는 운동 부하 시험이라는 것이 있다. 이 시험은 생물학적 나이를 측정하는 가장 좋은 방법이라고 할 수 있다. 이것으로 심장, 폐, 혈관, 근육의 통합적 기능을 한꺼번에 알아볼 수 있기 때문이다. 이 시험은 보통 심장 전문의가 심장 질환을 진단하거나 운동 생리학자가 개인의 심혈관계 기능 향상을 위해 적합한 운동을 판단하기 위해 실시한다. 보통 최대 유산소 능력이 높을수록 더 젊다. 2장에서도 설명하겠지만, 다행히 운동을 통해 스스로 유산소 능력을 올릴 수 있다.

악력계로 악력을 측정하는 전문적인 시험을 받을 수도 있다. 이 시험에서 악력이 낮게 나오면 몸 전체의 근육량이 감소해 있고 생물학적 나이가 높다는 뜻이다. 다행스럽게도 전체적인 근력 운동으로 악력도 향상시키고 근육 감소(5장을 참조하라)와 관련된 생물학적 노화를 지연시키고 방지할 수 있다.

더 쉽게 호흡하라 폐활량은 호흡 근육이 얼마나 튼튼한지 폐가 얼마나 잘 작동되는지 알아보는 가장 좋은 척도이다. 두 가지의 간단한 측정으로 노화를 촉진할 수 있는 문제를 진단받을 수 있다. 재빨리 내뱉을 수 있는 공기의 최대량, 즉 1초 동안의 강제 호기량이라고 하는 것과 들이마시고 내뱉을 수 있는 총 공기의 양(강제 폐활량)이다. 폐기종 같은 질병에 걸리면 호흡 능력이 심각하게 제한되고 생물학적 나이가 많아질 수 있다. 현재 담배를 피우는 사람이라면 폐의 노화 속도를 지연시키는 가장 좋은 방법은 금연이다.

뼈에 무기질을 쌓아라　골 밀도 변화는 또 하나의 효과적인 생체 지표로서, 간단한 손 X선 촬영이나 이중 에너지 X선 골 밀도 검사로 관절염 및 골 증식체(뼈의 돌기)도 함께 측정할 수 있다. 골 밀도가 연령 기대치보다 낮으면 칼슘 섭취를 더 늘리는 식의 식단 변화(1장), 운동(2장), 에스트로겐 대체 요법과 비타민 D를 포함한 호르몬 대체 요법(3장)으로 확실한 효과를 볼 수 있다.

피부를 꼬집어보라　또 다른 지표들은 판단이 쉽지 않거나 측정이 다소 어렵다. 예를 들어 피부 탄력을 측정하려면 한쪽 손등을 꼬집어보면 된다. 피부가 얼마나 빨리 원래대로 돌아가는지 보는 것이다. 재빨리 원상태로 돌아가는 자식들이나 손자들의 피부 반응을 살펴보면 그들이 생물학적으로 더 젊다는 것을 알 수 있다. 물론 이것은 전적으로 주관적인 측정법으로 그 결과는 손의 피부가 얼마나 촉촉한가 같은 조건에 따라 크게 달라진다. 피부가 건조하면 연령에 상관없이 원상태로 되돌아가는 데 오래 걸린다.

정신적 기능을 검사하라　다양한 검사법으로 정신적 기능이 얼마나 원활한가, 즉 '인지 능력'을 측정할 수 있다. 가벼운 인지적 변화와 치매를 측정하는 방법들이 있다. 하지만 정신 건강 전문가 같은 사람들을 통해 검사를 받아야 하는 경우가 대다수이다. 정신 상태의 변화는 신체 나머지 부분의 변화와 상호 연관적인 경우가 많다. 일반적으로 신체 활동을 통해 정신의 건강도 향상시킬 수 있다. 따라서 당신이 정신 착란인지 아닌지 검사를 받아보는 것보다는 정신 운동(4장)에 시간을 투자하는 편이 더 낫다.

염증을 줄여라　병원에서 혈액 검사를 받으면 다양한 지표들을 통해 전신 염증 반응 systemic inflammation 을 알 수 있다. 혈액 속에 특정 화합물이 있으면 혈관의 기능은 떨어진다. 이런 변화가 시간이 흐르면서 손상으로 남고 동맥에 **플라크**를 형성하고 심장 마비나 뇌졸중을 일으킨다. 과학자들은 이 다양한 지표들이 무엇을 의미하는지를 점점 더 많이 밝혀내고 있다. 이런 점에서 볼 때 지금까지 나온 그 지

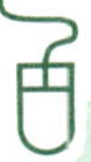

플라크　일반적으로 판板 형태를 지칭하는 말이나, 동맥 경화가 진행되는 과정에서 혈관 내 콜레스테롤과 혈소판, 여러 찌꺼기들이 뭉쳐서 쌓인 것을 흔히 플라크라고 한다.

표들의 해석은 기껏해야 추측에 불과하다. 이런 검사는 아직 엄밀하다고 할 수 없으니 당신이 돈을 쓸 정도로 가치가 있는 것은 아니다.

좀 더 빨리 반응하라　끝으로 반응 시간은 자극에 반응하는 속도다. 특수한 검사 기구로 측정해야 하지만 보통 병원에는 없을 가능성이 많다. 일반적으로 반응 속도는 신경이 메시지를 얼마나 잘 전달하는가를 나타내며 빠를수록 생물학적으로 더 젊다고 볼 수 있다.

수명과 생물학적 나이를 나타내는 다른 지표들

영국의 한 연구는 출생 시 몸무게가 70세 때 손의 악력을 알려준다고 주장했다. 이 말은 출생 시 몸무게가 무거울수록 수명이 길다는 뜻이다. 물론 임신 중 어머니의 행동에 많은 영향을 받는 출생 시 몸무게 같은 것은 스스로 어떻게 할 수 없는 것이다. 임신 중에 담배를 피웠는지 술을 마셨는지 정기적인 산전 검진을 받았는지가 최종 수명을 결정하는 요인일 수 있지만, 이것만으로 결정되지는 않는다. 적절한 운동(2장)으로 악력과 체력을 향상시킬 수 있다.

이제 시작할 시간

이 프로그램은 지금 시작해도 전혀 늦지 않다. 시작하자마자 당신은 분명히 효과를 볼 수 있을 것이다. 더 오래 정정하게 살기 위한 라이프 스타일의 변화와 의료적 개입은 생각처럼 그렇게 급진적인 것이 아니다. 예를 들어 1장에 나오는 식단 변화를 실천하면 특정 유형의 암과 심장병 위험이 감소하기 시작하고 정신이 또렷해지기 시작할 것이다. 그 질병들의 예방법을 다 실천하지 않는다고 해도 말이다. 일상생활에서 조금만 더 활동량을 늘려도 큰 효과가 있다. 전문가들은 매일 15분에서 30분씩 걷기만 해도 건강이 크게 향상될 것이라고 한다. 실제로 규칙적으로 운동하고 정기적으로 검진받는 남성의 경우 전립선암 위험은 현격하게 낮아진다.

이제 남은 삶을 더 건강하게 바꾸어줄 여정을 시작해보자. 잘 먹고(다크 초콜릿을 포함해서), 포도주를 마시고, 친구를 사귀고, 누구나 할 수 있는 운동을 하게 될 것이니 그 여정은 당신의 예상보다 꽤 재미있을 것이다. 밑져봐야 본전이다. 실제 나이와 상관없이 건강하고 기분 좋게 남은 생을 살기 위한 노력을 시작하자!

당신이 먹는 것이 바로 당신이다

바쁘게 지내고 운동을 많이 하고 술을 너무 많이 마시지 마라.
하지만 너무 적게 마시지는 마라.
허먼 "잭 래빗" 스미스-요한센(1875~1987년)

생선이 두뇌 음식이라고들 하는데도,
사람들은 금요일에 생선을 먹고 주말 동안 주책없는 짓을 한다.
미상

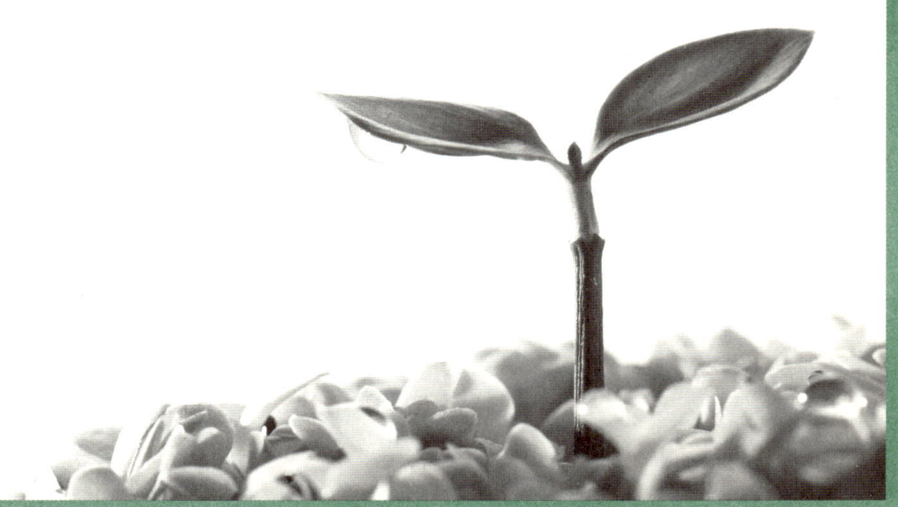

유별난 식단

과 영양학적 트렌드로 가득한 이 이상한 세상에서 당신에게 필요한 것을 모두 섭취하고 있다고 어떻게 확신할 수 있을까? 그 대답은 영양학 IQ를 높여야 한다는 것이다. 모두가 살기 위해 먹어야 하므로 이 문제를 피해 갈 수 없다. 영양 섭취를 통해 최적의 건강 상태와 젊음의 활기를 얻는 방법은 개인적 취향과 어떤 음식을 구할 수 있는지에 따라 다를 것이다. 게다가 영양 유전체학^{nutrigenomics}의 등장으로 특정 유전자가 음식과 어떻게 상호 작용하는지 알려지기 시작했다.

영양이 부족하면 병에 걸리기 쉽다. 반면 영양이 풍부하면 심장병, 암, 당뇨병, 골다공증을 비롯한 수많은 만성 질환의 위험이 줄어들며 질병을 더 잘 관리할 수 있다. 이 장에서는 젊음을 더 오래 유지하기 위해 생선과 알코올의 적당한 섭취가 얼마나 중요한지 설명

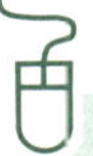

영양 유전체학 nutrigenomics 영양학 nutritional science과 유전학 genetics의 합성어. 섭취한 음식 성분이 인간 유전체에 미치는 영향을 연구하는 학문 분야.

심장에 좋은 식단으로 만들기 프랑스식 식사와 지중해식 식사가 건강에 좋다. 특히 지중해식 식단에는 올리브유, 생선, 적포도주가 많이 포함되어 있어 심장에 이롭다.

적어도 일주일에 네 번은 생선으로 먹기 필수 오메가-3 지방을 많이 섭취하면 심장병, 기억력 상실과 같은 건강 문제의 위험이 줄어든다. 오메가-3 지방이 풍부한 음식은 연어, 고등어, 정어리, 청어를 포함한 생선이다. 생선을 먹을 수 없거나 먹고 싶지 않다면 생선 기름 보충제를 고려해보라.

적당한 음주 하루에 한두 잔 마시는 것이 전혀 안 마시는 것보다 더 좋다. 하지만 이 양을 넘기지 마라.

적어도 하루에 3~5번은 채소를, 2~3번은 과일 먹기 알록달록한 생과일이나 채소, 혹은 냉동 제품을 골라 섬유질이 제거된 주스로 마시지 말고 통째로 먹어라.

섬유질이 풍부한 음식 고르기 섬유질은 혈당과 콜레스테롤을 낮춰준다. 딸기, 말린 콩, 자두, 통밀 빵, 현미, 기울, 과일, 채소, 견과류에 많다.

물 많이 마시기 매일 적어도 대여섯 잔의 물을 마시고, 수박과 채소 같은 수분이 많은 음식을 먹어라.

향신료를 많이 쓰기 양파, 강황, 후추, 시나몬(실론 계피), 생강, 타임, 커민, 오레가노, 바질, 카레, 마늘이 건강에 이롭다.

요구르트 많이 마시기 생배양균이 함유된 요구르트의 프로바이오틱스 효과는 질병을 예방하고 염증을 줄이며 건강을 증진시킨다.

허브나 다른 요법 찾기 일부 허브는 특정 질병의 치료에 효과가 있다. 예를 들면 현기증에는 생강이, 당뇨성 신경 장애와 기억력 상실에는 알파 리포산이 좋다.

하고, 어떤 연령대에나 꼭 필요한 영양소를 섭취하기 위한 올바른
식단도 알려주겠다.

프렌치 패러독스
포화 지방을 많이 먹을수록 심장이 더 건강하다?

'프렌치 패러독스'에 대해 들어본 적이 있는가? 『프랑스 여성은 뚱
뚱해지지 않는다 French Women Don't Get Fat』라는 다이어트 책을 보았다면
이미 이 역설을 알고 있는 것이다. 그 역설은 이런 것이다. 프랑스인
들은 매일 15g 이상의 지방을 더 섭취하는데 전체적으로 미국인들
보다 체중이 적게 나간다. 또 일반적으로 적게 먹어야 한다는 육류
와 치즈에 함유된 포화 지방을 많이 섭취하는데도 관상 동맥 질환
발병률이 비교적 낮다. 역설적이게도 평균적인 프랑스인은 평균적
인 미국인보다 매일 동물성 지방의 형태로 지방을 3분의 1만큼 더

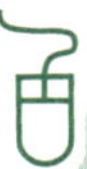

프로바이오틱스 숙주인 인간에게 유익한 작용을 하는 미생물. 대표적인 것으로 유산
균이 있다.
알파 리포산 인체에 소량으로 생성되는 지방산. 탄수화물을 에너지로 전환시키는 과
정에 관여하며, 효과적인 항산화 작용을 한다. 당뇨성 신경병증의 증상을 완화하는 데
효능이 있다.

많이 섭취한다. 전형적인 프랑스식 식단에는 버터, 치즈, 돼지고기가 많이 들어가는데 이것들이 모두 '심장에 해로운' 포화 지방을 많이 함유하고 있다. 미국식 식단에서 나머지 지방은 채소유, 특히 콩기름으로 구성된다.

도대체 왜 '더 좋은' 지방을 섭취하고 있는 것으로 보이는 미국 남성의 심장병 발병률이 같은 나이의 프랑스 남성보다 거의 3배나 더 높을까? 트랜스 지방은 제조 과정에서 액체 기름을 고형화한 것으로 포화 지방보다 더 큰 심장병의 원인으로 알려져 있다. 식품 제조사들이 음식물 포장지에 트랜스 지방 함량을 표시하기 전까지 미국인들은 자신도 모르게 트랜스 지방을 많이 섭취해왔다. 트랜스 지방과 포화 지방을 적게 섭취하는 것이 심장 건강에 좋다는 것이 아직까지는 통설이다.

포화 지방 상온에서 굳는 지방. 콜레스테롤 수치 증가, 혈관 질환 유발, 체 지방 과잉 축적에 따른 비만 등의 문제를 일으킨다. 일일 섭취 칼로리의 10%이하로 섭취하는 것이 바람직하다. 쇠기름, 돼지기름, 닭 껍질, 버터, 팜유, 코코넛유 등이 대표적이다.
불포화 지방 상온에서 액체 상태인 지방. 식물성 기름인 참기름, 들기름, 콩기름, 카놀라유, 올리브유, 식용유 등과 등 푸른 생선에 많다.
트랜스 지방 식물성 기름을 고체 지방으로 바꾸는 과정에서 생기는 변형 지방. 화학 구조는 불포화 지방이지만, 체내에서 포화 지방보다 더 나쁜 영향을 끼친다. 미국은 2006년부터 트랜스 지방의 함량 표시를 의무화했다. 빵, 튀김, 과자를 만드는 데에 쓰는 쇼트닝과 마가린이 대표적이다.

많은 사람들은 프랑스인들이 많이 마시는 적포도주가 건강한 심장의 주된 요인이라고 생각해왔다. 이런 생각 때문에 최근 북아메리카에서 적포도주 수요가 급등하기도 했는데 아직까지는 '프렌치 패러독스'의 의학적 원인이 완전히 밝혀져 있지 않다. 다른 요인으로 볼 수 있는 것은 프랑스식 식사량이 전형적인 미국식 식사에 비해 적다는 것이다. 프랑스인들은 과체중인 경우가 미국인들보다 더 적다. 그러니 이런 연구들의 이면에 있는 생리학적 원인에 대해 다 알지 못하더라도, 프랑스인들처럼 먹고 마시는 것이 좋겠다. 특히 식사량을 줄이고 적당한 양의 포도주를 마셔라.

지중해 스타일
올리브유와 적포도주의 환상적 조화

또 하나 너무도 많이 알려져 있는 것은 지중해 연안(특히 이탈리아 남부, 프랑스 남부, 그리스, 키프로스, 포르투갈, 스페인)에 사는 사람들이 먹는 지중해식 식사이다. 그곳의 식단에는 과일과 채소, 빵과 다른 곡물, 올리브유, 생선이 많이 포함되어 있어서 포화 지방이 적고 단일 불포화 지방(올리브유에 함유), 건강에 좋은 오메가-3 지방(생선에 함유), 식이 섬유가 풍부하다. 이곳에서는 마가린이나 다른 기름보다 올리브유를 더 많이 사용한다. 또한 지중해 사람들은 규칙적

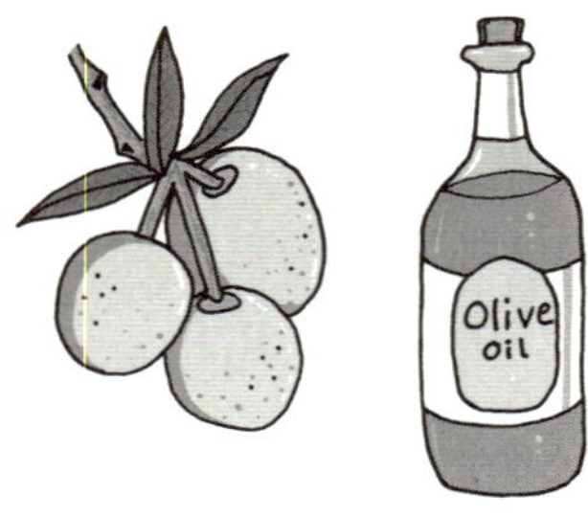

지중해식 건강식의 열쇠

올리브유는 대표적인 불포화 지방으로 혈중 콜레스테롤 수치를 낮춰준다.

으로 적포도주를 마시지만, 언제나 식사와 곁들여 알맞은 양만 마시는 게 특징이다.

프랑스와 마찬가지로 지중해식 식사 역시 일종의 역설이다. 지중해 거주자들은 비교적 지방을 많이 섭취하고(하지만 프랑스와 달리 포화 지방이 아닌 올리브유가 대부분이다) 기름진 생선을 많이 먹는다. 하지만 지방에 대해 걱정하는 미국인들보다 심장에 문제가 발생할 확률이 훨씬 낮다. 올리브유는 필수 지방이 풍부하여 혈중 콜레스테롤 농도를 낮춰주는 것으로 밝혀져 있다. 그래서인지 이런 기름 형태로 초과 칼로리를 섭취해도 몸무게가 더 늘지는 않는다. 또 적포도주에 함유된 강력한 노화 방지 성분인 플라보노이드도 심장 건강에 좋은 것 같다. 물론 지중해 사람들과 유럽인들이 미국인들보다 더 많이 걸어 다니고 자동차에 덜 의존하기 때문이라는 사실도 배제할 수 없다.

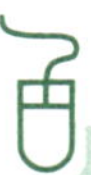

플라보노이드 식물의 잎과 과일에 널리 분포하는 황색 색소. 양파, 케일, 브로콜리, 꽃상추, 메밀, 토마토, 사과 등에 많다.

생선을 더 많이 먹어라

일본인은 세계에서 가장 장수하는 사람들이다. 이들은 하루 열량의 많은 부분(거의 7퍼센트)을 생선에서 섭취한다. 이에 반해 미국인들은 열량 중 1퍼센트 미만을 차가운 바다에서 잡히는 오메가-3 지방이 함유된 생선으로 섭취한다. 연어와 고등어 같은 생선은 심장 건강, 두뇌 기능 향상, 면역력 증진, 발암률 저하 등 우리 몸 전반에 걸쳐 매우 이롭다. 실제로 생선에 함유된 주요 지방을 많이 섭취하면 심장 발작, 돌연사, 특히 뇌의 오메가-3 지방 부족과 관련이 있는 알츠하이머병의 위험을 낮출 수 있다.

오메가-3 지방과 오메가-6 지방(해바라기, 홍화, 옥수수 같은 식물성 지방에 풍부하다)은 식단에서 필수적인 것이다. 원시 인류는 오메가-6 지방과 오메가-3 지방을 동일한 비율로 섭취했지만 오늘날 미국인들은 10대 1의 비율로 섭취하고 있다. 즉 오메가-6 지방을 더 많이 섭취한다. 오메가-3 지방의 섭취가 줄었고 오메가-6 지방이 풍부한 식물유를 많이 섭취하기 때문이다. 이 두 지방에 대한 신체의 반응 방식 때문에 둘 간의 섭취 균형이 크게 깨지면 건강에 좋지 않다. 건강해지려면 오메가-6 지방의 섭취를 줄이면서 오메가-3 지방을 늘리거나 오메가-3 지방만 늘려야 한다. 생선을 못 먹는다면 생선 기름이나 건강에 좋은 이 지방산을 1.8g까지 함유하는 오메가-3 지방 보충제 섭취를 고려해보라.

오메가-3 지방은 한류 생선에 풍부하지만(실제 함량은 표 1.1을 보라) 이 필수 지방들은 곡물, 씨앗, 견과류, 잎이 있는 녹색 채소, 아마씨유, 카놀라유, 올리브유에도 많이 함유되어 있다. 함유량이 높은 것을 섭취하고 싶다면, 아마씨유(큰 술(15ml)당 8.5g의 오메가-3 지방을 함유한다), 아마씨(큰 술당 2.2g), 카놀라유(큰 술당 1.3g), 콩기름(큰 술당 0.9g), 호두(큰 술당 0.7g), 올리브유(큰 술당 0.1g)를 먹으면 된다.

생선에 함유된 수은은 안전할까?

거의 모든 생선이 미량의 수은을 함유하고 있지만 공업용 수은 폐기물이 대량으로 분포되어 있는 지역에서 잡은 생선이라면 농도가 특히 높을 수 있다. 하지만 일반적으로 대부분의 생선의 수은 수치는 0.01ppm에서 0.5ppm미만이다.(표 1.1) 미국 식품의약국[FDA]이 수은 섭취 허용량을 1ppm으로 정해놓고 있지만 이런 제한에 걸리는 생선은 상어나 황새치 같이 수명이 긴 육식 생선으로 극소수에 불과하다. 스테이크와 스시에 쓰이는 아주 큰 일부 참치종도 1ppm 이상을 함유하고 있을 수 있지만 가다랑어와 날개다랑어 같은 소형 참치종을 가공한 통조림에는 대체로 평균 약 0.17ppm 정도밖에 함유되어 있지 않다. 대부분의 바닷물고기는 0.3ppm 미만을 함유하고 있다.

생선에 함유된 수은의 위험이 이득보다 큰가에 대한 논란이 있

표 1.1 지방이 많은 생선의 오메가-3 지방과 수은 농도

	오메가-3 지방 (g/생선 100g)	수은 농도 (ppm)
옥돔(황금 농어나 도미)	0.80	**1.45**
상어	0.50~0.90	**0.99**
황새치	0.20~0.70	**0.98**
왕 고등어	0.34~2.20	**0.73**
참치(눈다랑어)	0.24~1.60	**0.64**
참치(모든 종)	0.24~1.60	0.38
게르치	1.20	0.34
넙치	0.40~1.0	0.26
은 대구	1.40	0.22
옥돔	0.80	0.15
철갑상어	1.40	0.09
송어	0.84~1.60	0.07
북대서양 대구	0.46	0.06
숭어	0.6~1.10	0.05
도다리 혹은 서대기	0.43	0.05
청어	1.71~1.81	0.04
멸치	1.40	0.04
연어	0.68~1.83	0.01
정어리	0.98~1.70	0.01

주의: 이 표에는 오메가-3 지방의 농도가 높은 생선만 포함되어 있으며 실제 함유량은 생선을 잡은 장소에 따라 달라질 수 있다. 굵은 글씨는 수은의 농도가 높거나 다소 높은 것이다. FDA의 수은 규제 상한선은 1ppm이다.

었다. 이 때문에 어떤 사람들은 생선 섭취는 줄이고 해조류에서 '더 안전하게' 추출한 오메가-3 지방 보충제나 생선 기름 추출물 같은 것을 더 많이 섭취하라고 권하기도 한다. 그러나 현재까지는 생선 기름 섭취가 생선 자체를 섭취하는 것만큼 건강에 좋은지 확신할 수 없다. FDA와 미국 환경보호국의 지침을 따른다면 중년 및 노년 남성과 폐경기가 지난 여성들에게 생선을 섭취함으로써 얻을 수 있는 이득이 그 위험보다 훨씬 크다. 최근 미국 정부는 수은 함유량이 높은 일부 생선만 먹기보다는 다양한 종류의 생선을 섭취하라고 권고하고 있다. 아마도 그것이 우리가 따를 수 있는 가장 좋은 방법일 것이다.

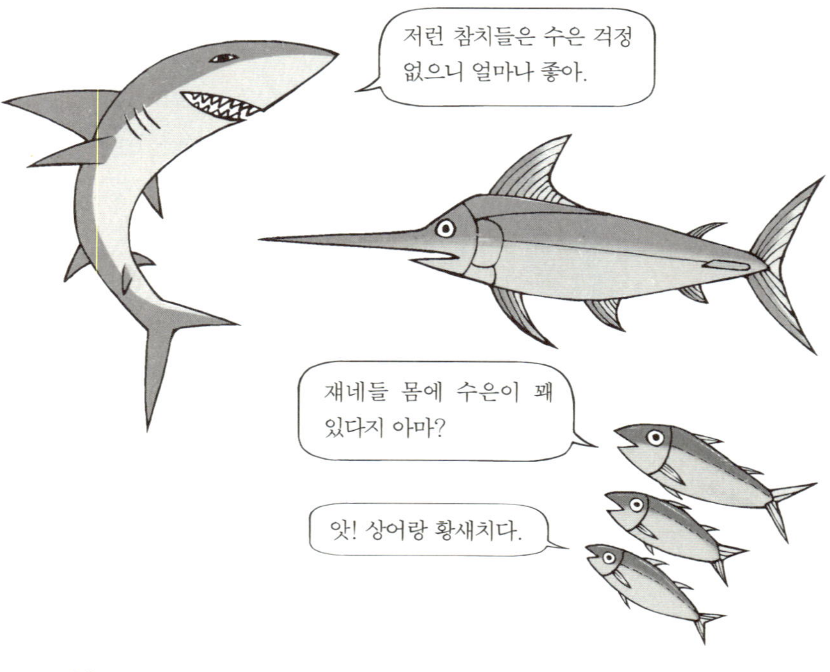

자연산과 양식산, 어느 쪽이 더 좋은가?

최근 몇 년간 생선 수요가 증가하면서 매년 수백 톤의 양식 생선이 공급되고 있다. 현재 양식되는 생선은 메기, 연어, 송어, 틸라피아, 줄무늬 농어, 철갑상어, 월아이가 있다. 오스트레일리아에서는 참치 '양식'을 시작했는데 큰 그물에 고기를 잡아 우리에 넣고 몇 달 동안 키우는 방식이다. 양식 물고기가 자연산 물고기와 영양 면에서 다를까? 가두어 기른 양식 생선이 자연산보다 지방 함량이 2배에서 5배 더 높은 경향이 있지만 자연산의 경우도 계절과 번식 주기에 따라 지방 함량이 다르다. 양식산은 열량이 더 높은 반면 오메가-3 지방 함유량이 더 많다. 양식업자가 먹이로 곡식이나 심장 건강에 좋은 지방을 더 많이 함유한 다른 물고기를 주는 한 그렇다.

하루에 술 한 잔
의사와 멀어지는 길?

레이먼드 펄 박사는 1926년 이미 『알코올과 장수Alcohol and Longevity』에서 적당한 음주가 금주나 폭음보다 장수에 도움이 된다는 것을 증명했다. 알코올이 심혈관 질환에 영향을 주기 때문이라는 것이다. 적당한 알코올 섭취는 '이로운 콜레스테롤'HDL 수치, 피떡(blood clot: 혈전) 용해 능력, 관상 동맥 혈류, 인슐린 민감성을 증가시키며 피떡과 피브리노겐(fibrinogen: 혈액 응고 인자), 스트레스와 관련된 동맥 경련을 감소시킨다. 모두 심장 건강에 이로운 일이다. 또 미국 농무부의 제한 권고량을 전후로 술을 마시는 사람들 사이에서 알츠하이머병의 위험이 75퍼센트나 낮다는 연구 결과가 있었다. 그래서 연구자들은 적당량의 알코올 섭취가 예방 역할을 할 수 있다고 결론 내렸다.

한 잔이라고 하면 맥주 350cc, 포도주 110cc, 소주 50cc, 위스키 40cc를 말한다. '미국 국립 알코올남용 및 알코올중독연구소'는 매일 술 한두 잔을 마시면 건강을 유지할 수 있다고 보고했다. 다시 말하면 적당히 술을 마시는 사람이 전혀 마시지 않는 사람과 폭음을 하는 사람들보다 더 오래 산다는 것이다. 이것은 다른 나라의 연구에서도 여러 차례 입증된 바 있다. 중년 및 장년 남성과 여성 모두에게 모두 이런 결과가 나타나는데 이보다 많이 매일 마셨을 때는 그이득이 급격하게 감소한다. 그러니 하루에 한 잔(여성)이나 두 잔(남성)만 마셔야 한다.

맥주, 와인, 위스키 가운데 어떤 것이 건강에 가장 좋은가?

지난 10년 동안은 포도주, 특히 적포도주를 마시는 것이 몸에 가장 좋다고 했다. 하지만 심장 질환의 위험 감소에 대한 최근의 연구에는 모든 알코올 함유 음료가 심혈관 건강에 동일한 영향을 준다는 확실한 증거가 나와있다. 그러므로 그 효과의 상당 부분이 음료에 함유된 다른 성분 때문이 아니라 알코올 때문인 것 같다. 하지만 다른 성분들의 영향도 완전히 배제할 수는 없다. 예를 들어 적포도주, 특히 한랭한 기후에서 재배된 포도로 만들어진 포도주는 심혈관 보호 효과가 훨씬 더 크다. 아마도 포도 껍질에 함유된 폴리페놀 polyphenol 성분 때문일 것이다.

포도의 레스베라트롤, 플라보노이드, 안토시아닌 같은 성분들은 암, 심장 질환, 퇴행성 신경 질환 등의 질병에 대한 저항력과 관계가 있다. 실제로 모든 색깔의 포도가 건강에 모두 다 좋다. 그래도 적포도주는 백포도주나 옅은 분홍색 포도주와 비교하여 질병 저항력이 더 크다. 건강에 좋은 성분 대부분이 포도 껍질에서 함유되어 있는데 껍질과 함께 발효시키는 것은 적포도주 밖에 없기 때문이다. 레스베라트롤은 멜라토닌, 즉 강력한 산화 방지 효과를 지닌 호르몬의 수용체로 작용한다(자세한 내용은 3장을 참조하라). 피떡 형성이 감소하여 결과적으로 심장 발작도 감소한다. 또 심장 발작을 앓고 있거나 관상 대동맥 삽입 시술을 받은 사람이 적당한 음주를 하는 경으 술을 전혀 마시지 않는 사람보다 대동맥 벽이 더 건강해질 것

폴리페놀 녹차, 커피, 딸기나 가지, 포도, 검은콩, 팥과 그 밖에 카카오, 적포도주 등에 많다. 몸속에서 항산화제로 작용하며, 콜레스테롤이 소화관으로 흡수되는 것을 막아주어 혈중 콜레스테롤의 수치를 낮춰준다.

이다. 알코올이 체내에서 항염증 작용을 하여 회복이 더 빠르기 때문이다.

지금부터라도 술을 마셔야 할까?

하지만 현재 사회적 혹은 종교적 이유로 술을 마시지 않고 있다면 굳이 술을 마실 필요는 없다. 적절한 음주로 얻는 것이 그만큼 크지는 않기 때문이다. 과도한 알코올 섭취는 그것만으로도 고혈압, 비만증, 뇌졸중, 유방암, 자살, 사고 등을 포함한 여러 가지 건강 문제를 일으킨다. 술을 마시지 않는 사람이라면 규칙적인 운동과 금연, 더 좋은 식단과 같은 방법으로 심장병으로부터 자신을 보호할 수 있다.

술을 마시면 몸무게가 늘까?

알코올의 형태로 과도한 열량을 섭취하면 분명 몸무게가 늘 수도 있겠다. 하지만 통념과 달리 마시는 알코올의 열량은 그램당 7cal로 매우 높은 편인데도 반드시 체중 증가를 유발하는 것은 아니다. 실제로 메이오 의료원이 남녀 8,236명을 대상으로 한 연구에서 하루에 한두 잔 술을 마시는 사람이 비만이 될 가능성이 술을 전혀 마시지 않는 사람과 비교해 거의 절반이라는 결과가 나왔다. 그렇지만 알코올의 열량이 높다는 것은 잊지 않는 것이 좋겠다. 더 나아가서 비타민과 무기질 같은 필수 영양소를 공급해주는 음식 대신 알코올로 열량을 섭취해서는 안 된다.

▌하루 다섯 번은 채소를 먹자

몸이 최적의 상태로 움직이는 데 필요한 필수 비타민과 무기질(즉 미량 영양소)은 다양한 음식을 통해 섭취할 수 있다(표 1.2, 표 1.3). 예를 들어 비타민 B군은 단백질 대사뿐만 아니라 효과적인 탄수화물 대사에 꼭 필요하며 어떤 것은 산소 운반을 맡고 있는 적혈구의 생산을 돕기도 한다. 일반적으로 다양한 채소와 과일을 충분하게 섭취하는 것(하루에 최소가 다섯 번이고, 더 많이 섭취해야 한다)은 훌륭한 습관이다. 최적의 영양 공급을 위해서는 짙은 녹색의 잎이 많은 채소(상추, 케일, 브로콜리, 시금치), 적황색 채소(고구마, 호박, 당근, 스쿼시(서양 호박)), 토마토를 먹는 것이 중요하다. 이 채소들은 물에 삶으면 중요한 미량 영양소가 손실되기 때문에 영양소 보존을 위해 날로 먹거나 데치거나 굽거나 전자레인지에 가열하여 섭취하는 것이 좋다. 규칙적으로 먹어야 하는 식물성 식품에는 콩류(검은콩, 흰 강낭콩, 편두, 병아리 콩, 렌즈 콩), 전립 곡물, 모든 색깔의 과일, 견과류가 있다.

식물에 포함된 파이토뉴트리언트와 천연 산화 방지 성분을 이용하라

식물은 많은 비타민과 철과 칼슘을 포함한 무기질뿐만 아니라 식물성 화학 물질, 즉 파이토뉴트리언트 ^{phytonutrient} 라고 불리는 특수한 화합물을 함유하고 있다. 아직 이 화합물들 대부분이 어떤 성분으로 인해 건강에 좋은지 과학적으로 밝혀내지 못했다. 소스와 페이스트 같은 조리된 토마토에 있는 루테인 같은 것들은 남성의 전립선암의 위험을 낮춰준다. 양파에 함유된 파이토뉴트리언트는 심장 마비와 뇌졸중의 위험을 낮춰준다. 이런 여러 성분들은 서로 상승 작용을 일으켜 가장 훌륭한 작용을 하는 것으로 보인다. 그러므로 음식을 통해 그 성분들을 자연스럽게 함께 섭취하는 것이 바람직하다.

인간의 신체는 계속해서 산화제 ^{oxidant}, 혹은 유리기 ^{radical} 라고 알려진 불안정한 입자를 생산한다. 산화제는 안정화되기 위해 주변의 다른 분자에서 전자를 빌려온다. 이 과정에서 산화제가 세포 단백질

전립 곡물 배아와 껍질 등을 도정하지 않은 현미, 귀리 등의 곡물. 양질의 탄수화물뿐 아니라 섬유질과 비타민, 미네랄이 풍부하여 심혈관 질환 예방이나, 변비 해소 등에 좋다.

파이토뉴트리언트 식물이 종자 보호를 위해 열매의 껍질 부분에 만드는 천연 보호 물질. 포도 껍질의 안토시아닌, 당근의 카로틴 등이 있다. 이 물질들은 곤충과 박테리아, 바이러스 등의 공격을 막아내며 생장을 유지시켜 준다. 식물체에서 유래한 영양소라는 뜻이다.

과 유전 물질(DNA와 RNA)을 손상시킬 수 있으며 세포들이 암과 염증에 취약해지게 할 수 있다. 수많은 파이토뉴트리언트가 산화 방지 성분을 지니고 있어서 이것들이 만성 질환을 유발하는 산화제로 인한 피해를 예방해준다. 강력한 항산화 성분인 플라보노이드는 카카오 씨, 적포도주, 차, 크랜베리, 땅콩, 딸기, 사과 같은 과일과 채소에 풍부하게 들어있다. 예를 들어 고구마에는 항산화 성분이 너무도 풍부해서 채소 중 최고로 꼽힌다. 과일 중 항산화 효과가 최고인 것은 블루베리다.

다크 초콜릿을 먹어라 초콜릿과 코코아에 들어있는 그 유명한 플라보놀은 혈액 속의 지방 같은 물질들의 산화 작용과 대동맥의 피떡 형성을 예방할 뿐 아니라 소량의 아스피린과 유사한 작용으로 혈류를 개선하고 뇌졸중과 심장 발작의 위험을 낮춰준다. 순 코코아 가루를 두 큰 술 넣은 따뜻한 보통 코코아 한 잔에는 적포도주의 두 배, 녹차의 두세 배, 홍차의 다섯 배의 플라보놀이 함유되어 있다. 셰리 콜버그 박사는 자칭 '코코아 중독'이니 심장 건강을 위해 아스피린 대신 다크 초콜릿을 먹거나(물론 과하지 않게) 따뜻한 코코아를 마실 것이다.

차의 항산화 성분 차는 물을 제외하고 전 세계적으로 가장 흔한 음료인데 이것이 대장암과 직장암, 심장병의 위험을 낮춰준다니 참으로 다행이다. 차는 코코아보다는 아니지만 항산화 성분이 아주 많이 함유되어 있다. 녹차와 홍차에는 카테킨catechin이라는 파이토뉴트리언트가 함유되어 있는데 제조 과정의 차이 때문에 홍차보다 녹차에 항산화 성분이 더 많이 함유되어 있다. 홍차는 찻잎을 발효하고 산화시켜 만들지만 녹차는 처리 공정이 더 간단하고 산화시키지 않는다. 차를 5분 정도 뜨거운 물에 담그면 카테킨이 충분히 우러난다. 하지만 인스턴트 아이스티는 믿으면 안 된다. 거기에 들어있는 항산화 성분은 무시해도 좋을 만큼 적은 양이기 때문이다.

알파 리포산은 슈퍼 항산화 물질? 알파 리포산이 유리기 청소부로서 당뇨성 신경 장애(신경 손상)에 가장 효과적인 천연 치료제인 것은 확실하다. 또 알츠하이머병 환자의 기억 장애 치료에도 쓰인다. 또 다른 이유들 때문에 존 몰리 박사는 기억력에 문제가 있는 사람들이라면 이 보충제를 매일 600mg씩 섭취할 것을 권한다. 천연 식품에서 그 성분을 섭취하고 싶다면, 비록 소량이기는 하지만 시금치, 브로콜리, 토마토, 감자, 완두콩, 싹눈 양배추 같은 야채들을 더 많이 섭취하면 된다. 하지만 노화를 지연시키고 회복시키기 위해 알

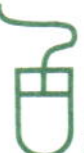

카테킨 폴리페놀의 일종. 녹차의 떫은맛이 바로 카테킨 성분 때문이다.

파 리포산을 섭취해야 하는지는 아직 확실치 않다. 앞으로 통제된 연구를 통해 이 성분이 정말로 노화 방지제인지 단지 강력한 플라시보placebo일 뿐인지 증명해야 한다.

밥이 보약이다
영양 부족 예방을 위한 식단 바꾸기

미량 영양소의 부족은 식단이 부적절하고 영양소 흡수가 제한적일 때는 어느 연령에서나 발생할 수 있으며, 시간이 흐를수록 악화될 수 있다. 까다로운 식성은 영양학적으로 좋은 경우가 거의 없으며 음식 섭취를 잘못하면 영양 부족을 일으킬 수 있다. 식사량이 적고 음식을 골고루 먹지 않는다면 영양 부족의 위험이 있다. 또 하루에 1200cal 미만을 섭취하고 있다면 아주 신중하게 식품을 고르지 않는 한 영양학적 필요량을 충족시키기 어렵다. 나이가 들면서 칼슘과 같은 특정 영양소의 흡수율과 이용 정도가 달라지기 때문에 지금의 영

플라시보placebo 인체의 생리 기능에는 아무런 직접적 효과도 없는 약이나 치료법이 의사의 처방으로 환자에게 제시되었을 때 증상이 완화되는 현상을 가리키는 말. '기쁘게 하다'라는 뜻의 라틴어인 플라케레placere에서 유래했다.

표 1.2 필수 비타민의 식품 공급원

비타민	공급 식품
비타민 A	비타민 A: 육류, 간, 강화 유제품, 달걀노른자 베타카로틴: 적황색 채소(당근, 호박, 스쿼시)와 암녹색 채소, 토마토, 과일
비타민 D	강화 유제품, 견과류, 씨앗, 식물유 90퍼센트가 대체로 햇빛의 자외선에 노출되어 형성된다.
비타민 E	식물유, 씨앗, 견과류, 암황색 채소, 마가린, 토마토 식품, 감자, 맥아
티아민(B_1)	전립 곡물, 콩류, 해바라기 씨, 돼지고기, 강화 파스타
리보플라빈(B_2)	간, 돼지고기, 우유, 요구르트, 시금치, 강화 곡식, 버섯, 코티지 치즈(숙성을 시키지 않은 연질 치즈)
니아신	육류, 가금류, 생선, 감자, 강화 곡식
피리독신(B_6)	간, 닭, 감자, 고구마, 바나나, 과일, 암녹색 채소를 포함해 모든 식품에 널리 분포한다.
엽산	암녹색 채소, 아스파라거스, 아보카도, 전립 곡물, 콩류, 비트(사탕무)
비타민 B_{12}	육류, 가금류, 생선, 유제품 식물에서는 발견되지 않는다.
비타민 C	감귤, 피망, 복숭아, 딸기, 암녹색 채소
비타민 K	암녹색 채소, 콜리플라워, 양배추, 대두, 카놀라유 대부분 장 내부의 좋은 박테리아에서 생성된다.

주의: 암녹색 채소에는 거의 모든 상추(잎이 양배추 모양인 아이스버그 상추 제외), 시금치, 브로콜리, 케일, 순무, 콜라드 양배추, 비트그린이 포함된다.

*니아신 비타민 B_3로 알려진 수용성 비타민.

양학적 필요량은 10년 전과 다르다. 따라서 적절한 영양소 섭취 방법을 아는 것은 연령에 관계없이 매우 중요하다.

음식을 통해 알맞은 양의 비타민과 무기질을 섭취하는 것이 중요하다는 것은 두말할 필요도 없다. 예를 들면 지금은 흔히 볼 수 있는 비타민 D 결핍은 자외선 차단제의 과도한 사용과 많은 시간을 실내에서 지낸 결과이다. 비타민 D 결핍은 골다공증의 발병에서부터 당뇨병과 특정한 암(피부암)에 이르기까지 모든 것과 관련이 있다. 알맞은 양의 비타민 D를 섭취하려면 어떻게 해야 하는지는 뒤에서 설명할 것이며 비타민 D를 포함한 다른 비타민들의 공급원은 표 1.2에 나와 있다.

철, 칼슘, 비타민 D, 다른 무기질을 많이 섭취하라

특히 폐경 전의 여성들은 철분 부족과 빈혈을 예방하기 위해서 철분을 더 많이(하루 15mg) 섭취할 필요가 있다. 철분 부족과 빈혈은 몸이 정상적으로 기능할 수 없게 한다. 빈혈이 되면 피곤하고 지치고 질병에 감염되기 쉽다. 더 잘 흡수되는 철의 형태인 제1철, 즉 헴철^{Heme iron}이 함유된 육류와 가금류를 아주 적게 먹고 있다면 철분 보충제 복용을 고려해보아야 한다. 식물성 공급원에 함유된 철은 대부분 더 산화된 형태의 제2철, 즉 비헴철^{non-Heme iron}로 흡수가 잘 되지 않기 때문이다. 혈액과 조직의 철 농도는 간단한 혈액 검사로 측정할 수 있다.

표 1.3 필수 무기질 공급원

무기질	공급 식품
더 많이 섭취할 것	
칼슘	유제품, 암녹색 채소, 두부, 콩 제품, 뼈 있는 작은 생선(정어리, 꽁치, 멸치 등)
철	제1철 형태: 육류, 가금류, 생선, 해물 제2철 형태: 암녹색 채소, 콩류, 건포도, 강화 곡류
마그네슘	식품에 널리 분포하지만 해물, 견과류, 암녹색 채소, 바나나, 전립 곡물, 너무 달지 않은 초콜릿, 콩류에 가장 많음
크롬	육류, 내장, 조개류(특히 굴), 치즈, 전립 곡물, 아스파라거스, 맥주
칼륨	바나나, 감자, 멜론, 아보카도, 연어, 리마 콩 같은 신선한 자연 식품
셀레늄	브라질너트, 해물, 내장, 셀레늄이 풍부한 토양에서 자란 곡류
아연	굴과 조개류, 육류, 가금류, 전립 곡물, 유제품, 너무 달지 않은 초콜릿, 견과류, 씨앗
구리	쇠고기, 조개류, 전립 곡물, 제빵용 초콜릿, 버섯, 견과류, 씨앗
섭취를 제한할 것	
나트륨	모든 가공 식품, 수프, 통조림 채소, 인스턴트 가공 육류, 피클, 짭짤한 과자
인	(인산이 함유된) 콜라

나이가 들면 뼈 건강도 큰 걱정거리이다. 여성이라면 모두 뼈의
약화(골다공증)와 골절 예방에 중요한 칼슘과 비타민 D 보충제 복용

을 고려해보아야 한다. 폐경기가 되면 매일 1000mg에서 1500mg의 칼슘이 필요한데, 식품만으로는 이 양을 충족시키기 어렵다. 특히 식사량이 적다면 더더욱 어렵다. 또 적어도 비타민 D 800IU를 보충해줘야 혈액 수치를 밀리리터당 30ng 이상으로 올릴 수 있고 칼슘이 더 효율적으로 체내에 흡수될 것이다.* 그리고 인의 섭취를 줄여야 한다. 인은 여러 식품에 함유되어 있지만 가장 많은 양이 함유된 것은 인산이 함유된 콜라이다. 칼슘 섭취는 인과 균형이 맞아야 한다(1:1). 그렇지 않으면 칼슘이 뼈에서 빠져나가고 골 밀도가 감소할 수 있다. 카페인도 유사한 영향을 주므로 카페인이 함유된 콜라나 커피, 차를 너무 많이 마시지 않는 것이 좋다. 하지만 허브티는 카페인이 없기 때문에 양껏 마셔도 된다.

다른 무기질을 보자면 마그네슘 부족도 혈압 제어 기능을 제한할 수 있으며 마그네슘과 크롬은 효과적인 인슐린 작용과 혈당 소비에 중요하다. 브라질너트에 풍부한 셀레늄은 비타민 E와 함께 작용하여 산화로 인한 손상을 막아준다. 면역계가 저하되어 있거나 제2

ng나노그램 나노n는 10억분의 1을 나타내는 단위.
비타민 D 섭취량 통상적 의학적 기준으로 볼 때, 비타민 D의 권장 섭취량은 200~400IU이며, 햇볕을 잘 보지 않는 노인의 경우에 800IU 정도다. 800IU에서 IU는 International Units의 약자로 물질의 질량이나 부피가 아니라 약효의 정도 또는 상물학적 효과를 표시하는 단위이다.

형 당뇨병 환자라면 아연 부족이 정상적인 인슐린 분비를 방해할 것이다. 이러한 필수 무기질을 공급해주는 식품원이 표 1.3에 있다.

한편 나트륨과 같은 무기질은 과한 것이 부족한 것만 못하다. 권장량 이상의 나트륨을 섭취하면 뼈의 칼슘이 손실될 수 있다. 이것만으로도 나트륨 섭취를 줄여야 할 충분한 이유가 있다. 비록 20퍼센트 정도의 사람들만이 '나트륨 민감성'(과도한 나트륨이 수분 배출을 방해하고 혈압 상승을 유발하는 것)을 보이기는 하지만, 다른 무기질 불균형으로 더 민감해질 수 있다. 특히 흑인의 경우 많은 양의 나트륨이 섭취되었을 때 칼륨 부족으로 인해 혈압이 상승할 수 있다. 나트륨 섭취량을 줄이려면 소금이 함유된 식품, 통조림, 가공이 많이 된 포장 식품의 섭취를 줄여야 한다.

█ 체력 유지를 위해 단백질을 충분히 섭취하라

단백질의 주요 구성 요소는 아미노산이다. 나이가 들면 근육 같은

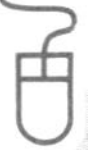

당뇨병　인슐린이 신체 내에서 분비되지 않거나(제1형 당뇨병) 인슐린 작용에 대한 저항성 때문에 인슐린이 제 역할하지 못해(제2형 당뇨병) 혈관 내의 포도당(혈당)이 높아지는 질병. '당뇨'란 혈당이 콩팥에서 소변으로 빠져나가는 것을 말한다. 제2형 당뇨병은 대표적인 생활 습관병으로 우리나라 전체 당뇨병의 90%를 차지한다.

신체 단백질 구조물을 형성, 유지, 회복하는 데에 젊었을 때보다 더 많은 단백질이 필요하다. 예를 들면 50세 이상의 성인은 몸무게 킬로그램당 적어도 1.1g의 단백질이 필요하지만 50세 미만의 성인은 킬로그램당 0.8g만으로도 충분하다. 규칙적으로 운동하는 성인은 운동의 유형과 연령에 상관없이 이 최소량(보통 1.1~1.6g/kg)보다 더 긿은 단백질이 필요하다.

또한 나이가 들어가면서 근력을 유지하기 위해 특정한 아미노산 화합물이 특히 중요하다는 것도 밝혀져 있다. 잘 단련된 역도 선수들과 근력을 쓰는 운동선수들이라고 해도 운동으로 얻은 체력을 증강시키려면 근력 운동과 함께 크레아틴 보충제를 섭취해야 한다. 마찬가지로 주로 우유의 유청 단백질에서 발견되는, 근육을 위한 필수 아미노산인 류신leucine도 알맞게 섭취하는 것이 중요하다. 물론 식품을 통해 섭취하는 것이 훨씬 더 바람직한 방법이지만 약국에서 보충제로 섭취할 수도 있다.

건강을 위해 섬유질을 충분히 섭취하라

식이 섬유가 건강 증진과 질병 예방에 중요한 영양소라는 것은 의심할 여지가 없다. 대부분의 식이 섬유는 식물에 함유되어 있으며 소화되지 않거나 부분적으로 소화되는 여러 종류의 탄수화물로 구성되어 있다. 섬유질의 유형보다 그것이 함유된 식품이 어떤 것인지 아는 것이 더 중요하다. 전립 곡물, 겨, 귀리, 보리, 콩류(건조 콩과 통조림 콩), 완두콩, 뿌리채소, 양배추, 과일(껍질과 과육 모두), 과일 씨와 채소 씨(딸기에 있는 것처럼 먹을 수 있는 것), 상추, 감귤류, 사과, 익은 바나나, 심지어 견과류와 씨앗류가 훌륭한 섬유질 공급원이다. 요즘은 파스타, 시리얼, 빵 같은 상품에 섬유질을 첨가하기도 한다. 제품에 표기되어 있는 총 섬유질은 식이 섬유와 제조 과정에서 첨가된 섬유질을 더한 값이다.

충분한 섬유질 섭취는 여러 가지로 건강에 좋기 때문에 중요하다. 첫째, 섬유질은 콜레스테롤을 묶어 소장을 통해 체외로 배출하는 작용을 돕는다. 둘째, 소장에서 배설물의 양을 증가시켜 더 규칙적인 배변을 유도한다. 나이가 들면서 흔해지는 변비의 경우 매일 충분한 양의 섬유질을 먹으면 도움이 된다. 셋째, 섬유질은 심장병, 대장암, 당뇨병, 비만, 고혈압을 포함한 여러 질병들과의 싸움에서 중요한 무기이다.

얼마나 많은 섬유질이 필요한가?

현대인들은 대체로 섬유질을 충분히 섭취하고 있지 않다. 매일 1000cal당 최소한 섬유질 14g을 섭취해야 한다. 그러므로 여성은 적어도 매일 25g, 50세 이전의 남성은 38g을 섭취해야 한다. 50세 이상이면 보통 섭취 열량이 줄어들기 때문에 여성과 남성에 각각 21g

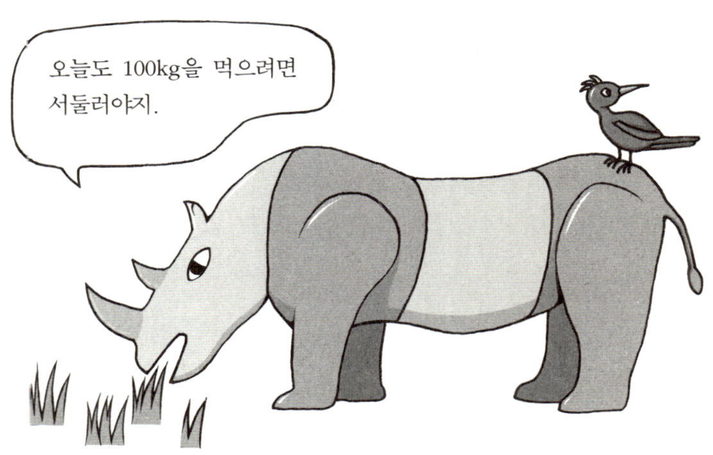

우리 몸에 필요한 섬유질은 얼마?

하루에 여자는 25g, 남자는 38g을 섭취해야 한다. 보리밥은 3공기, 고구마는 4.2kg, 양배추와 당근은 1kg, 김치는 850g, 사과는 6개, 배는 5개가 필요량을 충족시킨다.

과 30g이 필요하다. 나이에 상관없이 매일 가능한 한 많은 섬유질을 섭취해야 한다. 권장량보다 훨씬 많이 말이다. 하루에 50g 이상 섭취하여 생길 수 있는 유일한 부정적인 영향은 칼슘과 철 같은 일부 무기질의 흡수가 방해받을 수 있다는 것뿐이다.

물은 생명과 건강에 필수적이다

충분한 수분 섭취는 연령에 상관없이 건강에 필수적인 것이다. 나이가 들면 목마른 느낌이 줄어들기 때문에 의식적으로 물을 많이 마시려고 노력하지 않으면 탈수증이 될 위험이 있다. 적어도 매일 물을 대여섯 잔 마시고 멜론이나 채소처럼 수분이 함유된 식품을 섭취해야 한다.

커피를 마시는 사람들에게 다행스러운 일은 카페인 함유 음료가 카페인이 없는 음료보다 수분을 덜 공급한다는 것이 통념에 불과하다는 것이다. 특히 어쩌다가 카페인 음료를 마실 때는 더더욱 그렇다. 대부분의 음료에 함유된 물의 양이 카페인의 이뇨 작용을 능가하고도 남으니 걱정하지 않아도 되지만 습관적으로 카페인 음료를 마시는 사람들이라면 에스프레소는 줄여야 한다. 여기에는 카페인이 농축되어 있고 물이 아주 적게 들어있기 때문이다. 하지만 지나치게 많은 카페인은 뼈에서 칼슘이 빠져나가게 하므로 카페인이 없는 음료가 더 낫다는 것을 명심해야 한다. 열이 날 때는 수분 섭취를 늘려야 한다. 설사를 한다면 저칼로리나 무칼로리의 소다수보다는 칼로리가 높은 음료를 마셔야 한다. 또 충분한 수분 섭취는 단연 최고의 변비 치료제라는 사실도 잊어서는 안 된다.

카레 같은 향신료를 즐겨라

카레 가루는 인도 남부와 인도네시아가 원산인 식물에서 얻어지며,

그 식물에 함유된 커큐민 때문에 노란색을 띤다. 인도식 요리는 강황이 주성분인 카레 가루를 주로 사용한다. 종류에 상관없이 카레는 무엇보다도 알츠하이머병을 예방하는 항산화 성분과 항염증 성분이 풍부하다. 커큐민, 단백질, 섬유질을 한꺼번에 섭취하는 이상적인 방법은 렌즈 콩 카레 요리를 먹는 것이다.

다른 향신료들로도 중요한 파이토뉴트리언트와 미량 영양소를 섭취할 수 있다. 예를 들어 후추는 무기질 바나듐을 함유하고 있는데 이것은 체내에서 인슐린 작용을 증진시키고 당뇨병이나 당뇨병 전 단계인 사람들의 혈당치를 낮춘다. 생체 활성 페놀(파이토뉴트리언트의 일종)이 함유된 시나몬도 유사한 항당뇨 효과가 있는 것으로 알려져 있다. 생강은 현기증의 치료제로 좋다. 타임, 커민, 오레가노, 바질, 세이지같은 향신료도 건강에 좋은 여러 가지 파이토뉴트리언트를 함유하고 있다. 또 마늘은 장에서 건강에 좋은 박테리아의 성장을 촉진하는 작용을 한다. 그러니 요리할 때 다양한 향신료를 많이 사용하면 좋겠다.

커큐민 카레, 겨자 등의 주된 천연 색소 성분.

요구르트를 더 많이 먹어라?

락토바실러스 아시도필루스 Lactobacillus acidophilus 와 비피도 bifido 박테리아
는 인간의 장에서 흔히 발견되는 유익한 박테리아이다. 이것들은 프
로바이오틱스라고 하는데 이 말은 나쁜 박테리아가 증식하지 못하
도록 산을 만들어서 몸에 좋은 박테리아의 성장을 돕는다는 뜻이다.
이 프로바이오틱스 박테리아들은 요구르트 제조에 쓰는 것과 같은
것으로 질병과 염증으로 인한 손상을 막아준다. 그러므로 생균이 함
유된 요구르트를 먹으면 더 오랫동안 더 젊게 느낄 수 있을 것이다.
프로바이오틱스로 유명한 음식으로는 마늘, 아스파라거스, 치커리,
보리, 오트밀이 있다.

허브 요법과 대체 의학

90퍼센트나 되는 사람들이 나이가 들면서 질병 치료를 위해 대체 의
학에 의존하고 있는데 여기에는 허브 '요법'이 포함되어 있다. 사람
들은 종래와 다른 방법으로 요통, 두통, 관절염 및 관절통, 불면증,
우울증을 치료하고 노화를 막고자 한다. 허브 요법은 미국에서만 연
간 150억 달러 이상을 벌어들이는 큰 사업이다. 치료법에는 식이 요
법, 허브 요법, 마사지 요법, 호흡 요법, 디톡스(detox: 제독除毒) 요법

성분	효과가 있는 증상 또는 질병
길초근	불면증
징코 빌로바(은행잎 추출제)	치매
화란 국화	편두통
세인트 존스 워트	가벼운 우울과 슬픔
톱 야자	전립선 비대증
알파 리포산	당뇨성 신경병증
글루코사민	관절염
생강	현기증

이 포함되어 있다. 수많은 허브가 치료 효과가 있지만(표 1.4), 그렇다고 이것만 믿어도 된다는 뜻은 아니다.

'천연' 이라고 반드시 '건강에 좋은' 것은 아니다

허브와 천연물이 몸에 좋을 수 있지만 어떤 때는 아주 심각한 부작용, 때때로 예측 불가능한 부작용을 낳을 수 있다. 약용 허브의 판매에 대해서는 규제가 거의 없다. 허브 치료제의 성분이 포장지에 표시되어 있지 않으며 표시가 있다고 해도 정확하지 않거나 불완전할 수 있다. 허브 판매 회사들은 상품의 안정성이나 효능을 증명할 필요도 없다.

예컨대, 어떤 인삼은 혈압을 상승시키고 익모초는 피부염을 일으킬 수 있다. 몇몇 치명적인 경우, 헬리오트로프를 함유한 허브 치료제를 복용한 후 식중독에 걸리기도 한다. 약물의 상호 작용을 막으려면 의사에게 현재 사용 중인 허브에 대해 반드시 알려야 한다.

이것만은 꼭!

건강하고 더 젊고 활기차게 생활하려면 충분한 의학적 도움과 충분한 운동뿐 아니라 음식이 중요하다. 이 장에서 읽은 내용이 기억이 잘 안 난다면 다음과 같은 것들을 꼭 기억하라. 생선을 많이 먹고, 적당량의 술을 마시고, 과일과 채소를 많이 섭취하고 충분한 양의 단백질을 먹고 음식으로 많은 섬유질을 섭취하면, 질병을 예방하고 노화도 지연시킬 수 있다. 그렇게 하면 더 활기차고 더 건강해지고 성욕이 증진될 것이다. 그러니 다음 끼니부터 시작해보시라!

02
운동이
영원한 젊음의 만병통치약이다

활동 부족은 인간의 건강을 파괴하지만,
활동과 체계적인 운동은 건강을 지키고 유지시킨다.

플라톤(기원전 427~347년)

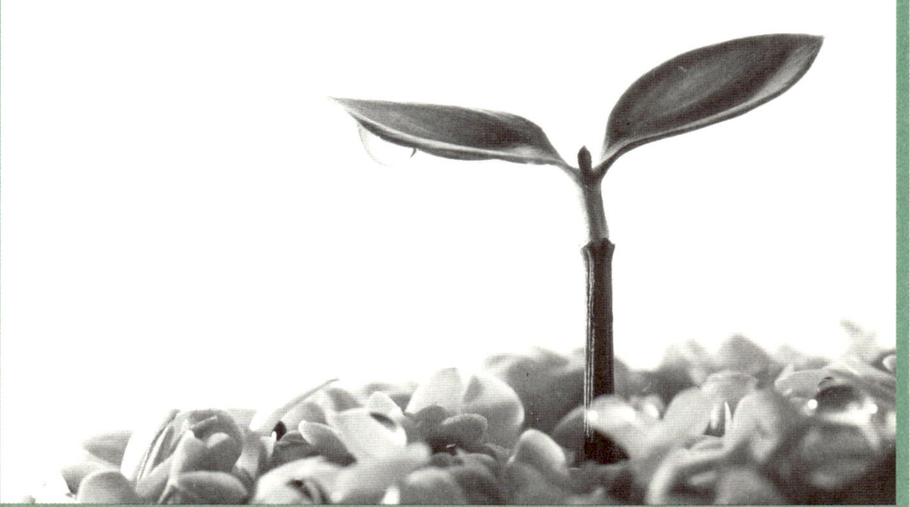

운동이 영원한

젊음의 만병통치약이 아니라면 다른 약은 없다. 가능한 한 젊게 느끼고 행동하고 그렇게 보이려면 신체적으로 활동적이어야 한다. 사실, 평생 동안 활동적으로 산다는 것은 성공적인 노화에 결정적으로 중요하다. 지금 그렇게 살고 있지 않다고 해도 아직 늦지 않았다. 심지어 활동적으로 되려고 조금만 노력해도 에너지가 넘치고 훨씬 튼튼해질 것이며 인생관도 밝아지고 심지어 성욕도 강해질 것이다.

운동의 수많은 효과를 모두 얻고 싶다면 규칙적으로 다섯 가지 유형의 운동을 해야 한다. 지구력, 근력, 균형, 자세, 유연성 운동이 그것이다.이번 장에서는 이 운동들을 적절하게 혼합하는 방법과 활동적으로 되기 위한 방법을 배우게 될 것이다.

신체 활동은 삶을 어떻게 바꾸는가?

어떤 신체 활동으로 에너지를 소모시키기만 해도 당신은 더 젊어졌음을 느낄 것이고 더 오래 살게 될 것이다. 또 지방이 줄고 근육이 늘어서 동년배들보다 신체적으로 더 아름답고 젊어 보일 것이다. 하지만 활동을 늘려야 하는 훨씬 더 중요한 이유는 활동이 질병의 위험을 줄여준다는 것이다. 체력과 건강을 점점 감퇴시키는 진짜 요인은 노화가 아니라 움직이지 않는 생활 습관이다. 35세에서 60세 사이의 남녀에 대한 연구는 여가 시간에 신체적으로 더 움직인 것만으로도 심장병을 비롯해 치명적인 질병을 예방한다는 것을 보여주었다. 또 활동적인 40대에서 60대(새로운 '중년')는 은퇴할 나이가 되어도 다른 사람보다 더 활동적이고 독립적이 된다. 규칙적으로 활동하는 것은 질병에 대항하는 면역계를 강하게 하여 감기를 비롯한 바이러스성 질병에 감염될 가능성을 줄여준다. 고로 운동이야말로 영원한 젊음의 만병통치약이 아니겠는가.

신체 활동은 표 2.1에서 열거되어 있는 많은 이유 때문에 훨씬 더 중요하다. 우선 당신 몸의 에너지 레벨을 크게 향상시키고, 특정 암(예컨대 대장암, 전립선암, 유방암)의 위험을 감소시키며 혈압을 낮추고, 심장병을 예방하거나 치유하며, 우울과 불안을 감소시키고, 뼈의 쇠약(골다공증)을 예방하며, 당뇨병 전 단계와 제2형 당뇨병의 발병을 막으며, 설사 가족력이 있다고 해도 당뇨병에 걸릴 위험을 극적으로 낮춰준다. 당뇨병 환자가 더 활동적이 되면 혈당 조절과 합병증 예방에 좋다. 체중이 얼마이든 신진대사의 관점에서 운동은 좋다. 운동은 인슐린 민감도를 향상시켜 심장병과 고혈압의 위험을

뇌/정서	행복감 증진, 기억력 향상, 치매 예방, 뇌 기능 감퇴 감소, 우울감 감소, 숙면
신진대사/호르몬	신진대사율과 에너지 레벨 향상, 성욕 증가, 면역력 증가, 효과적인 혈당 사용, 당뇨 예방
심장	심장병의 예방 및 치료, 혈압 강하, 심근 강화
근육	활동력 증가, 외모 개선, 근육량 증가, 체력, 지구력, 유연성, 균형감 증가, 포도당 저장 증가
뼈	뼈 무기질 밀도 증가, 쇠약 예방, 관절염 증상 완화, 골절 가능성 감소
암	대장암, 전립선암, 유방암 위험 감소(다른 암도 가능)
수명	건강한 수명 연장

낮춰줄 뿐만 아니라 대체로 혈당 제어를 더 쉽게 해준다. 일상을 고통스럽게 만드는 심한 관절염 증상도 규칙적인 운동으로 경감시킬 수 있다. 심지어 잠을 더 잘 잘 수 있게 도와주기도 한다. 너무 적게 자면(예컨대 하루 5시간) 체중이 증가하고 당뇨병 발병의 위험이 커지기 때문에 잠을 잘 자는 것이 특히 중요하다.

더 '많이' 운동할수록, 더 '잘' 생각할 수 있다

운등이 스트레스와 우울을 줄이고 전체적으로 더 행복하게 만들어

주기 때문에 운동은 정신을 위한 헌금이다. 늘 무기력하고 피로감을 느끼는 사람들은 일반적으로 몸이 좋지 않다. 운동을 하는 동안에는 몸이 피곤하지만 운동의 효과는 그 반대이다. 즉 운동을 하면 힘이 더 많이 생긴다. 또 몸을 움직이면 스트레스가 감소한다. 스트레스가 있다면 책상에서 일어나 일손을 놓고 잠시 걷기만 해도 머리가 맑아지고 기분이 좋아지며 다시 일을 시작했을 때 생산성이 향상된다. 여러 연구 결과들을 보면 운동은 가벼운 우울증을 치료할 수 있으며 우울성 장애에도 효과가 있을 수 있다.

또 운동은 알츠하이머병과 은퇴할 나이가 되기도 전인 성인들이 겪는 치매의 위험을 낮춰주는 것 같다. 노인들의 경우 운동으로 뇌 기능을 확실하게 향상시킬 수 있다. 예를 들어 6년 이상 운동한 65세 이상 성인 1,740명에 대한 연구를 보면 일주일에 세 번 운동한 사람은 치매의 발병률이 3분의 1 더 낮았다. 젊은 사람들의 경우에도 규칙적인 운동은 뇌 장애나 뇌 수축 감소와 관련이 있으며, 겨우 6개월이라 할지라도 규칙적인 유산소 운동을 한 경우에는 뇌 손상률이 감소했다.

운동은 뇌에 도달하는 혈액과 산소를 늘려서 기억과 공간 지각력을 담당하는 해마의 세포 손상을 막아준다. 운동은 치매의 지연과 예방뿐만 아니라 정신적 손상을 회복시킬 수도 있다. 그러므로 운동은 뇌의 손상을 예방하기 위해서도 필요하지만 이미 손상된 경우에도 필요하다.

새 출발에 너무 늦은 때란 없다

운동하지 않아서 잃은 건강을 되찾기에 너무 늦은 때란 없다. 게다가 규칙적인 운동은 조정 능력, 균형 능력, 자세를 향상시키고 최적의 상태로 유지시켜준다. 지금 40대인데 운동을 하지 않고 있는 독자라면 지금이 바로 시작할 때이다. 최근의 한 연구를 보면 중년인 사람들도 운동을 하면 수명을 늘릴 수 있다고 한다. 솔직히 운동을 하지 않는 것은 장기적으로 볼 때 건강과 수명에 가장 치명적인 일이다. 반대로 운동을 더 많이 하는 것은 나이와 무관하게 젊음을 유지하는 — 최소한 더 젊게 보이게 하고 젊다고 느끼게 하는 — 가장 확실한 방법이다.

주로 소파나 의자에 앉아서 별로 움직이지 않고 있는가? 자, 그러지 말고 정말로 원하는 것이 무엇인지 생각해보자. 나는 그저 좀 더 오래 살고 싶은 것일까? 아니면 살아있는 동안 더 건강하게 지내고 싶은 것일까? 나이 들어서 거동이 불편해지거나 스스로 몸을 추스르지 못해 괴롭게 산다면 오래 산다는 것이 그저 좋지만은 않을 것이다. 살아있는 동안 하고 싶은 것은 무엇이든 할 수 있을 만큼 젊고 건강하게 사는 것이 제일 중요하다.

먼저 병원에서 검사부터 받아야 하나?

운동을 시작하기 전, 연령과 병력病歷, 현재의 활동 수준에 따라 병원에 가서 검사를 받을 필요가 있다. 혈압과 심박수를 측정하고 가능하다면 운동 부하 시험도 받아야 한다. 운동 부하 시험은 보통 러닝 머신에서 걷기를 통해 측정한다. 미국 심장협회는 45세 이상의 운동하지 않는 남성과 50세 이상의 모든 여성에게 이 검사를 권한다. 실제로 심박수를 급격하게 높이는 격렬한 운동을 시작하려고 한다면 이런 광범위한 검사가 특히 중요하다. 하지만 걷기나 가벼운 근력 운동을 하려고 한다면 꼭 필요하지는 않다.

사람에 따라 운동 전에 더 광범위한 검사가 필요한 경우도 있다. 특히 부정맥, 심계 항진증, 가슴 통증, 심장 마비 같은 심장 문제가 있는 사람, 고혈압 환자, 콜레스테롤 수치가 높거나 비만인 사람, 신장 기능에 장애가 있는 사람, 당뇨병 환자, 관절, 골반, 무릎에 문제가 있는 사람, 시각의 문제가 있는 사람, 흡연자, 50세 이전 심장 마비로 사망한 가족력이 있는 사람, 베타 차단제 같은 약을 처방받은 사람의 경우 꼭 필요하다. 그러한 건강 상태는 운동을 할 때 지구

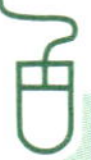

력에 영향을 끼칠 수 있다. 다음번에 병원에 가면 운동과 건강에 대한 상담을 해보는 것이 좋겠다.

운동 계획 짜기

효과를 보려고 광적으로 운동할 필요는 없다. 일상을 유지하면서 활동을 조금 늘리는 것만으로도 큰 효과를 볼 수 있다. 분당 100회 이상 심박수를 증가시키는 걷기를 매일 15분에서 30분만 해도 상당히 큰 효과가 있다. 그러나 일주일에 5일 매번 30분씩은 다른 유형의 정식 운동을 해야 한다. 이런 운동이 더 젊어 보이게 하고 그렇게 느끼게 해주는 긍정적인 결과를 고려한다면, 그렇게 힘든 것은 아니다. 개와 산책하면 자주 멈춰 서게 되는데 물론 즐겁고 개한테도 좋겠지만 이것을 정식 운동이라고 할 수는 없다. 하지만 개를 데리고 일정 시간 동안 동네를 한 바퀴 돈다면 괜찮을 것 같다.

30세가 넘으면 중시해야 할 신체 활동의 유형이 달라진다. 특히 균형을 유지하고 자세를 개선하는 운동이 중요하다. 그러므로 일주일 운동 계획에는 주요 운동 5가지 — 지구력, 근력, 균형, 자세, 유연성 운동 — 가 모두 들어가 있어야 한다. 하루에 한 유형을 집중해서 하거나 여러 유형을 섞어서 할 수 있다. 한 번에 너무 여러 종류의 운동을 하지 말고 몇 가지를 골라서 효과를 최대로 올려보자. 그리고 당신의 프로그램 속에 운동을 계속할 만한 인센티브를 마련하도록 하자.

계획적으로 하는 규칙적 운동의 중요성은 두말할 것도 없지만 일상생활에서 활동량을 늘리는 것도 이에 못지않다. 이른바 '자발적인 신체 활동' SPA: spontaneous physical activity이라는 것이다. 이것을 통해 행복감과 심신의 건강을 극적으로 향상시킬 수 있다. 9장에서 이런 활동을 늘릴 수 있는 간단한 방법을 배울 것이다.

유산소 운동
내몸에 맞는 운동으로 지구력 기르기

지구력 운동은 심혈관의 건강을 증진시키고 근육을 늘리며 체 지방을 감소시켜준다. 유산소 운동은 일정한 시간 동안(예컨대 2분 이상) 심박수와 호흡을 증가시키면서 지속적으로 행해지는 활동으로 춤추기, 수영, 자전거 타기, 빨리 걷기 등이 있다. 조깅과 달리기도 포함되지만 이것들은 격렬한 운동으로 하지 관절통이나 손상을 일으킬 수 있기 때문에 40대 이상의 성인들에게는 대체로 권장되지 않는다.

강도별 운동의 예가 표 2.2에 나와 있다. 오랫동안 잘 움직이지 않고 지냈다면 점차 강도를 올려야 한다. 가벼운 것부터 시작하여 천천히 높은 단계로 올려나가야 한다. 하루에 5분에서 10분 정도 쉽

가벼운 운동	천천히 걷기(시속 3km 이하), 정원 손질(잡초 뽑기나 물 주기), 집안일(설거지), 수영장에서 부력 벨트를 하고 걷거나 발차기, 기대지 않고 앉아 있기, 원반 밀어 치기, 카트로 이동하면서 골프 치기 * 하지만 이것들 대부분은 너무 강도가 낮아서 일단 건강 수준이 향상되고 나면 실제 운동 프로그램에 포함시키지 않는다.
보통 운동	수영, 자전거 타기(실외), 고정 자전거 타기, 정원 일(풀베기, 갈퀴질, 괭이질), 평지에서 힘차게 걷기, 걸레질, 카트 없이 클럽을 가지고 걸으면서 골프 치기, 테니스(복식), 배구, 노 젓기, 수중 에어로빅, 의자 운동과 춤추기
격렬한 운동	계단이나 언덕 오르기, 눈 치우기, 자전거 타고 언덕 빠르게 오르기, 테니스(단식), 수영장 레인 왕복하기, 크로스컨트리 스키 타기, 활강 스키, 등산, 조깅, 달리기, 대부분의 스포츠(축구, 농구 등)

게 할 수 있는 운동부터 시작해서 심박수가 분당 100에서 120까지 오르는 수준까지 강도를 높이는 것이 좋다. 아주 오랫동안 잘 움직이지 않고 지냈다면 격렬한 운동을 할 수 있기까지는 몇 개월이 걸리겠지만 좌절해서는 안 된다. 지구력 운동을 15분에서 20분 이상 하는 것을 목표로 차츰 늘려 나가면 된다. 30분 운동이 목표일 때는 10분은 반드시 다른 운동에 할애해야 한다.

일주일에 거의 매일 적어도 30분 동안 운동하도록 노력해야 한다. 일주일에 2~3일은 잡다한 이유 때문에 운동을 하지 못할 수 있으니 계획을 세울 때는 매일 하는 것으로 하는 것이 가장 좋겠다. 매일 운동하기로 하면 일주일에 적어도 5일은 운동할 수 있을 가능성이 높아진다. 충분한 휴식을 위해 일주일 중 적어도 하루는 쉬면서 몸을 회복시키는 것이 좋다. 하지만 연속 이틀을 쉬면 안 된다.

운동 강도 측정

당신의 목표는 조금 힘들 때까지 운동 강도를 올리고 호흡량과 심박수를 늘리는 것이다. 누군가와 이야기를 할 수 없을 정도로 숨이 차게 해서는 안 된다. 일상적인 대화를 할 수 없다면 필요 이상으로 심하게 운동하고 있는 것이다. 또 어지러움, 가슴 통증이나 관절의 심한 불편감을 초래하는 것이어서도 안 된다.

운동 강도는 운동 중 심박수로 측정할 수 있다. 손가락 끝으로 손목의 박동이 느껴지는 곳을 가볍게 누르면 심박수를 잴 수 있다. 10초 동안 박동수를 센 뒤 그 수에 6을 곱하면 분당 심박수가 된다. 20세 이후로는 최대 심박수가 점점 줄어드

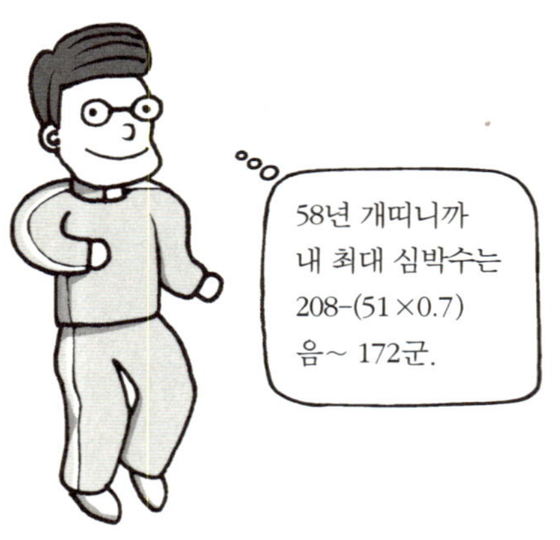

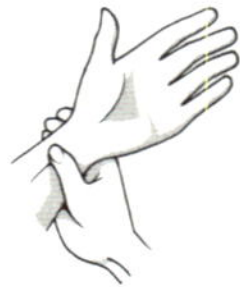

는 것이 정상이다. 최대 심박수는 208에서 나이의 70퍼센트를 빼면 된다. 예를 들어 50세라면 최대 심박수는 208-35, 즉 분당 173이다. 단, 베타 차단제를 복용하고 있다면 운동 강도에 상관없이 심박수가 예상치보다 낮을 것이다.

안전하게 운동하기

강도를 올리기 전 적어도 5분간 준비 운동을 해야 한다. 예를 들면 힘차게 걷기 전에 천천히 걷는 것이다. 마찬가지로 운동이 끝난 뒤에도 가벼운 운동을 다시 해서 근육을 진정시켜주는 것이 중요하다.

운동 중 땀이 나면 항상 음료수를 마시는 것도 중요하다. 혹시 의사가 수분 섭취량을 제한해야 한다고 권고했다면 미리 의사와 상담해야 한다. 울혈성 심부전과 신장병은 수분 섭취를 제한할 필요가 있는 만성 질환이지만, 더운 날씨에 운동할 때에는 심한 탈수증을 초대하도록 한다. 실외에서 운동을 한다면 필요할 때 옷을 벗을 수 있도록 옷을 껴입고 몸이 너무 더워지지 않는지 잘 지켜보는 것이 좋다.

울혈성 심부전 심장의 펌프 기능이 약화되면서 우리 몸에 필요한 만큼의 혈액을 내 보내지 못하는 상태. 폐나 다른 조직으로 혈액이 역류하기도 한다.

표 2.3 운동 중의 경고 신호와 해야 할 일

가슴, 왼쪽 팔, 턱 통증	멈추고 쉬어라. 통증이 금방 나아지고 처음이라면 의사와 상담하라. 즉시 나아지지 않는다면 큰 병원에 가거나 구급차를 불러라
호흡 곤란이나 숨참	쉬어라. 호흡 곤란이 해결되지 않으면 심장 발작의 신호일 수 있으므로 의사에게 알려라. 운동으로 인한 천식(흡입기를 사용하라)이거나 비강으로 콧물이 떨어지는 것일 수 있다(비강용 스테로이드 분무제를 사용하라).
현기증	멈추고 병원에 가라. 이 증상은 운동 중 혈압이 너무 낮다는 뜻이다. 만약 계속되면 탈수증을 일으킬 수 있다.
혈뇨	쉬어라. 계속되면 병원에 가라.
설사	한 번 이상이면 운동량을 줄여라.
근육통	쉬어라. 아픈 근육에 마사지를 하고 따뜻하게 하라. 통증을 예방하기 위해 운동량을 줄이거나 천천히 진행시켜라.
발의 물집	신발이 잘 맞는지, 쿠션이 어떤지 살펴보고, 더 얇은 양말을 신고, 가제가 붙은 반창고를 물집 위에 붙여라. 당뇨병 환자의 경우라면 물집이 없어지지 않으면 의사를 찾아가라.

운동으로 인해 심한 관절통이 있어서도 안 된다. 운동 중에 무릎, 골반, 발목에 통증이 있다면 운동 시작 30분 전 아세트아미노펜(타이레놀)이나 이부프로펜(아드빌, 모트린)을 복용해도 된다. 통증

이 계속된다면 병원 검진을 통해 별 문제가 아닌지 더 강한 진통제가 필요한지 의사와 상담해야 한다. 예를 들어 양쪽 다리 길이가 다른 경우(즉, 어느 한쪽 다리가 더 긴 경우)는 보조 기구(한쪽을 높여주는 구두나 삽입물)로 쉽게 해결할 수 있으며 이렇게 하면 대체로 관절과 무릎 통증이 줄어든다.

마지막으로 어지럽거나 구역질이 나거나 가슴 통증이 있다면 그것은 몸이 보내는 신호이니 즉시 운동을 그만두고 휴식을 취한 뒤 의사에게 그 증상을 알려야 한다. 운동 중 감지할 수 있는 일반적인 경고 신호와 그 대처법은 표 2.3을 참고하라.

근력 운동
근육과 체력을 유지하라

나는 팔 굽혀 펴기를 60회 한다. 내게 충분한 운동이다.
___마크 트웨인(1835~1910년)

근력 운동은 근육을 유지시키고 늘려주며 나이가 들어가면서 모든 사람이 겪게 되는 근육과 체력의 감소를 막기 위해 꼭 필요하다. 근육 감소는 신진대사를 저하시키고, 체중 유지를 어렵게 만들며, 당뇨병의 발병 위험을 증가시키고, 뼈를 약화시키며, 실제보다 더 늙어보이게 하고, 본인도 그렇게 느끼게 한다. 불행히도 일단 중년이 되고 나면 그때부터 근육량이 줄기 시작한다. 몸을 움직이지 않으면 근육 감소가 더 빨라진다. "안 쓰면 없어진다"는 속담이 이 경우에 딱 맞는다. 규칙적으로 사용하는 근섬유만 유지되며, 유산소 운동이 조금 도움은 되지만 보통 강도의 걷기 같은 유산소 운동은 근섬유 전체를 사용하지 않는다. 근력 운동만이 그렇게 할 수 있다. 근력 운동을 충분히 하지 않으면 성인의 80퍼센트 이상이 60세가 되었을 때 심각한 근육 감소를 겪게 된다.

근력 운동이 왜 좋은가

지금 근육 감소가 일어나고 있다고 해도 멈출 방법이 있다. 단 두 달만 규칙적으로 근력 운동을 하면 20년 동안 감소된 체력과 근육을 되찾을 수 있다. 근육량이 아주 조금 늘었다고 해도 체력은 아주 크게 향상될 것이다. 눈에 띄지 않을 만큼만 근육이 늘어나도 계단 오르기, 장바구니 들기 같은 일들을 충분히 해낼 수 있게 된다. 또 체력이 강해지면 예전과 똑같은 활동을 할 수 있게 된다. 예를 들어 여성들은 나이가 들면 흔히 어깨가 약해진다. 60세 여성 중 45퍼센트가 4.5kg를 들어 올리지 못하며 65퍼센트는 10년 전 들었던 무게를 들 수 없다. 근육이 그렇게 계속 약해지면 장바구니를 들거나 쓰레기를 내다 버리는 것조차 힘들어질 것이다. 다행스럽게도 근력 운동으로 체력이 증진되면 그런 활동들을 비롯한 여러 활동에 제한

이 훨씬 적어진다.

연령과 상관없이 보통 강도의 근력 운동을 시작한지 1~2주만 지나면 체력이 확연하게 좋아지는 것을 느낄 수 있는데 이것은 근육량의 증가의 결과라기보다 신경계 변화의 결과다. 우리가 운동을 하면서 기대하는 것은 바로 이런 종류의 피드백이다. 심지어 일주일에 하루 정도만 운동한다고 해도 체력이 훨씬 강해진다. 체력의 증강은 나이와 건강 상태보다 운동 강도의 영향을 더 많이 받기 때문에 거의 모든 사람이 운동의 효과를 느낄 수 있다. 또 체력 강화는 나이 든 사람들에게 빈번하게 발생하는 낙상으로 인한 상해 예방에 필수적이다. 체력이 증강되면 근육 약화와 관련된 통증이 완화된다. 흔한 것으로는 요통이 있다. 앉은 자세는 등에 부자연스러운 자세인데 많은 사람들이 나이가 들수록 더 오래 앉아 있게 된다. 사람들은 대부분 요통을 경험하는데 이들 대부분이 나이 탓을 하기에는 젊다. 요통을 예방하거나 줄이는 가장 좋은 방법은 좋은 자세를 취하고 운동을 많이 하고 뱃살을 빼고 특히 허리 강화 운동을 하는 것이다.

올바른 근력 운동 장비

중력과 반대 방향으로 몸을 들어 올리는 것으로도 쉽게 근력 운동을 할 수 있지만 대부분의 근력 운동에는 일종의 웨이트나 저항력이 필요하다. 스포츠 용품점에서 손과 발목에 쓰는 웨이트를 사거나 양말에 콩을 넣거나 빈 우유 통에 모래나 물을 채워 쓸 수도 있다.

헬스클럽에 등록하고 그곳의 기구들을 쓸 수도 있다. 아니면 근력 밴드를 사도 좋다. 스포츠 용품점에서 1만원도 안 되는 값에 살 수 있으며 신축성이 있고 저항의 크기에 따라 색깔이 다른 것이 보통이다. 근력 밴드는 가볍고 용도가 다양해서 팔, 다리, 몸통 운동을 포함해 다양한 운동에 사용할 수 있다.

운동 시작 전에 기억해둘 것

평소에 활동을 잘 하지 않는 사람이라면 시작할 때 0.5~1kg짜리 웨이트나 무게가 전혀 없는 것을 사용해야 한다. 첫 주에 최소의 무게나 저항을 이용한 뒤 점차로 무게를 늘려나가야 한다. 너무 무거운 것을 사용해 운동을 틀리게 하면 조직, 관절, 근육에 손상을 줄 수 있기 때문에 가벼운 것부터 시작하는 편이 더 낫다. 현재 규칙적으로 운동하고 있는 사람이라면 근육을 유지하고 향상하는 데에 충분할 만큼의 부하를 주도록 더 무거운 웨이트를 사용해야 한다.

근력 운동을 할 때에는 한 동작은 8~15회 연속적으로 반복해야 한다. 항상 자기 속도를 유지하고 잘 제어하기 위해서 올릴 때 "하나, 둘" 내릴 때 "하나, 둘, 셋, 넷" 하고 수를 세어보라. 또 동작의 전반부에서 숨을 내쉬고 후반부에서 천천히 숨을 들이마셔라. 숨을 멈추면 혈압이 올라가기 때문에 절대 그렇게 해서는 안 된다. 세트 사이에 2~3분 쉬면서 스트레칭이나 다른 근력 운동을 한다. 이렇게 1~3세트를 하되 전체 근력 운동을 일주일에 적어도 이틀이나 사흘은 해야 한다. 단, 연달아 이틀이나 사흘이 아니다.

가장 효과적으로 운동하려면 힘이 들더라도 총 횟수만큼 웨이트를 반복해서 움직일 수 있어야 한다. 8회 이상 동작을 반복할 수 없다면 너무 무거운 것이니 무게를 줄여야 한다. 또 15회 이상 반복할 수 있다면 너무 가벼운 것이니 무게를 늘려야 한다.

안전하게 근력 운동하기

잊지 말아야 할 것은 운동을 하는 내내 정상적으로 숨을 쉬어야 한다는 것이다. 밀거나 들어 올릴 때 내쉬고, 시작 자세로 돌아오면서 들이쉰다. 골반이나 무릎 치료나 수술을 받은 적이 있는 사람은 하체 운동을 시작하기 전에 의사를 만나 상담해야 한다. 특히 무거운 웨이트를 사용할 때는 꼭 그렇게 해야 한다. 또 다리를 꼬거나 허리를 90도 이상 구부리거나 웨이트를 갑자기 잡아당기거나 밀면 안 된다. 천천히 부드럽게 움직이고 힘이 들어간 자세에서 팔이나 다리의 관절을 멈춰서도 안 된다.

운동이 끝난 뒤 근육을 사용할 때 화끈거림 외의 통증이 유발되면 안 된다. 어깨와 허리에 손상이 가지 않는 범위에서 팔과 다리를 움직여야 한다. 며칠 근육통과 가벼운 피로감이 있는 것은 흔한 일이지만 관절이 쑤시고 근육이 눌리는 불쾌한 느낌은 그렇지 않다. 그런 증상은 운동이 너무 심했다는 뜻이므로 정말로 부상을 당하기 전에 한 발 물러서야 한다.

옆으로 팔 올리기

어깨(삼각근) 운동

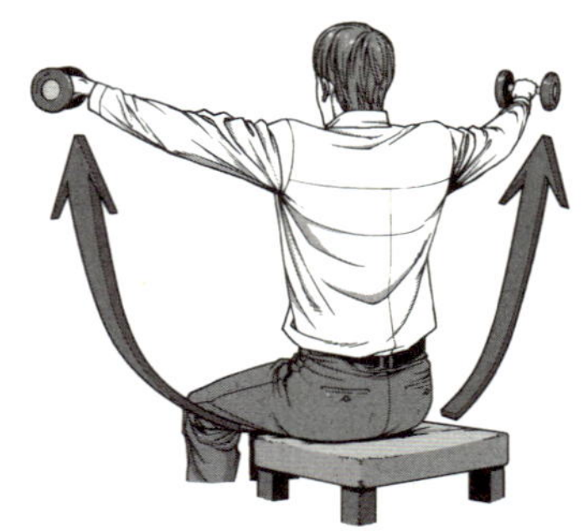

등을 곧게 펴고 의자에 앉는다. 발은 어깨 너비만큼 벌린다. 손에 웨이트를 들고 옆으로 내린다. 단, 손바닥이 안쪽을 향하게 한다. 양팔을 옆으로 곧게 들어 올려 땅과 평행이 되게 한다. 옆으로 팔을 곧게 뻗은 채 1초 동안 그대로 있다가 천천히 내린다.

이두근 오므리기

팔(이두근) 운동

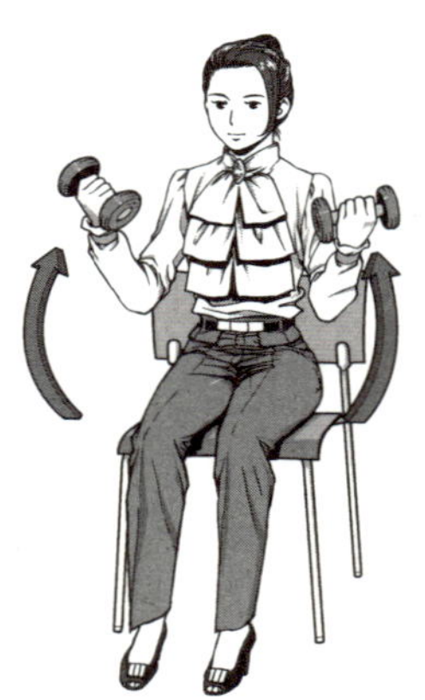

팔걸이 없는 의자에 등을 기대고 앉는다. 발은 어깨 너비만큼 벌린다. 웨이트를 쥔 채 팔을 곧게 양 옆으로 내리고 손바닥은 안쪽을 향하게 한다. 팔꿈치를 구부려 왼손 웨이트를 가슴 쪽으로 들어 올린다. 들어 올릴 때 손바닥이 어깨 쪽을 향하게 한다. 그 자세로 1초 동안 멈춘다. 천천히 팔을 내려 시작 자세로 되돌아가 쉬고 난 뒤 오른팔도 반복한다.

의자 팔 굽혀 펴기

삼두근과 삼각근 운동

의자 팔걸이를 잡고 다리가 아니라 팔을 이용하여 천천히 몸을 밀어 올려 의자에서 일어난 후 천천히 다시 앉는다.

의자가 너무 낮으면 쿠션이나 전화번호부를 놓고 앉아 시작한다. 벽을 마주보고 팔 굽혀 펴기를 할 수도 있다. 만약 어깨가 좀 더 유연한 경우라면 아래에 나오는 삼두근 늘이기를 해보라.

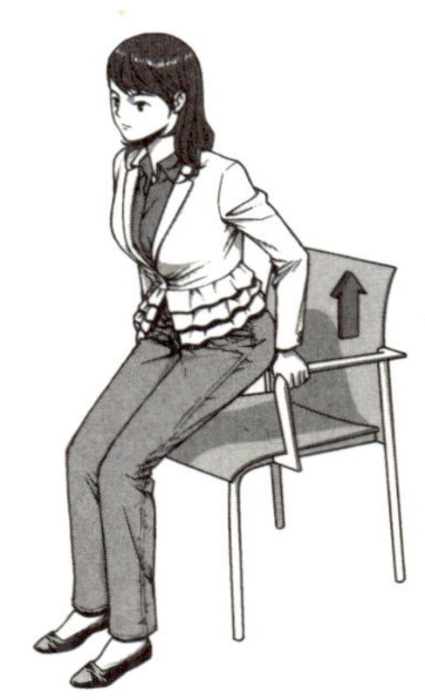

삼두근 늘이기

팔(삼두근) 운동

왼손에 웨이트를 들고 왼손 손바닥이 안쪽을 향하게 하고 끝까지 들어 올린다. 오른손으로 팔꿈치 바로 아래를 잡아 왼팔을 받친다. 천천히 왼쪽 팔꿈치를 구부려 손에 있는 웨이트가 왼쪽

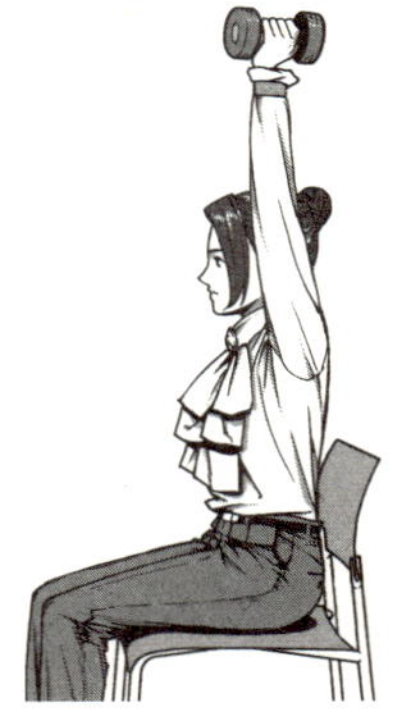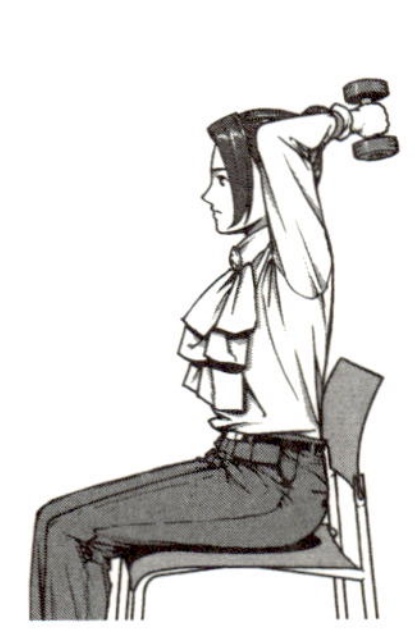

어깨와 수평이 되게 한다. 1초간 그대로 있다가 왼팔을 다시 펴서 반복한다. 원하는 횟수만큼 반복한 후 오른쪽을 한다.

의자에 앉았다 일어서기

복근, 허벅지 운동

식탁 의자에 앞을 보고 앉아서 양팔을 가슴 앞에 모은다. 등과 어깨를 곧게 펴고 몸을 앞으로 살짝 숙인 채 다리만 이용하여 천천히 의자에서 일어났다 앉는 것을 반복한다. 처음에는 의자에 베개를 놓아 허리 부분을 받치면 도움이 된다.

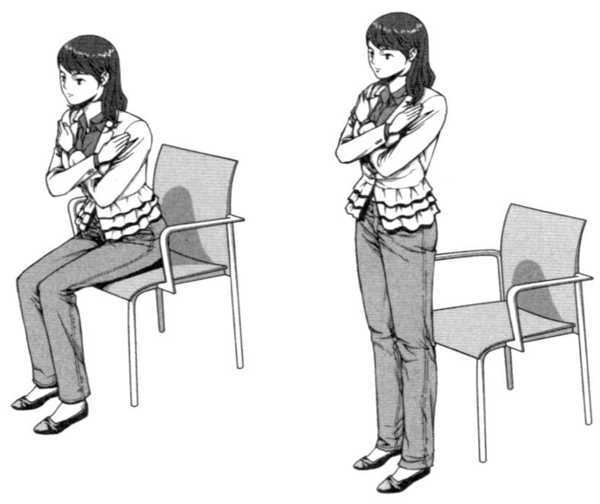

앉아서 다리(무릎) 들어올리기

허벅지(대퇴 사두근) 운동

등받이에 등을 대고 앉는다. 수건이나 작은 베개를 무릎 아래 받쳐서 발이 바닥에 닿지 않게 한다. 손은 허벅지에 올려놓거나 의자 옆으로 내린다. 오른쪽 다리를 앞으로 펴서 바닥과 평행이 되게 하여 무릎을 곧게 편다. 발끝이 머리 쪽을 향하게 하고 1~2초간 이 자세를 유지하다가 발을 다시 내려놓는다. 왼쪽 다리도 번갈아 가며 한다. 발목 웨이트나 근력 밴드를 사용하면 효과가 더 좋다.

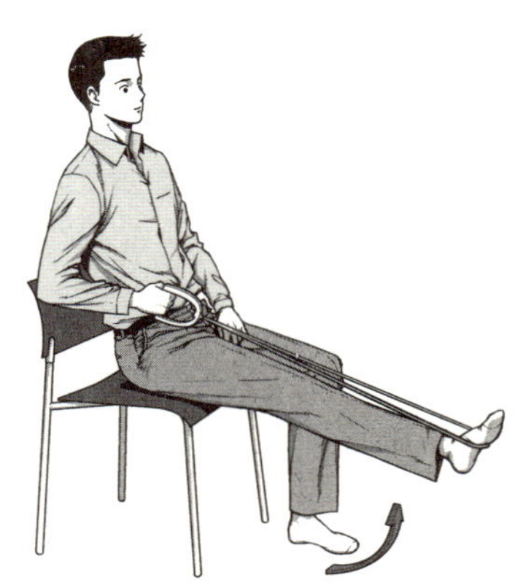

뒤로 다리 들어올리기

허벅지(넓적다리 뒤 근육) 운동

벽에 손을 대고 균형을 잡고 똑바로 선다. 왼쪽 발로 서서 오른발은 바닥에서 들어 올려 서서히 무릎을 구부림으로써 발꿈치가 엉덩이 쪽으로 최대한 가까이에 올라가도록 한다. 이 자세로 잠시 멈추었다가 발을 바닥 쪽으로 천천히 내린다.
오른쪽을 모두 한 뒤에는 왼쪽을 반복한다.

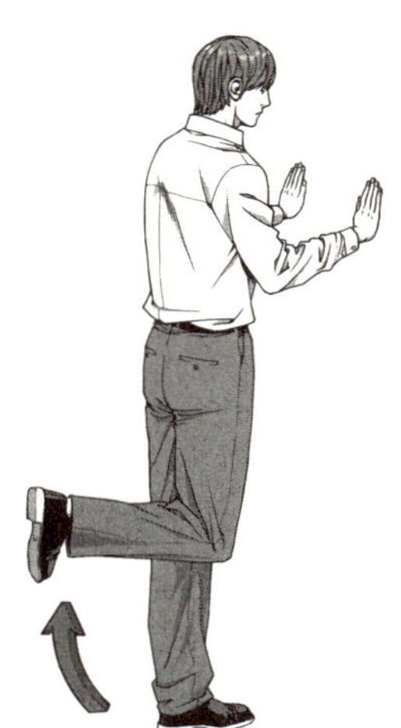

옆으로 다리 들어올리기

허벅지 운동

벽에 손을 대고 균형을 잡고 똑바로 선다.
한쪽 발을 살짝 벌리고 서서 등과 무릎은
계속 편 상태로 오른쪽 다리를 천천히 옆
으로 들어 올린다.
이때 높이 들어 올리기 위해 무리하지 말
고 가능한 높이(15~30cm) 내에서 다리
를 들어 올린다. 그리고는 이 자세로 멈춘
뒤 천천히 다리를 내린다.

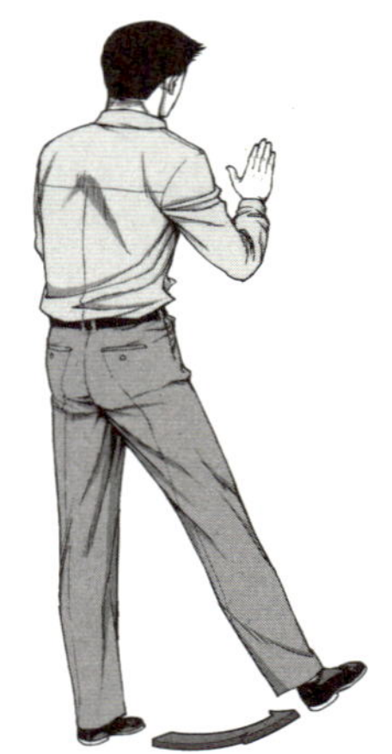

쪼그리고 앉았다 일어나기

허벅지, 엉덩이 운동

양손에 덤벨이나 가벼운 웨이트
를 든 채 발을 어깨 너비로 벌리
고 발끝이 약간 옆으로 벌어지게
하고 선다. 몸무게는 발 앞쪽이
아니라 뒤쪽에 싣는다. 필요하면
균형을 잡기 위해 팔을 어깨 높
이로 앞쪽으로 들어 올린다. 아
래로 쪼그리고 앉기 시작해서 허
벅지가 바닥과 평행이 되기 전에

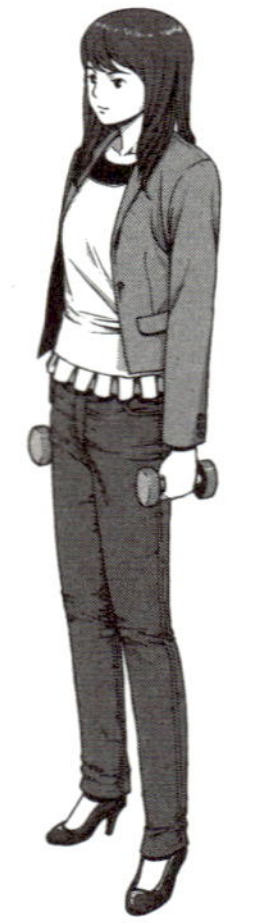
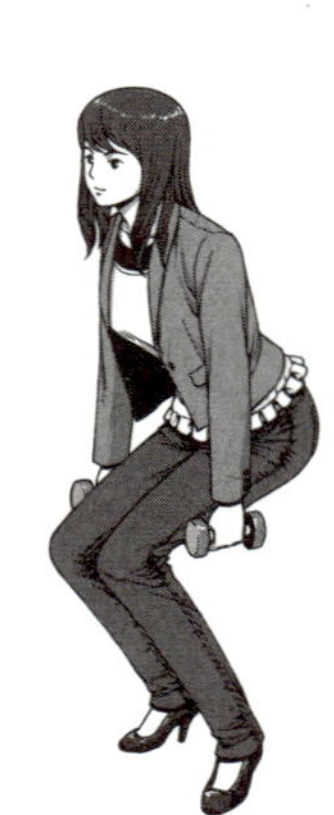

약 70도 구부려서 멈춘다. 등은 계속 반듯하게 펴고 복근에 단단하게 힘을 줘야 한다. 몇 초간 멈춘 후 다리를 이용해 시작 자세가 될 때까지 몸을 밀어 올린다. 이 운동은 모든 운동의 어머니라고 불린다.

뒤꿈치 들기

종아리 운동

의자 등받이나 탁자를 잡고 똑바로 선다. 뒤꿈치를 가능한 높이 들어 올리고 잠깐 멈춘다. 발이 평평하게 바닥에 닿을 때까지 내린다. 원하는 횟수만큼 반복한다. 균형 감각을 더 향상시키기 위해서는 처음에 한쪽 손으로 잡고 하고 나중에는 손끝으로 짚고 하고 그 다음에는 손을 잡지 않고 한다. 더 잘 되면 눈을 감고해 본다.

한 번에 한 쪽씩 연습해도 된다. 운동 범위를 넓히려면 발바닥 앞 부분을 발판에 딛고서서 발끝치를 아래로 내린다. 이때 한 쪽 혹은 양쪽 손에 가벼운 웨이트를 들고 해도 좋다.

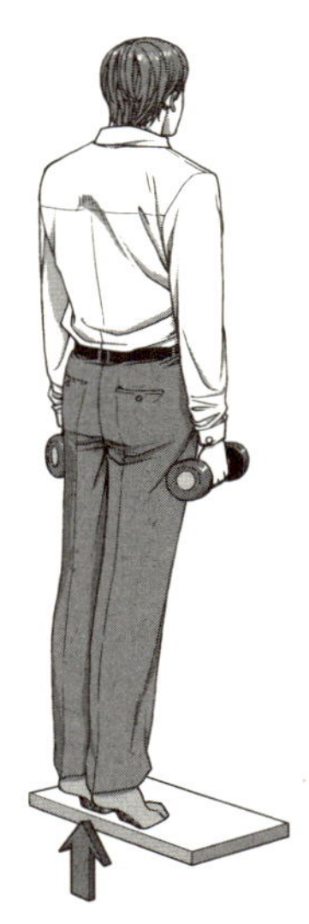

의자 윗몸 일으키기

복근 운동

발은 바닥에 올려놓은 채 의자에 앉아 손은 옆을 잡아 지탱한다. 앞으

로 구부리면서 허리는 가능한 곧게 펴
고 가슴을 허벅지 쪽으로 숙인다. 이
렇게 숙인 자세로 멈춘 뒤 천천히 몸
을 일으켜 세운다. 원하는 횟수만큼
반복한다. 근력을 더 키우려면 시작하
기 전 양발 아래에 근력 밴드를 착용
하고 움직이는 동안 그 끝을 양손으로
잡는다.

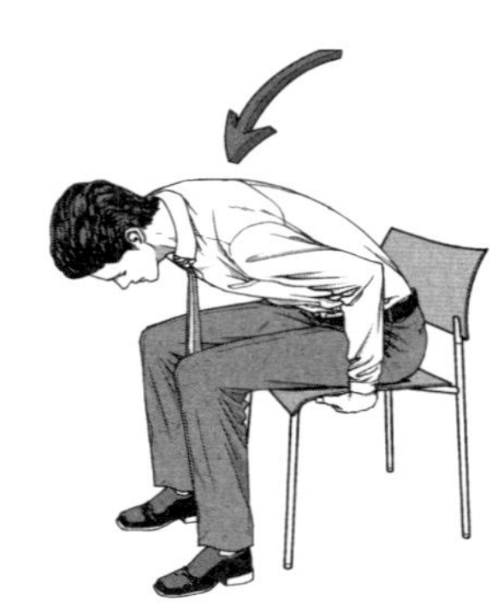

엎드려 팔 다리 올리기

허리 운동

배를 바닥에 대고 팔을 머리 위로 뻗고 턱을 양팔 사이 바닥에 댄다.
팔과 다리를 뻗은 채로 발과 손을 최대한 높이 든다. 적어도 8cm 정
도는 올려야 한다. 이 자세로 10초 동안 멈춘 뒤 팔과 다리를 바닥에
내려놓는다.

처음에 너무 힘들면 다리와 팔을 따로 들어 올린다. 한 번에 한 쪽씩
팔이나 다리를 들어 올려도 된다.

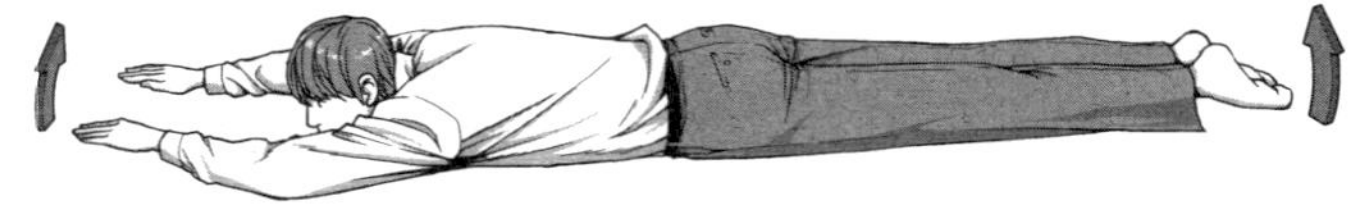

균형 운동과 근력 운동
몸의 자유를 통해 얻는 마음의 자유

한쪽 다리로 서서 1~2분 동안 균형을 잡는 동작을 언제 마지막으로 해보았는가? 느끼지 못했을지 몰라도 40세 정도가 되면서부터 균형 감각은 나빠지기 시작한다. 균형 감각이 나쁘면 중년에도 낙상과 팔목 골절, 고관절 골절 같은 상해가 늘어날 수 있다. 나이 든 설치류에 대한 연구 결과 잘 움직이지 않는 쥐들에서 미세 조정 운동을 도와주는 뇌 부위, 즉 소뇌에서의 신경 연결 기능이 저하되기 시작했다. 그러나 이 쥐들을 새로운 환경에 놓거나 좁은 들보 위를 걷게 하자 균형 감각이 회복되기 시작했다. 쥐와 마찬가지로 인간도 연령에 상관없이 연습을 통해 균형 감각을 회복할 수 있다.

현재 균형 감각이 얼마나 좋은지 어떻게 알 수 있을까? 한쪽 발로 눈을 감고 서 있어보면 확실히 알 수 있다. 처음에는 잡을 것을 옆에 두고 시작하자. 눈을 감고 서 보면 균형 감각이 놀랄 만큼 나빠진 것을 알게 될 것이다. 효과적으로 균형을 유지하려면 발목과 관절의 힘이 충분해야 하며 발에 있는 신경이 제대로 신호를 보내서 뇌가 그 자세를 유지하도록 도와야 한다. 이것이 바로 소뇌의 작용이다. 대부분의 사람들은 나이가 들면서 균형 감각이 나빠지지만 대개 시력을 통해 보완하며 산다. 연령에 상관없이 한쪽 발로 서서 눈을 감든 뜨든 15초를 버티지 못한다면 균형 감각을 향상시키기 위한 운동을 가능한 빨리 시작해야 한다.

기본 균형 운동: 한발로 서기

중국의 태극권은 균형 감각을 향상시키는 데 아주 좋다. 그러니 이 운동이 모든 무술 동작의 기본이 된 것은 당연한 일이다. 균형을 잡는 기술을 제대로 연마하지 못한 태권도 선수가 상대를 발로 차고 난 뒤 엉덩방아를 찧는 볼썽사나운 장면을 상상해보면 된다. 태극권이나 무술 동작을 연마하면 하체의 힘을 기르면서 균형 운동을 할 수 있다.

하체 근력 운동도 균형 운동의 효과가 있다. 평소 근력 운동을 할 때 균형 감각도 함께 향상된다. 제일 쉬운 균형 운동은 손으로 탁자를 잡고 한쪽 발로 서 있는 것이다. 이 운동은 양쪽 발을 번갈아서 하루에 두세 번만 하면 된다. 몇 주일 혹은 몇 달이 채 지나지 않아 균형 감각이 빠르게 향상될 것이다. 더 숙달되면 아무것도 잡지 않고, 한발로 서거나 눈을 감고 서는 연습을 한다.

언제든 할 수 있는 균형 운동

아래에 나와 있는 운동들은 현재 젊고 균형감이 있다고 해도 균형 감각에 도움이 된다. 이 운동은 원하는 만큼 많이 해도 좋다. 단, 필요할 때 붙잡을 수 있는 든든한 것을 가까이에 두어야 한다.

:: 발끝으로 수건 잡기 수건 한 장을 바닥에 놓고 한쪽 발씩 번갈아가며 발가락으로 잡는 연습을 한다.

:: 쿠션 위에 서 있기 여러 가지 쿠션이나 베개 위에 선다. 양발로 섰다가 한발씩 섰다가 한다.

:: 자세 바꾸며 서 있기 조건을 바꾸면서 있어 본다. 눈을 떴다가 감고, 머리를 한쪽으로 기울였다가 세우고, 말을 하다가 입을 다물고, 팔을 몸에 붙였다 뗐다 한다.

:: 발꿈치에 발가락 대며 걷기 발꿈치를 반대편 발가락에 가까이 대면서 걷는다.

:: 거꾸로 걷기 뒤를 돌아보지 않고 벽이나 부엌 개수대를 따라 뒤로 걸어보라.

통증 예방과 균형 감각 향상을 위해 좋은 자세

어렸을 때 부모님이 책을 머리에 얹고 걸어보라고 한 적이 있을 것이다. 요즘은 그런 일이 별로 없지만, 부모님이 그렇게 하신 이유는 좋은 자세를 몸에 익히게 하기 위해서였다. 자세는 당신의 신체가 어떤 방식으로 균형을 잡는지를 보여준다. 근육이 몸을 뒤로 당기지 않으면 앞으로 넘어지게 된다. 앉아 있거나 서 있거나 균형을 잡기 위해 당신은 항상 근육을 사용하고 있다. 곧바로 선 자세를 유지하려면 내이[內耳]와 근육, 관절을 통해 들어온 감각 정보 이외에 눈으로 높이를 가늠해야 한다. 그러니까 균형 운동을 할 때 눈을 감으면 더 힘들어지는 것이다. 몸을 움직이는 방식에 어떤 변화가 생기면 뇌는 다른 근육과 관절로 자세를 유지하도록 적응한다. 골반을 다쳤거나 하는 경우처럼 심한 통증을 피하기 위해 일시적으로 다른 운동 패턴에 뇌가 적응하는 것이다. 결과적으로 곧바로 서 있지 않는데도 곧바로 서 있다고 생각하게 된다. 새로운 운동 패턴에 적응하면 근육, 인대, 신경도 다르게 반응한다.

좋은 자세와 나쁜 자세

나이가 들면 몸이 앞으로 구부러지는 경향이 있다. 균형의 중심이 앞으로 옮겨가면 걸을 때 불안정하고 넘어지기 쉽다. 비슷하게, 나쁜 자세는 관절에 무리를 줄 수 있다. 예를 들어 몸을 구부리고 걸을 때 척추에 압박이 가해져 결국에는 디스크가 눌리고 목과 등에 통증이 생긴다. 반대로 좋은 자세는 몸에 좋다. 근육은 더 유연해지고 더 잘 움직일 수 있어서 목과 어깨, 등, 다리, 척추에 무리가 덜 간다. 그러므로 좋은 자세는 통증을 예방하고 균형을 더 잘 잡기 위해서 매우 중요하다.

자세 고치기 운동

좋은 자세를 가지려면 한 가지 운동만 제대로 하면 된다. 등을 벽에 붙이고 발꿈치를 벽에서 5cm 떼어 놓고 서는 동작을 권한다. 턱을 가슴 쪽으로 잡아당긴 뒤, 턱을 더 밀어 넣어 뒷머리가 벽에 닿게 하는 것이다. 50세 이상은 대부분 이 동작이 잘 안 되겠지만 연습해야 한다.

관절을 더 잘 움직이게 하는 유연성 훈련

유연성은 스트레칭을 통해 향상된다. 주변을 둘러보면 집안에 있는 애완동물조차도 낮잠에서 깨어나 기지개를 켠다. 불행히도 인간은 나이가 들수록 유연성이 줄어든다. 당뇨병 때문에 혈당량이 높은 상태라면 관절 구성물(콜라겐^{Collagen})이 굳어져 관절이 부서지기 쉽고 유연성을 더 빨리 잃게 된다. 허벅지 뒤쪽의 넓적다리 뒤 근육처럼 다른 근육보다 더 뻣뻣한 부위가 있게 마련이다. 어떤 근육이 제일 뻣뻣하든 유연하게 움직일 수 있는 것이 중요하다. 유연성을 잃게 되면 관절의 운동 범위가 줄어들고 정형외과적 상해를 입기 쉬우며 관절 관련 질환의 발병 위험이 더 커진다. 예로는 당뇨성 '오십견',

콜라겐 뼈, 연골, 치아, 인대를 구성하는 단단한 단백질.

건염(힘줄의 염증), 방아쇠 수지, 팔목 터널 증후군 등이 있다.

언제 어떻게 스트레칭을 해야 할까

최소한 일주일에 2~3일은 유연성 운동을 해야 하는데 특히 어떤 운동을 끝낸 뒤나 근육을 팽팽하게 긴장시키기 전에 스트레칭을 하면 좋다. 스트레칭은 언제든 할 수 있지만 잠깐 동안 준비 운동을 하고 난 뒤에 하는 것이 대체로 더 쉽다. 다른 운동은 못한다고 해도 스트레칭은 꼭 해야 한다. 스트레칭은 지구력이나 체력을 향상시킬 수는 없지만 균형과 자세에는 중요하다.

천천히 원하는 자세가 되도록 몸을 쭉 편 뒤 10~30초간 멈추면 되는데 통증이 느껴지지 않도록 해야 한다. 몸을 원래대로 되돌린 뒤 다시 반복해서 매번 할 때마다 몸이 더 많이 펴지도록 한다. 주요 근육 모두를 펴는 운동을 했다면 반대쪽 근육을 펴는 운동을

방아쇠 수지 손가락을 굽히거나 펼 때 특정한 각도에서 걸리고, 힘을 줘야만 '탁' 하는 소리와 함께 손가락이 굽히거나 펴지는 증상의 병. 손가락 굴곡건에 결절이 생기거나 이 굴곡건이 지나는 활차가 협소해져 생기는 증상이다. 마치 방아쇠를 당기는 듯한 저항감이 느껴진다고 하여 방아쇠 수지라는 이름이 붙여졌다.
팔목 터널 증후군 반복적인 손 동작과 손목 관절의 사용해 발생하는 병. 손목의 수근관을 지나는 정중 신경이 눌려서 정중 신경이 분포하는 손, 손가락에 통증, 이상 감각, 무감각이 나타나며, 병을 열거나 마개를 따기 힘들어진다. 주로 중년 여성이나 직업상 손 동작이 잦은 사람에게서 발생한다. 반복 사용 긴장성 손상의 대표적 질환이다.

하면 된다. 하체 유연성 운동을 예로 들자면 골반 돌리기와 넓적다리 뒤 근육, 허벅지 앞 근육, 정강이, 발목 스트레칭이 있다. 상체 운동은 어깨와 목 돌리기, 이두근, 삼두근, 삼각근, 손목 스트레칭을 하면 된다.

안전하고 효과적으로 스트레칭하기

골반 수술을 받았다면 하체 스트레칭을 하기 전에 검진을 받아야 한다. 또 다리를 꼬거나 골반을 90도 이상 구부리면 안 된다. 스트레칭 하기 전에 항상 준비 운동을 해야 한다. 지구력이나 근력 운동을 먼저 하거나 스트레칭만 하는 경우에는 가볍게 걷기나 팔 돌리기를 하면 된다. 준비 운동을 하지 않고 스트레칭을 하면 근육에 손상이 올 수 있다.

스트레칭으로 약간 불편하거나 당기는 느낌이 드는 것은 정상이지만 통증이 생기도록 해서는 안 된다. 특히 관절통은 절대 안 된다. 통증이 있다면 너무 무리하고 있는 것이니 곧 강도를 줄여야 한다. 절대 반동을 줘서는 안 된다. 천천히 서서히 근육을 펴야 한다. 급히 자세를 취하다가는 근육이 뻣뻣해지고 다칠 수 있다. 또 관절을 쫙 펴서 고정하기보다는 항상 아주 약간 구부린 상태를 유지해야 한다. 뻣뻣한 느낌이 들거나 굳은 것 같은 근육뿐만 아니라 운동 중에 사용했던 근육들을 쭉 펴주는 데 특히 초점을 맞춰야 한다. 스트레칭 동작은 10~30초간 유지하고 3~5번 반복하면 된다.

넓적다리 뒤 근육 스트레칭

등을 곧게 펴고, 양쪽 다리를 벌리고 앉는다. 오른발을 사타구니 쪽으로 끌어당겨 놓는다. 부드럽게 왼쪽 다리 쪽으로 몸을 숙여 왼쪽 허벅지 뒤쪽을 당기게 한다. 아주 많이 숙이지 못한다고 걱정할 필요는 없다. 반대편 다리도 같은 식으로 반복한다.

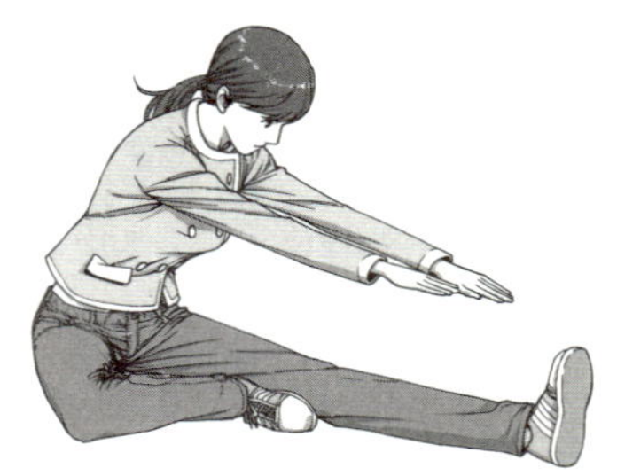

넓적다리 뒤 근육 스트레칭의 변형

의자 뒤쪽에 다리를 곧게 펴고 선다. 의자 등받이를 양손을 잡는다. 허리가 아니라 골반에서부터 앞으로 숙이며 등 전체와 어깨를 곧게 편 채 상체가 바닥과 평행이 되게 한다. 이 자세로 멈춘 후 일어나 반복한다.

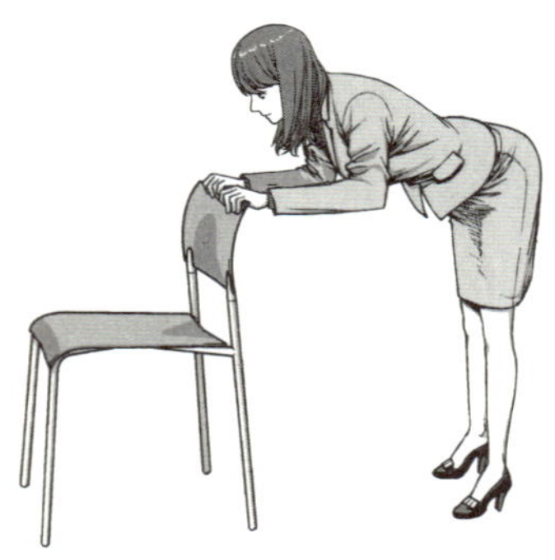

종아리 스트레칭

서서 팔꿈치를 곧게 편 채 손으로 벽을
짚는다. 왼쪽 무릎을 약간 구부린 채 오
른발을 한두 걸음 뒤로 옮겨 오른발 발꿈
치와 발바닥을 바닥에 붙인다. 오른쪽 종
아리가 펴지는 것이 느껴질 때까지 오른
발을 뒤로 뺀다. 오른쪽 무릎을 곧게 펴
고 그 자세를 유지한다. 반대편 다리도
똑같이 한다.

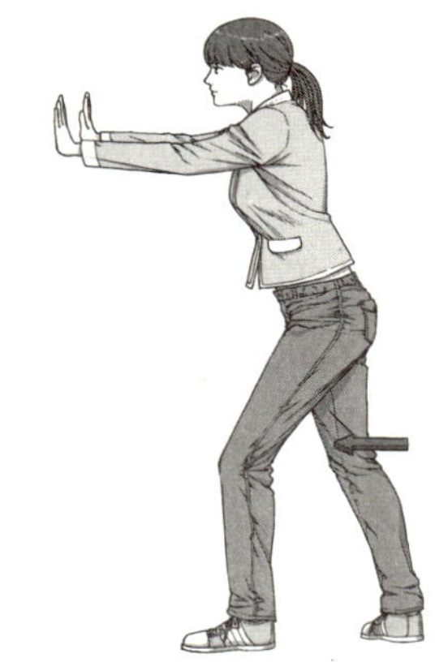

발목 스트레칭

신발을 벗고 의자 앞쪽에 앉아
등에 베개를 받치고 뒤로 기댄
다. 발을 의자에서 앞으로 뻗어
다리가 펴지게 한다. 발꿈치는
바닥에 댄 채 발목 앞쪽 부위가
당기는 것이 느껴질 때까지 발
끝을 몸 반대쪽으로 젖힌다. 당
기는 것이 느껴지지 않으면 이

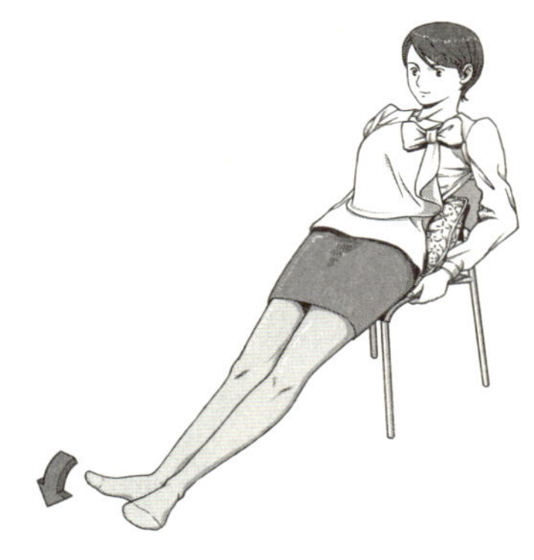

동작을 하면서 발꿈치를 바닥에서 살짝 뗀다. 그 자세로 멈춘다. 발끝
을 앞쪽뿐만 아니라 좌우로 움직여보고 원을 그리며 돌려보자.

대퇴 사두근(허벅지 앞 근육) 스트레칭

왼손으로 벽이나 의자를 잡고 오른쪽 다
리를 뒤로 구부려 오른손으로 오른발 발
목을 잡은 뒤 발꿈치를 가능한 엉덩이에
가까이 올려붙인다. 이 동작이 너무 쉬우
면 이 자세에서 앞으로 살짝 몸을 기울인
후 뒤꿈치를 더 위로 올린다. 반대편 다리
도 같은 식으로 한다. 옆으로 누워서 해도
된다.

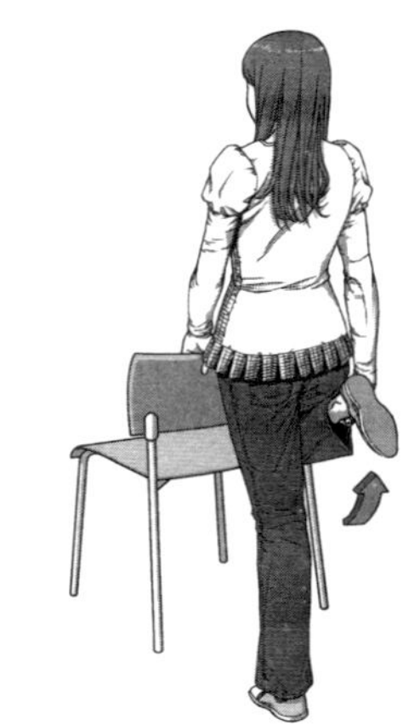

골반 비틀기

양팔을 벌리고 눕
는다. 오른쪽 무릎
을 들어 올려 천천
히 왼쪽 다리에 포
갠다. 골반이 비틀

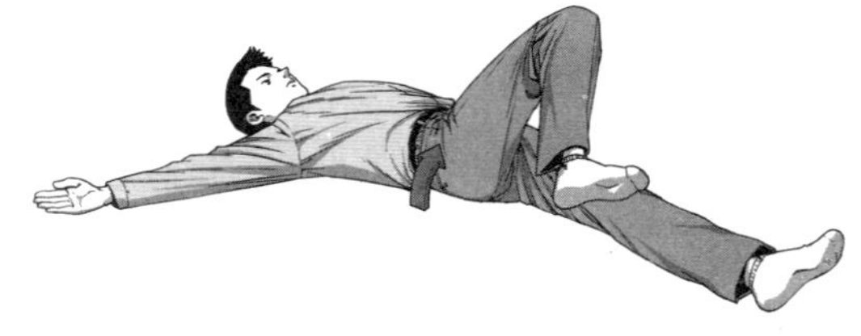

어지면서 허벅지 안쪽 근육이 이완될 것이다. 잠시 멈춘 후 오른쪽 무
릎을 천천히 제자리로 돌린다. 반대편 다리도 같은 식으로 한다.

　　주의! 골반 수술을 받은 적이 있다면 이 동작을 하기 전에 반드
시 의사의 허락을 받아야 한다.

목 스트레칭

양발을 가까이 모으고 서서 무릎을 아주 약간 구부린다. 아니면 의자에 똑바로 앉아서 발을 바닥에 댄다. 어깨를 편안하게 늘어뜨리고 머리를 부드럽게 오른쪽 어깨 쪽으로 구부린다. 혹은 오른손을 들어 머리 왼쪽을 가볍게 눌러준다. 반대편도 같은 식으로 한다. 또한 머리를 가슴 쪽으로 숙였다가 등 쪽으로 젖히게 한다.

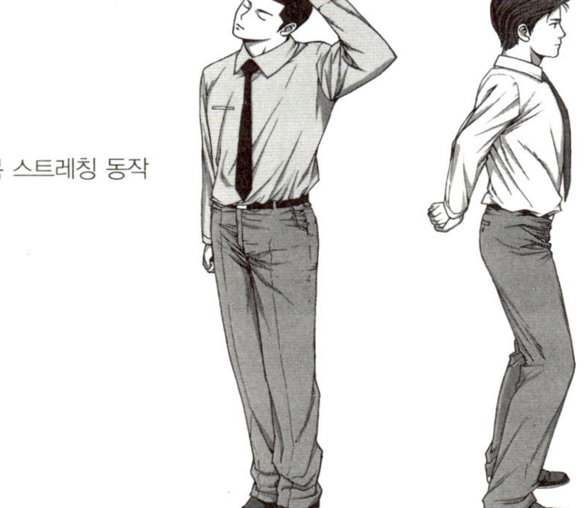

목 스트레칭 동작　　　　　　　　　　　　　　　　　　어깨 비틀기 동작

어깨 비틀기

발을 어깨 너비로 벌리고 서서 무릎을 약간 구부린 채 배에 힘을 주고 어깨는 힘을 뺀다. 손을 등 뒤로 잡고 어깨뼈를 최대한 가까이 모은다.

손목 스트레칭

팔꿈치는 아래로 내린 채 두 손바닥을 맞붙인다.
팔꿈치를 올려 가능한 한 바닥과 평행이 되게 하는
데 손은 기도하는 자세를 계속 유지한다. 멈춘 뒤
반복한다.

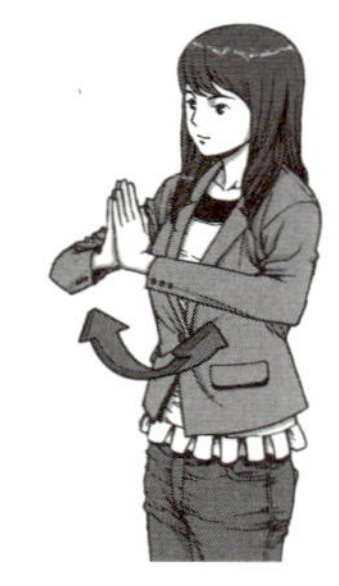

삼두근 스트레칭

앉거나 서서 왼손으로 오른쪽 팔꿈치를
잡고 곧게 위로 밀어 오른팔이 오른쪽 귀
가에 가도록 한다. 척추와 목은 동작을 하
는 동안 곧게 편다. 왼팔도 같은 식으로
한다.

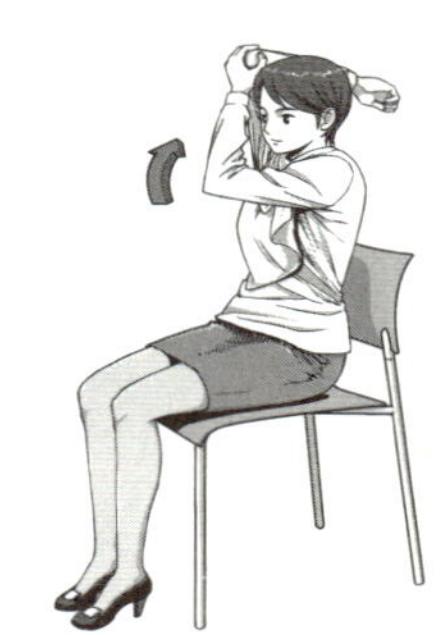

이두근 스트레칭

다리를 뻗거나 무릎을 구부리고
바닥에 앉는다. 등은 곧게 편 채
양손을 뒤로 빼서 바닥을 짚는다.
손바닥은 쫙 편다. 손을 고정시킨
채 엉덩이를 앞쪽으로 움직여 어

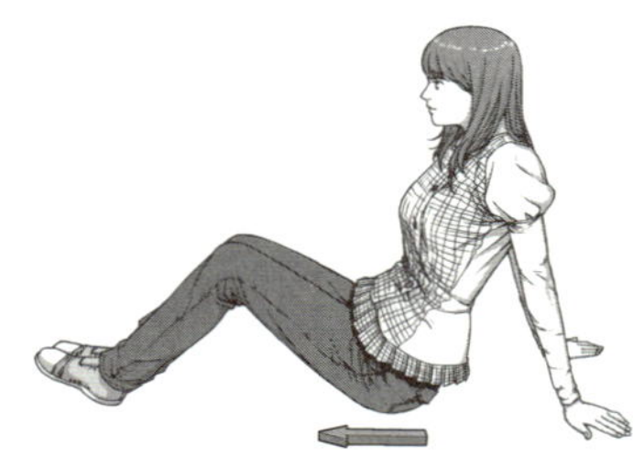

깨에 당기는 느낌이 들게 한 후 그 자세를 유지한다.

특수한 질병을 앓는 사람들을 위한 운동

운동은 모두에게 좋지만 특수한 질병이 있다면 문제가 생기지 않도록 권고된 지침에 따라야 한다. 예를 들어 무릎과 골반에 관절염이 있다면 운동으로 손상을 입을 수 있으므로 억지로 해서는 안 된다. 운동 후 관절이 한 시간 이상 쑤신다면 운동이 과한 것이다. 매일 똑같은 운동을 하지 않는 것이 가장 좋다.

다섯 가지 흔한 질병에 대한 일반적인 권장 사항이 표 2.4에 나와 있다. 운동 유도 협심증, 말초 혈관병, 만성 폐쇄 폐 질환COPD, 관절염, 당뇨병이다. 이 외의 질병이 있다면 운동을 시작하거나 운동 강도를 높이기 전에 의사와 상담해야 한다.

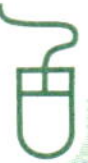

만성 폐쇄 폐 질환　만성적으로 기도가 좁아져 폐에서 일상생활이나 운동에 필요한 만큼 충분하게 가스 교환이 이루어지지 않는 질환. 이때 기도가 막히는 것은 들숨 때보다 날숨 때에 심하므로, 공기를 흡입할 수는 있어도 곧바로 배출하지 못한다.

표 2.4 안전한 운동을 위한 질병별 지침

운동 유도 협심증 심장 동맥 폐색으로 인한 가슴 통증	느리게 걷기와 격렬한 운동을 교대로 하고 매회 1~2분의 휴식 시간을 가져라. 날씨가 춥다면 실내에서 운동하라. 심한 경우 운동 전 약을 복용하라. 심장 재활이나 물리 치료가 가능한 환경 하에서 운동을 시작하라.
말초 혈관병	신체가 새로운 혈관 경로를 발달시킬 시간이 필요하므로 규칙적이고 단계적인 운동을 시작하기 전에 불규칙적인 운동을 먼저 시작하라. 말단에 혈액이 불충분하게 공급되는 신호와 증상을 알아두라. 규칙적인 운동은 종아리 통증을 줄일 것이다. 따뜻한 옷을 입고 손과 발을 따뜻하게 하라.
만성 폐쇄 폐 질환	유산소 운동(걷기나 고정 자전거 타기)이 가장 좋다. 오전 늦게 혹은 오후에 하여 폐에 점액이 제거될 시간이 필요하다. 공기가 맑지 않을 때는 습기가 있고 따뜻한 방에서 운동하라. 1~5분 걸리는 여러 가지 짧은 운동으로 시작하여 점차 늘여나가라.
관절염	유산소 운동인 자전거 타기와 근력 운동이 전반적인 기능을 향상시킬 것이다. 수중 에어로빅은 관절의 부담이 적다. 척추 골 관절염에는 복부를 긴장시키고 척추를 뻗는 운동이 도움이 되지만 척추를 구부리는 운동은 피해야 한다.
당뇨병	규칙적인 모든 운동이 혈당 조절에 도움이 된다. 거의 매일 하루에 적어도 30분 운동하고 근력 운동을 하라. 운동으로 혈당 수치가 낮아지면 약물 복용량을 줄여라. 자율 신경 손상은 혈압을 떨어뜨리고 현기증을 유발할 수 있다.

운동으로 머리가 세는 것을 막을 수 있는가?

나이가 들면 으레 머리카락이 센다. 머리카락의 색소는 모근에 있는 특수한 세포에서 나오는데 유전학적으로 일정한 나이에 일정량의 색소(멜라닌)을 생성하도록 되어 있다. 어떤 시기가 되면 이 세포들은 색소를 점점 더 적게 만들기 시작한다. 검은색이나 갈색 머리 정도는 아니지만 회색 머리카락에는 아직 색소가 남아 있다. 반면 백발은 색소가 전혀 없다. 머리카락 전부가 똑같은 시기에 똑같이 반응하지 않기 때문에 머리가 세는 과정은 점진적으로 이루어진다. 어떤 사람들은 30대에 머리가 세기 시작하지만 다른 어떤 사람들은 60대가 되어도 세지 않는다. 이것은 유전적 차이와 환경적 차이 때문이다.

중병을 앓는 아이를 키우는 엄마들에 관한 최근의 연구에 따르면, 과도한 정신적 스트레스는 실제로 세포를 더 빨리 노화시킨다고 한다. 반대로 규칙적인 운동은 심리적 스트레스와 불안을 완화하고 노화를 늦춘다. 즉, 운동은 머리가 세는 것을 완전히 막을 수는 없겠지만 시기를 늦출 수는 있을 것이다. 그러나 머리가 셀 운명이라면 아무리 운동을 많이 해도 막을 수는 없다.

과유불급! 과한 운동은 아니 한만 못하다

얼마 전 앨 해너라는 등산가가 세계 최고봉인 에베레스트 남쪽 봉우리에 오르는 데 성공했다. 하지만 그 성과가 더 위대한 것은 그의 나이가 71세라는 사실 때문이다. 그 정도 나이의 등반가들은 여름의 탈수증이나 높은 고도로 인한 혹한 때문에 부상의 위험이 더 크며 심한 고산병에 걸리기도 쉽다.

40대 이상의 사람들 중 훌륭한 외모를 유지하는 사람들이 더 많아지고 있다. 하지만 신체 기능 면에서는 노화 과정이 피할 수 없는 쇠퇴를 유발한다. 기능 쇠퇴는 얼마나 많은 운동을 했건, 얼마나 건강하건, 정도의 차이는 있지만 모든 사람에게 나타난다. 예를 들어 역도 용상 부문의 세계 기록을 보면 나이가 많을수록 남자는 20퍼센트, 여자는 40퍼센트 더 낮다. 대부분의 올림픽에 출전하는 선수들의 경기 성과도 20대 중반에 절정에 이른다. 그 이후 계속 참가할 수는 있겠지만 말이다. 나이에 따른 신체적 한계를 인식하고 인정하는 것이야말로 최상의 건강 상태를 유지하는 데 무엇보다 중요하다.

운동하지 않는 것은 건강에 좋지 않지만 과한 운동도 권할 것이 못된다. 나이가 들면 신체가 변하기 때문에 운동 중 부상의 위험이 더 커진다. 특히 운동량이 많을 때 더하다. 마라톤과 울트라 마라톤 선수들은 자주 부상을 당하며 취미로 달리는 사람들처럼 보통 수준으로 운동하는 사람들보다 더 빨리 관절이 손상된다. 보통 수준의 운동을 하는 사람은 운동으로 인해 관절 손상의 위험이 증가하지는 않는다. 하지만 많은 운동선수들(대체로 40세 이상의 나이에 운동 경기에 참가하는 사람들)은 부상 때문에 일 년에 한 달 이상 운동을 할 수가 없다. 나이가 몇 살이든, 적당한 운동은 현명한 일이지만, 지나친 운동은 분별없는 짓이다.

나이에 따른 신체의 변화

20대 중반부터 심장, 폐, 근육, 신경계 같은 것들을 포함해 신체가 서서히 변하는 것을 느끼게 된다. 운동을 하면 많은 만성 질환을 예방할 수 있지만 생리학적 노화는 거의 막을 수 없다. 그래서 최대 심박수, 심장에서 나오는 혈액의 양, 폐활량, 최대 유산소량 같은 것은 어쩔 수 없이 감소한다. 그 결과 나이가 들수록 전반적인 체력과 지구력이 감소하며 특히 근력과 근육량이 줄기 시작한다. 힘과 속도를 내는 데 쓰이는 '속근' 섬유 조직도 줄어드는데, 안타깝지만 이

속근 섬유 근육은 많은 근섬유(세포)로 이루어져 있다. 이 근섬유는 수축 반응의 양상에 따라 지근slow twitch 섬유와 속근fast twitch 섬유로 구분된다. 속근 섬유는 신경 자극에 빠르게 반응해서 주로 순간적인 힘을 낼 때 쓰이나 쉽게 피로해진다. 한편, 지근 섬유는 신경 자극에 대한 반응이 느리나 오랜 시간 비교적 강도가 적은 힘을 내기에 근지구력과 관계가 있다. 속근 섬유는 100m 달리기 선수를, 지근 섬유는 마라톤 선수를 연상하면 된다.

것은 운동으로도 회복되지 않는다. 게다가 나이가 들수록 칼슘과 같은 무기질이 뼈에서 점점 더 빨리 빠져나간다. 특히 폐경 이후의 여성에게서 그렇다.

그러나 다행스럽게도 운동으로 이런 변화를 지연시키거나 어느 정도는 회복시킬 수 있다. 예를 들어 운동은 호흡기 근육을 단련시키고 강하게 유지시켜준다. 운동선수들은 나이와 무관하게, 운동을 하지 않는 사람들보다 더 깊게 숨을 쉴 수 있다. 운동은 나이가 들면서 근섬유가 급격히 소실되는 것을 막고 균형 감각을 향상시켜준다. 운동 중 최대 유산소량은 나이가 한 살 많아질 때마다 1.5퍼센트씩 감소하는 것이 보통이지만 훈련을 많이 한 나이 든 운동선수의 감소율은 겨우 0.5퍼센트이다. 뼈 건강에서도 규칙적인 운동으로 무기질 감소율을 줄일 수 있다. 특히 웨이트와 저항을 이용한 근력 운동이 좋다.

운동 중 부상을 막으려면

앞에서 말했듯이 나이가 들면 젊었을 때보다 운동 중에 부상당할 가능성이 크다. 하지만 그렇다고 해도 적당히 운동하는 사람이 운동을 덜 하는 사람보다는 신체적으로 더 건강하기 때문에 운동은 긍정적으로 보아야 한다. 뿐만 아니라 이런 부상 대부분은 스트레칭과 같이 신중하게 워밍업을 함으로써 예방할 수 있으며, 준비 정도, 컨디션, 상식 여하에 따라 충분히 대처할 수 있다. 따라서 부상의 위험 때문에 운동을 못할 이유는 없다.

　그럼에도 불구하고 운동선수들은 특수한 부상을 당하는 일이 많다. 예를 들어 관절염으로 신체 결합 조직의 변화가 일어나 유연성이 줄어들면 운동 중에 근육보다는 무릎, 골반을 비롯한 관절들이 더 큰 압박을 받게 된다. 이러한 변화로 인해 시간이 흐르면서 관절이 더 손상을 많이 입게 된다. 규칙적으로 스트레칭을 하면 유연성 감소를 더디게 하는 데 도움은 되지만 완전히 막을 수는 없어서 어느 시점이 되면 대부분의 달리기 선수들이 걷기와 같은 대체 운동으로 바꾸거나 보조 장치를 사용해야 한다.

　마찬가지로, 수영 선수도 젊은 선수들보다 회전근개 파열을 겪을 가능성이 더 많다. 이런 위험을 줄이기 위해서는 핸드 패들을 사용하지 말아야 한다. 이 패들이 어깨 충돌 증후군을 증가시킬 수 있기 때문이다. 무릎 질환을 악화시킬 수 있는 발 갈퀴 사용도 최소화해야 한다. 또 수영 거리도 점차적으로 늘려야 한다.

사이클 선수들도 상체의 신경 문제와 관련된 압박성 혹은 염증성 증상을 겪을 가능성이 높다. 이런 증상은 운동량을 줄이면 대체로 예방할 수 있다. 안장을 적절한 높이로 조절하고 패드가 들어있는 장갑을 끼며, 자전거를 타는 동안에 손을 놓지 않는 것이 과사용 부상을 피하는 데 도움이 된다. 요도염과 안장으로 인한 쓰라림은 겔 같은 패드가 부착된 안장과 패드가 들어있는 사이클용 반바지를 입으면 도움이 된다.

마지막으로 골프 선수들도 관절을 지나치게 사용한 데에 따른 부상의 위험을 피할 수 없다. 일반적인 골프 관련 부상에는 어깨 질환이 있다. 목, 허리, 손목 통증. 그리고 팔꿈치 질환(골프 엘보 혹은 테니스 엘보) 대부분은 적당한 준비 운동과 적절한 스트레칭만으로도 막을 수 있다. 근력 운동, 특히 등 근육 강화 운동도 골프와 테니스처럼 라켓을 사용하는 운동을 하는 사람들에게 중요하다.

 팔꿈치 바깥쪽에 통증이 있을 때 '테니스 엘보'라고 하며, 안쪽에 통증이 있을 때를 '골프 엘보'라고 한다. 주로 테니스나 골프를 치는 자세에서 잘 발생되기 때문에 붙여진 이름이다.

▌복압성 요실금 줄이기

복압성 요실금은 활동 중에 방광에서 소량의 오줌이 새어 나오는 것이다. 여성의 경우 방광 아래쪽 목처럼 가는 방광목이 복강 외부로 탈출되었을 때 발생하며 20~30대라도 출산 후의 여성에게서 특히 자주 발생하지만 대개는 나이 든 여성에게서 많이 발생한다. 기침, 재채기, 뛰기, 달리기 등으로 복부의 압력이 올라가면 화장실에 막 다녀온 뒤에도 요실금이 일어난다.

간단한 치료 방법에는 케겔 운동이라는 골반 근력 운동이 있다. 여성의 경우 이 운동을 하면 질 근육이 강화되어 성감이 향상되기도 한다. 오르가슴을 느낄 동안 질 근육이 수축하기 때문에 이 근육의 훈련으로 성적 쾌락을 높일 수 있다. 남성의 경우 케겔 운동으로 오르가슴을 증진시키고 조루를 예방할 수 있다. 상태가 더 심한 여성의 복압성 요실금에는 국부성 에스트로겐 크림, 용해성 정제, 링 삽입이 도움이 될 수 있다.

복강 인체에서 가장 큰 공간. 소화관의 대부분과 간·췌장·비장·신장·부신 등이 들어 있다.

케겔 운동

케겔 운동은 처음에는 힘들지만 연습을 하면 점점 더 쉬워진다. 하지만 확연한 효과가 나타나기까지는 8주 정도 걸린다. 골반 근육을 매일매일 50~100회 수축시키면 최고의 효과를 볼 수 있다. 복압성 요실금을 최소화하기 위해서는 기침이나 재채기를 하기 전에 이 근육들을 수축시켜야 한다.

:: 오줌을 누는 동안 멈추었다가 다시 눈다. 하지만 마지막에는 반드시 방광을 완전히 비워야 한다.
:: 방귀를 참을 때처럼 항문 근육을 조인다. 그런 뒤에 뒤쪽에서부터 앞쪽으로 조임을 풀어준다.
:: 여성들은 손가락 두 개나 탐폰 절반을 질에 넣고 질 근육을 조인다.

이것만은 꼭!

지금까지 운동을 하지 않았더라도 늦지 않았다. 지금 당장 다섯 가지 유형의 운동을 시작하라. 거의 매일 20~30분 동안 지구력 운동을 적어도 하라. 일주일에 2~3일은 근력 운동을 하라. 균형 감각을 향상시키기 위해서는 앞서 설명한 간단한 균형 운동을 하면 된다.

턱 당기기 운동으로 자세가 더 나아진다. 마지막으로 유연성을 유지
하거나 향상시키기 위해 일주일에 적어도 3일은 스트레칭을 하라.
젊음을 오래 유지하려면 많이 움직이는 것이 최선이다.

젊음의 호르몬 샘을 찾아라

젊은 사람들도 내분비선의 변화가 나타나면 노화 증상을 겪을 수 있다.
아르놀트 로란트, 『연기된 노년 Old Age Deferred』(1910년) 중에서

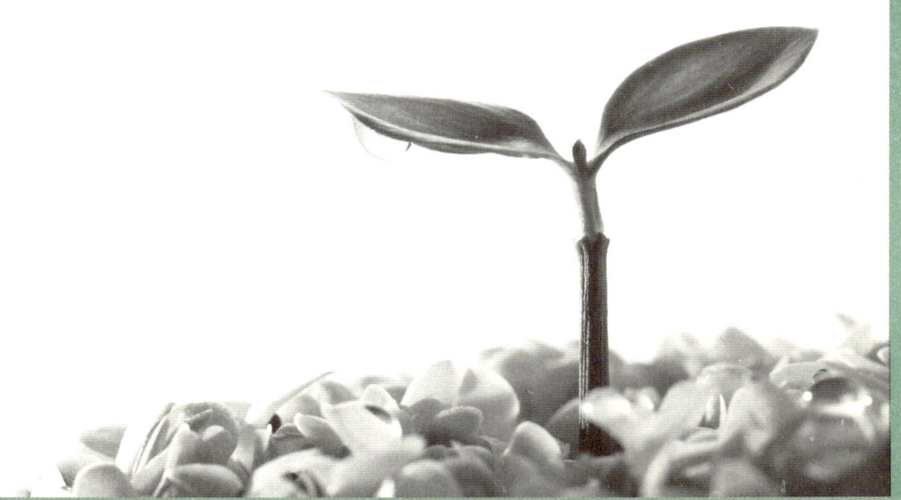

젊음의 호르몬

샘이라는 것은 새로운 개념이 아니다. 이런 호르몬은 모두 내분비선에 있는데 여성의 난소에서 나오는 에스트로겐, 남성의 고환에서 나오는 테스토스테론 같은 것들이다. 100여 년 전부터 성인기 동안 호르몬의 변화 —— 대체로 감소하거나 지속적으로 분비되지 않게 되는 변화 —— 때문에 활력과, 성욕, 젊음을 잃는다고 생각해왔다. 나이가 젊어도 갑상선 호르몬, 성장 호르몬, 테스토스테론 같은 호르몬이 부족한 사람들은 생물학적 나이보다 더 늙어 보이고 그렇게 행동하는 경우가 많은 것이 당연하다.

이런 생각 때문에 노화 방지 약품이 수도 없이 쏟아져 나왔고, 호르몬 수치가 정상인 사람들을 포함한 모두에게 회춘의 호르몬 치

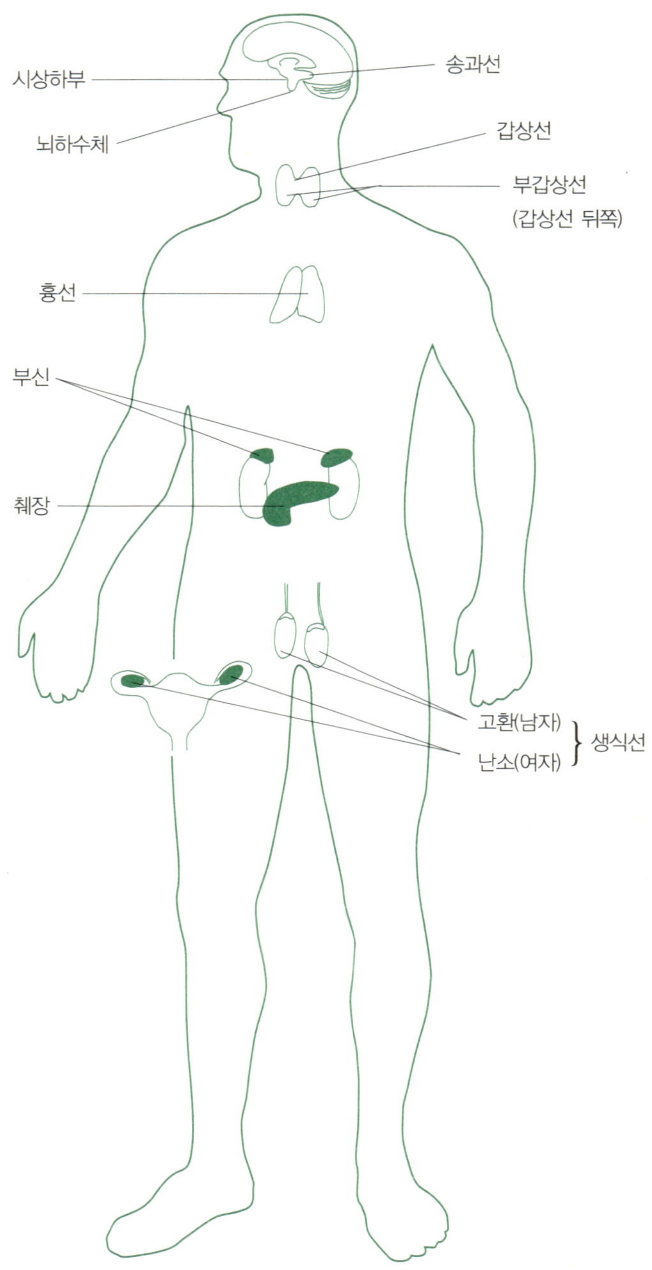

호르몬 생산지 내분비선

호르몬은 자극하다라는 뜻의 그리스어 호르마오 hormao에서 따온 말로, 혈관을 타고 멀리 있는 다른 기관에 영향을 미친다.

료제로 판매되는 일이 많다. 최근 CBS의 시사 고발 프로그램《60분》에서 한 퇴직한 방사선 학자의 이야기를 방영했다. 그는 라스베이거스의 고급 진료실에서 일하면서 부유한 사람들에게 회춘을 위한 성장 호르몬을 불법으로 판매하여 백만장자가 되었다고 한다. 돈이 많은 사람들은 시간의 영향력을 지연시키거나 거기서 벗어나기 위해서라면 터무니없는 액수도 기꺼이 지불했다.

우선 알아야 할 것은, 호르몬이 부족하지 않은 사람이라면 호르몬을 보충해도 삶의 질, 근육량, 성욕, 활력을 비롯한 어떤 것에서도 변화가 거의 나타나지 않는다는 사실이다. 게다가 호르몬의 양을 인위적으로 정상 수치 이상으로 늘리는 것은 해로울 수 있다. 노화 방지 전문가들은 그다지

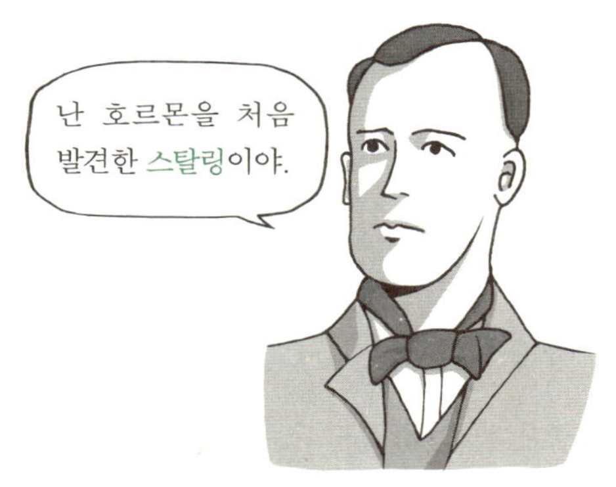

E.H. 스탈링(1816~1927년)

권하지 않지만 사실 가장 효과가 좋은 비타민 D를 제외한 대부분의 다른 호르몬은 실제 결핍을 치료하는 데 사용하는 것 외에는 공인되지 않았다. 이번 장에서는 대체로 신화에 불과한 호르몬 샘으로 가는, 너무도 꼬불꼬불한 길을 실제적으로 살펴보겠다.

▎비타민 D는 얼마나 중요한가?

비타민 D의 대부분(보통 일일 요구량의 약 90퍼센트)은 자외선에 노출되었을 때 피부에서 생성되지만, 실외에서 생활하는 매우 건강한 사람들의 경우에도 10년이 지날 때마다 그 수치가 점점 낮아진다. 심지어 종합 비타민제를 통해 비타민 D를 소량 섭취하고 있는 사람들도 그렇다.

젊음을 유지하는 데 비타민 D의 중요성은 아무리 강조해도 지나치지 않다. 비타민 D는 호르몬으로 작용하는 유일한 비타민이다. 비타민 D의 가장 중요한 기능은 칼슘과 함께 골 밀도를 증가시켜 뼈를 강화하고 엉덩이와 그 밖의 부분의 골절을 예방하는 것이다. 뼈를 유지하는 핵심 호르몬인 것이다. 1장에서 권했던 대로 50세 이상의 여성과 60세 이상의 남성은 매일 적어도 총 1000mg(폐경 이후 여성에게는 1500mg이 더 좋다)의 칼슘을 섭취하면서 매일 비타민 D를 적어도 800IU는 섭취해야 한다. 심지어 하루에 비타민 D 800IU를 섭취하고 있을 때에도 나이 든 사람들의 경우는 혈액 속에 그 양이 충분치 않은 경우가 있다. 25-수산화 비타민 D(비타민 D의 활성 형태)의 정상 혈액 수치는 30ng/mL이다. 혈액 검사를 통해 이 수치가 되는지 확인해봐야 한다. 더 낮다면 근육 약화와 골절의 위험이 있다.

비타민 D 보충제는 뼈, 근육, 몸을 강화시킬 수 있다. 또 이것은 면역계를 개선시켜서 감염, 암, 심지어 당뇨병까지 예방할 수 있다. 제1형 당뇨병과 제2형 당뇨병의 발병이 이 비타민의 부족과 관련이 있는 경우도 있다. 하지만 비타민 D를 지나치게 많이 섭취하는 일은 피해야 한다. 그렇게 되면 칼슘 농도가 올라가서 고혈압, 인지 문제, 쇠약을 일으킬 수 있다. 1,000IU 정도까지는 대부분의 사람들에게 안전하고, 음식물이나 태양 광선만으로는 이 양을 얻을 수 없으며 보충제로도 정상 수준을 유지하기 힘들다.

성장 호르몬
흐려진 젊음의 샘

성장 호르몬은 성장기 어린이와 운동을 하는 성인들의 근육 성장을 촉진하는 천연 호르몬이다. 성장 호르몬은 나이가 들면서 줄어드는 것으로 알려져 있다. 존 몰리 박사는 성장 호르몬이 근육을 형성하는 효과가 있지만 회춘과 노화 방지 약은 아니라고 주장하며 많은 사람들과 논쟁을 벌이고 있다. 그는 성장 호르몬이 결핍된 쥐가 정상인 쥐보다 더 오래 산다는 것을 보여주었고 인간에 대한 후속 연구를 통해 성장 호르몬 수치가 '높은 정상'인 남성이 심장병과 암에 더 많이 걸리고 수명이 더 짧다는 것을 증명했다. 존 몰리 박사는 성장 호르몬이 명백하게 부족하지 않은 노인에게 이 호르몬을 주입하는 것은 얻는 것보다 잃는 것이 많다고 강력하게 주장하고 있다.

하지만 다른 연구자들은 그의 주장에 아랑곳하지 않으며 반대의 증거에도 불구하고 노인의 성장 호르몬 주입에 대한 연구를 계속하고 있다. 1990년, 이 연구자들이 했던 초기의 한 연구가 상당히 권위 있는 의학 학술지 『뉴잉글랜드 저널 오브 메디신New England Journal of Medicine』에 게재되었다. 피험자들의 피부 두께가 약간 개선되었고, 근육량이 일부 증가하자 성장 호르몬에 대한 큰 관심이 일었다. 언론은 이 내용을 재빨리 유포하며 성장 호르몬이 젊음의 새로운 샘이라고 선전했다. 하지만 성장 호르몬에 대한 이 연구는 겨우 6개월 동안의 결과였다. 그 연구에 참여했던 남성들이 1년 동안 성장 호르몬을 주입받고 나자 대부분이 관절통, 팔목 터널 증후군, 가슴 확대(대부분의 남성들이 원하지 않던 부작용)와 같은 심각하고 달갑지 않은 부작용을 겪게 되었다. 하지만 이 후반기 6개월의 연구에서 나온 회의적인 결과는 처음처럼 유명한 저널에는 논문 게재 허락을 받지 못해, 덜 유명한 영국 학술지 『임상 내분비학Clinical Endocrinology』에 게재되었다. 안타깝게도, 1년간의 성장 호르몬 사용의 결과에도 불구하고, 노화 방지 클리닉의 의사들은 다시 젊어지고 싶어하는 사람들에게 성장 호르몬을 신나게 팔아 계속 돈을 벌었다.

그 후 많은 연구를 통해 성장 호르몬이 50세 이상에서 체력이나 뼈를 강화하는 효과가 없다는 것이 밝혀졌다. 더군다나 장기간 복용은 복합적인 부작용을 낳는다. 그러므로 성장 호르몬 보충제를 섭취하기보다는 피하는 편이 더 낫다고 볼 수밖에 없다.

그렐린
식욕 촉진 호르몬

과학자들은 실수를 저지르고도 교훈을 얻지 못하는 일이 자주 있다. 위장의 상부에서 생산되는 식욕 촉진 호르몬인 그렐린^{Ghrelin}의 사연도 그렇다. 새로 발견된 이 호르몬은 음식 섭취와 기억력을 증진시키고 성장 호르몬의 분비를 돕는다. 아직도 성장 호르몬이 노화 방지의 기적을 일으키리라 믿고 성장 호르몬 분비를 위해 그렐린에 열광하고 있다.

최근 임상 실험 결과는 그렐린 수용체에 작용하는 약이 성장 호르몬 자체보다 더 효과가 있어 보이지 않음을 말해준다. 이런 결과는 그리 놀랄 만한 일도 아니다. 그럼에도 불구하고 수많은 회사들이 아직도 그렐린 같이 노화를 막기 위한 약을 개발하는 데에 힘을 쓰고 있다. 성장 호르몬과 마찬가지로 그렐린이 유일하게 쓸모 있을 때는 이 호르몬의 결핍으로 인해 힘들어하는 노인들을 치료할 때뿐이다. 혹시 그렐린이 젊음의 호르몬 샘이었으면 하고 바라고 있다면, 당신의 바람은 아마도 이루어지지 않을 것이다.

멜라토닌
수면 호르몬

17세기에 철학자 르네 데카르트는 송과선^{pineal gland}을 '제3의 눈'이며 '영혼의 중심', 모든 이성적 사고가 시작되는 곳으로 여겼다. 송과선은 정상적으로는 멜라토닌^{melatonin}을 생성하며 시간이 흐름에 따라 석회화된다. 멜라토닌은 주로 수면을 유도하는 기능이 있지만 면역계 강화와 강력한 노화 방지 기능도 있다. 멜라토닌의 양은 밤에 잘 때 최고조에 올랐다가 낮 동안 감소하지만 송과선의 변화로 인해 일반적으로 나이가 들면 혈중 멜라토닌 농도가 낮아진다. 평생을 멜라토닌 연구에 전념한 러셀 라이터는 최근 발간한 책에서 멜라토닌이 지금까지 발견된 것 중 가장 중요한 노화 방지 호르몬이라고 주장하고 있지만 아직까지 이런 주장은 뒷받침할 확실한 증거가 없다.

멜라토닌은 일부 사람들이 약속하는 것처럼 노화를 되돌릴 수는 없지만, 어떤 사람들에게는 치료제로 사용되고 있다. 예를 들어 로제렘이란 상품명으로 판매되는 라멜테온은 불면증 치료제로서 잠이 드는 데 걸리는 시간을 줄여준다. 라멜테온은 두 가지 멜라토닌

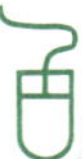

송과선 간뇌의 천장에 돌출해 있는 내분비선. 모양이 작은 솔방울처럼 생겨 송과선松果腺, 솔방울 샘이라 부른다.

수용체에 작용하는 약으로 FDA의 승인을 받았다. 이 약이 현재 유통되고 있는 수면제 중 가장 안전하며, 위험성이 큰 몇몇 수면 보조제만큼 효과도 좋다고 알려져 있다. 여행 중 시차로 인한 증상을 줄이기 위해 멜라토닌을 복용하는 사람도 있다. 이런 목적이라면 복용해도 괜찮지만 그 약이 더 젊어 보이게 해주고 그렇게 느끼게 해줄지는 확신할 수 없다.

프레그네놀론
호르몬들의 어머니

프레그네놀론^{pregnenolone}은 부신의 콜레스테롤에서 만들어지는 호르몬이다. 그것은 DHEA, 에스트로겐, 테스토스테론과 같은 성 관련 호르몬의 전구체로 사실상 진정한 모^母호르몬이라고들 한다. 그래서 이것은 지금까지 다른 젊음의 호르몬들만큼 크게 선전되고 있다. 제2차 세계 대전 동안의 연구들은 프레그네놀론이 비행기 격추 시뮬레이션에서 사수의 정확성을 향상시킨다는 것을 보여주었다. 또한 이

DHEA 부신 피질에서 합성되는 남성 호르몬.

호르몬은 총검 생산 공장 노동자들이 실수를 더 적게 하면서도 작업을 더 빨리 할 수 있게 해주었다.

좀 더 최근에는 존 몰리 박사와 몇몇의 연구가 프레그네놀론이 지금껏 발견된 것 중 가장 강력한 기억력 증진제라는 사실을 증명했다. 불행하게도 이 연구는 쥐를 대상으로 한 것이어서 인간에게서도 같은 결과가 나올지는 알 수 없다. 하지만 수많은 기자들은 "프레그네놀론은 가장 강력한 기억력 증진제"라는 연구 결과를 인용하면서 그 결과가 사람이 아니라 쥐에만 해당하는 것이라는 말은 덧붙이지 않았다. 이 호르몬에 대한 후속 연구가 진행 중에 있지만 아직 그 보충제를 인간에게 권할 수 없다.

DHEA
만병통치약의 진짜 이야기

언론은 임상 실험 결과를 오용하여 DHEA가 '모호르몬'이며 '진정한 젊음의 샘'이라고 떠들고 있다. DHEA의 수치는 성인기 10년마다 모든 호르몬 중에서 가장 급격하게 줄어드는 경향이 있다. 수많은 사람들이 DHEA가 노화 방지 호르몬이라고 생각하며 들떠 있다. DHEA에 대한 통제 연구의 증거가 부족한데도 의사들까지 마찬가지로 흥분해 있다.

사후 피임약을 개발한 프랑스 과학자 에티엔 볼류는 DHEA의 효과를 굳게 믿고 있다. 그는 노화 속도를 늦추려고 DHEA를 복용하고 있다. 볼류는 그 경이로움을 과학적으로 증명하기 위해 1년 동안 매일 50mg을 복용한 60세에서 70세 사이의 남성과 여성을 연구했다. 기간이 끝나자 참가자들의 피부가 더 두꺼워졌고(즉, 주름이 눈에 띄게 줄었고), 70세 이상의 여성들은 성욕이 증가했다. 하지만 DHEA는 근육 강화나 근육량이나 지방 함유량 증가에는 아무런 효과가 없었다. 2006년 메이오 의료원이 발표한 연구 결과도 DHEA 보충제가 유익한 효과가 없다는 것을 보여준다. 이 모든 반대 증거들에도 불구하고 아직도 DHEA는 노화 방지 호르몬으로 인기가 높다. 이것은 인간이 과학적 진보와 차갑고 딱딱한 사실들보다는 신비주의와 젊어지고 싶은 열망에서 더 많은 영향을 받기 때문일 것이다.

에스트로겐
영원한 여성성?

1950년대에 로버트 윌슨의 『영원한 여성성^{Feminine Forever}』이 출판되었다. 이 책은 폐경 이후의 여성들에게 에스트로겐의 효과를 극찬했다. 물론 그 책은 프리마린(에스트로겐 보충제)을 생산하는 제약 회사의 후원을 받았다. 그 후 에스트로겐 보충제가 여성을 더 오랫동안 젊어 보이게 하고 젊게 느끼게 하며 수명을 연장하는 것으로 일반적으로 받아들여지고 있다. 하지만 이 견해를 뒷받침하는 것은 대부분 제대로 통제되지 않은 연구들뿐이다.

이런 믿음의 첫 번째 균열은 죽상 경화증(심장의 관상 동맥에 플라크가 축적되는 질병)에 걸리기 쉬운 여성들이 에스트로겐 보충제를 복용할 때 심장 마비가 증가한다는 연구(HERS: 심장과 에스트로겐/프로게스틴 보충제 연구)가 발표되면서 드러났다. 더 최근에는 여성건강연구소^{WHI}의 광범위한 연구 때문에 호르몬 보충제를 사용하는 여성들이 큰 혼란에 빠졌다. 그 연구 결과는 이런 것이다. 에스트로겐이나 에스트로겐-프로게스틴 조제약을 복용하는 것이 여성에게 나쁘며 심장병이나 암과 같은 수명을 단축시킬 수 있는 질병을 유발한다. 이런 주장은 그보다 3년 전 '용인할 수 없는 위험'을 이유로 임상 연구가 중단되자 힘을 받았다. 국영 언론이 조사를 펼쳤고 여성들은 두려움에 떨었다. 에스트로겐 공포가 탄생한 것이다!

불행하게도 진실은 여성건강연구소의 연구가 부실한 계획과 부정확한 분석으로 이루어졌다는 것이었다. 그 연구에 참가한 여성들은 보충제 프렘프로(에스트로겐-프로게스틴 약제)나 호르몬이 전혀 함유되지 않은 플라시보를 복용했다. 이전에 자궁 적출 수술을 받은 여성들에게는 프리마린(에스트로겐)만 주었다. 진짜 문제는 연구에 참가한 여성 대부분이 이미 폐경한 지 12~15년 지난 사람들이었다는 사실이다. 그 정도 기간이면 에스트로겐과 다른 여성 호르몬 결 핍으로 이미 혈관이 변해버린 뒤여서 에스트로겐 복용이 더 위험해 진다.

여성건강연구소의 연구자들은 폐경 이후 여성에게서 복합적 보 충제 요법이 침윤성 유방암, 심장 질환, 뇌졸중, 피떡 형성의 위험을 증가시킨다고 결론 내렸다. 상당히 위협적인 이런 내용은 고관절 골 절(최종 분석에서 유일하게 유의미한 것으로 남은 결과)과 직장암 및 자궁암의 위험을 줄여준다는 결과 덕분에 그 두려움이 어느 정도 상 쇄되었다. 그러나 전체적으로 위험이 최대한 증가한 경우는 여성 1 만 명당 겨우 19명이었으며 40~50대의 비교적 젊은 여성들의 심각 한 폐경 증후군의 치료 효과와 비교하면 상대적으로 적은 편이다. 확실한 것은 60세 이상의 여성에게는 에스트로겐 호르몬 치료를 시 작하지 않는 것이 좋다는 것뿐이다. 그러니 이 연구는 사실상 아무 것도 아닌 일에 야단법석만 떨었던 셈이다.

폐경이 가까운 여성은 무엇을 해야 할까?

여성건강연구소의 연구에서 에스트로겐 대체 요법만 쓰는 경우 에 50~59세인 여성들의 심장병이 감소했는데, 이것은 폐경기 증후 군이 있는 여성들에게 홈런으로 여겨질 만하다. 그러나 안타깝게도, 이런 잠재적 효과에도 불구하고 연구에서의 결함 때문에 에스트로 겐 대체 요법은 승인될 수 없었다. 그 결과, 폐경 증후군을 앓는 여성들이 법적으로 승인받지 않은 '인체 친화형' 호르몬^{bioidenticals}에 기대게 되었다. 이 약들이 정말 효과가 있는지 단지 플라시보에 불과한지를 알아보는 데는 단지 룰렛 게임이 필요할 뿐인데 말이다.

이러한 사실들을 감안할 때 폐경이 가까워진 여성들은 무엇을 해야 하는 것일까? 증상이 나타나고 자궁이 손상되지 않았다면 대부분의 부인과 의사들은 소량(1mg)이나 극소량(0.5mg)의 에스트라디올^{estradiol}만 복용하도록 권할 것이며 효과가 있다면 에스트라디올 패치를 사용하도록 권할 것이다. 에스트로겐과 함께 사용할 것이 권장되는 프로게스테론^{progesterone}에는 안젤리크라는 약이 있는데 이것도 역시 항고혈압성 성분, 즉 미분화^{微分化}된 프로게스테론, 다시 말하면 천연 인체 친화형 호르몬이 함유되어 있다. 자궁 적출 수술을 받은 경우라면 에스트라디올 보충제만을 사용해야 한다. 젊었을 때 난소를 제거했을 경우 특히 그렇다. 그리고 이 치료는 50대 중반까지만 계속할 수 있다.

호르몬 대체 요법은 폐경 이후 적어도 5년 동안은 안전할 수 있

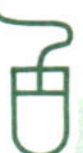

인체 친화형 호르몬 인체의 호르몬과 생화학적으로 동일한 구조와 기능을 가진 호르몬. 식물에서 추출하거나 실험실에서 만들 수 있으며, 인체 동일형 호르몬이라고도 부른다.

에스트라디올 폐경기 이전 난소에서 분비되는 여성 호르몬. 에스트로겐의 한 종류다.

다. 하지만 이 치료를 멈춰야 하는 정확한 시기는 아직 확실치 않다. 대부분의 의사들이 60세 이후까지 이 치료를 권하지 않지만, 에스트로겐만 사용하고 있을 때는 특히, 치료를 금하는 과학적 근거가 없다. 하지만 60세 이후의 여성이 처음으로 호르몬 대체 요법을 시작해서는 안 된다는 데에는 이견이 없다.

테스토스테론
엔진의 연료

오, 비너스, 요염한 수작醜酌의 무자비한 어머니여, 이제 막 50살이 된 사내에게 멍에를 씌우려 하지 말고 당신의 관능적 명령에 복종하게 하라.

___ 호라티우스(기원전 65~8년)

남성 갱년기로 알려진 '남성 폐경'이라는 개념은 고대 중국 의학 서적에서 처음 발견된다. 그러나 젊음의 신화를 처음 만든 것은 1880년대 말에 고환 추출물을 자신에게 주사했던 샤를 에두아르 브라운 세카르였다. 그는 자기 자신에 대한 실험을 바탕으로 이런 결론을 내렸다. "문제는 이 주사가 회춘을 시키느냐 아니냐가 아니다. 중요한 것은 좀 더 젊은 사람의 체력에 근접할 수 있는지 알아보는 것이며 내 경우는 확실히 그런 것 같다."

　이런 생각은 최초로 인간 대 인간의 고환 이식 수술을 시행한 미국으로 빠르게 번졌다. 이탈리아 리비에라에 있는 최초의 '노화 방지 전문 병원'은 인간 고환 기증자 부족으로 유럽의 나이 든 부자들에게 침팬지의 고환을 이식했다. 한편 미국인들 사이에서는 염소 고환 이식이 더 인기가 있었다. 1930년대에 황소 고환에서 테스토스테론을 분리해내자 테스토스테론 대체 요법은 야단스러운 엉터리 치료에서 더 과학적인 기반으로 옮겨가기 시작했다.

　지금은 30세부터 매년 약 1퍼센트씩 테스토스테론 비율이 감소한다는 것이 널리 인정되고 있다. 게다가 테스토스테론과 결합하여 근육이 테스토스테론을 사용하지 못하도록 하는 성호르몬 결합 글로불린globulin이 나이가 들수록 증가한다. 다시 말하면 그러지 않아도 적게 분비되는 테스토스테론 중 실제로 근육 형성을 촉진하는 것은 더 적은 것이다. 테스토스테론 결핍 증상이 나이와 비례하여 나타나기 때문에 그것이 활력과 성 기능 감소의 원인이라고 가정하고 있다.

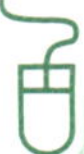

글.로불린　알부민과 함께 세포와 체액을 구성하는 생명체의 기본 물질. 아미노산으로만 구성된 단순 단백질 중에 물에 잘 용해되지 않는 것이 글로불린이고, 물에 용해되는 단백질은 알부민이다.

테스토스테론 대체 요법은 성욕 증가, 발기 능력 향상을 보여주고 있으며, 발기 부전으로 비아그라, 시알리스, 레비트라를 복용하는 남성의 경우 발기력 향상이 더 두드러진다는 사실이 그런 가정을 뒷받침한다. 또 근육량, 체력, 골 밀도, 적혈구 용적치, 시공간 기억, 심장 발작 이후 심장으로의 혈류, 심부전을 앓는 남성의 삶의 질을 향상시킨다. 동시에 지방의 양과 가슴 통증(협심증)을 감소시킨다. 반대로 낮은 테스토스테론은 관상 대동맥의 플라크가 증가하는 것과 관련이 있다. 알츠하이머병에 걸린 남성에게 낮은 테스토스테론 수치는 미래의 질병의 신호이다. 흥미롭게도 제2형 당뇨병에 걸린 남성은 이 호르몬 수치가 낮은 경우가 더 많아서, 당뇨병 발병은 이 수치의 경고 신호로 볼 수 있다. 이런 확실한 결과들은 흥미롭기는 하지만 그 연구 대상의 수가 제한적인 연구들에 바탕을 두고 있다. 테스토스테론 보충제의 장기적 부작용은 아직 평가되지 않았고 전립선에 대한 영향도 예상보다 덜 해로울 가능성이 크긴 하지만 아직 확실치 않다.

적혈구 용적치 혈액 전체 부피에 대한 적혈구 부피의 비율을 퍼센트로 나타낸 것.

테스토스테론이 필요한지 어떻게 아는가?

현재 테스토스테론 대체 요법을 권하는 경우는 테스토스테론 양이 적고 활성이 적은 노년 남성에게 한정되어 있다. 존 몰리 박사는 테스토스테론 양의 감소 가능성을 알아보기 위해 '노년 남성의 남성 호르몬 결핍' ADAM에 대한 질문지(329쪽)를 개발했다.

낮은 테스토스테론 수치의 치료

신중을 기하기 위해 어떤 형태로든 테스토스테론을 복용하기 전에 적혈구 용적치(헤마토크리트)와 '전립선 특이 항원' PSA(7장을 참조하라)을 측정하고 직장直腸 검사를 받아야 하며 수면성 무호흡 증상이 있다면 먼저 치료해야 한다. 미국에서 이 치료를 선택한 남성들은 테스토스테론 겔(안드로겔이나 테스팀)을 사용하거나 테스토스테론 에난테이트(200mg)를 2주마다 주사로 맞을 수 있는데 주사제는 집에서 직접 주사할 수 있다. 겔의 처음 적용량은 5g이지만 대부분의 남성들은 7.5~10g 정도가 필요하기 때문에 담당 의사가 천천히 양을 늘여줄 것이다. 존 몰리 박사의 환자 대부분이 겔로 시작하지만 일부는 더 편리한 주사로 바꾸었다. 성욕과 발기 강도의 증가 같은 효과를 보려면 3개월 정도가 걸린다. 하지만 존 몰리 박사의 환자 중 3분의 1이 달라진 점을 느끼지 못하고 3~6개월 뒤 치료를 중단했다.

여성에게 테스토스테론을?

이제 여성들이 핸드백과 테스토스테론을 사려면 파리에 가야 할 것이다.

__ 잔 쉬프렌(1962년~)

이 말은 2006년 12월에 하버드대학의 잔 쉬프렌 박사가 삶의 질, 성행위, 노화에 관한 학회에서 발표를 하던 중에 여성을 위한 테스토스테론 패치가 미국이 아닌 유럽에서 승인되었다는 소식을 듣고서 한 말이다. 문제는, 우리가 이 말을 진지하게 받아들여야 하는가이다.

여성의 성욕 상실은 흔한 일이어서 폐경기(50대 초반)의 여성 중 25~30퍼센트가 해당된다. 이것은 배우자의 문제, 우울, 과도한 섹스로 인한 것일 수 있지만, 일부 여성의 경우에는 테스토스테론 부족이 큰 원인인 것 같다. 이보다 더 젊은 여자들은 대체로 몸속에 테스토스테론 얼마간 있지만 그 수치는 같은 나이 남성의 10분의 1 정도이다. 여성의 경우 테스토스테론 수치는 20~40세에 급격히 감소하기 시작하여 폐경기 이후에 더 낮게 유지된다.

오스트레일리아 멜버른의 수전 데이비스 박사는 오래전부터 남성뿐만 아니라 여성에게도 테스토스테론 치료가 필요하다고 주장해 왔다. 그녀의 초기 연구들을 보면 테스토스테론이 성욕, 근육량, 골 밀도를 증가시킬 뿐만 아니라 가슴 통증을 줄여주고 체 지방도 감소시켰다. 이 연구를 바탕으로 '프록터 앤 갬블'[P&G]이 여성용 테스토스테론 패치(인트린사)를 개발했다. 이 패치는 적용량이 많을 때는 테스토스테론 수치가 낮은 여성, 심지어 자궁 적출 수술을 받은 여성의 성욕을 다소 증진시켰다. 데이비스 박사와 쉬프렌 박사는 여전히 이 요법이 일부 여성들의 삶의 질을 더 향상시켜 줄 것이라고 굳게 믿고 있다. 두 사람 모두 성 기능 장애를 겪는 여성들을 평생 연구했고, 다른 모든 방법이 실패한 뒤에야 비로소 테스토스테론 요법을 쓴다.

최근 여성을 위한 테스토스테론 대체 요법이 적어도 남성 갱년기에 쓰이는 만큼은 효과가 있는 것 같다. 남성과 마찬가지로 여성의 테스토스테론도 주로 성욕 증진이 주된 목적이므로, 그것을 사용할지는 개인의 선택에 달려 있다. 다른 치료법을 시도했는데 실패한 경우가 아니면 절대 사용해서는 안 되지만, 진짜 문제가 있는 여성들에게는 『애무 길라잡이』 같은 책보다는 효과가 좋을 것이다.

지금까지 미국 FDA 자문단은 인트린사를 승인하지 않고 있다. 장기적인 안전성에 대한 근거가 불충분하기 때문이다. 하지만 유럽연합은 승인을 했다. 그 사이 많은 여성들이 동네 약국에서 승인받지 않고 조제된 테스토스테론과 남성용 겔을 계속 사용하고 있다.

성생활에 활력을 불어넣자

성생활에서 흥미를 잃고 있는가? 수많은 연구를 보면 성 기능도 시간의 흐름에 따라 약해진다. 성생활은 여러 이유 때문에 시간이 흐를수록 점점 시들해질 것이다. 30대에는 직장 생활과 육아 등에 치여 성생활이 뒷전으로 밀린다. 40대까지 같은 배우자와 오랫동안 함께하고 있다면, 성행위가 다소 지루해진다. 50대가 되고 더 나이가 들었을 때에는 신체적 변화가 성욕과 성 기능을 감퇴시키기 시작하지만 이 가운데 일부는 치료나 다른 방법으로 회복시킬 수 있다. 예를 들어 규칙적인 운동은 정력을 증진시킬 뿐만 아니라 몸이 변화를 겪고 있어도 몸에 대한 자신감이 생기게 하고 당신을 더욱 매력적으로 만들어 성욕을 증진시킨다. 건강한 성욕은 일반적으로 몸이 더 젊다는 것을 뜻한다.

여러분과 배우자가 성행위와 상대방에 대해 열정이 없는 것 같다면 우선 성생활을 다채롭게 하기 위해 침대 위에서 변화를 줘 새로운 것들을 경험해보라. 그게 부끄럽다면, 배우자에게 책에서 그렇게 하라고 했다고 말하면 된다. 성행위를 하지 않더라도 배우자와 더 오랫동안 함께 보내고 다른 일들을 함께하고 대화를 나누면, 자연스럽게 친밀감이 높아지고 성행위도 늘 것이다. 이렇게 했는데도 효과가 없다면 성욕 감퇴를 유발하는 신체적 요인에 대해 더 자세히 알아봐야 하는데 우선 40대에 시작되는 호르몬 변화부터 생각해봐야겠다. 앞서 말했듯이 테스토스테론 대체 요법은 남성과 여성 모두에게서 성욕과 성 기능을 증진시킨다. 여성의 경우 갱년기 증상과 그와 관련된 호르몬 변화를 경감시켜 도움이 될 수 있다. 브레멜라노타이드라는 새로 개발된 약은 여성의 성욕과 오르가슴에 대한 욕망을 증진시키는 것이 밝혀졌으니 희망적이다.

성행위를 육체적으로나 정신적으로 더 편안하게 느끼게 하면 성생활의 질과 성욕이 향상되는 경우가 종종 있다. 예를 들어, 폐경 이후 여성의 건조한 질은 종종 성교통을 유발하는데, 질 윤활제(아스트로글라이드)나 질용 에스트로겐을 사용하면 이 문제를 예방할 수 있다. 마찬가지로 관절염 환자들은 만족스럽고 통증 없는 성관계를 위해서 베개나 진통제를 사용하는 방법을 알아두어야 한다. 상대가 성행위 동안 무리하면 어쩌나 하고 걱정하고 있다면 이제 그만 걱정해도 좋다. 성행위 도중 죽을 가능성은 아주 적다. 심지어 노인의 경우에도 그렇다. 자발적인 신체 활동은 성관계가 아니라 당신의 건강에 더 큰 영향을 끼친다는 말이다!

중년 남성의 절반 이상이 발기 부전을 겪고 있다. 지금쯤이면 공화당 상원 의원 밥 돌이 발기 부전*이라는 것을 모두들 알고 있으

대선에도 출마한 적 있는 거물 정치인 밥 돌이 1998년 CNN과의 인터뷰에서 자신이 발기 부전 치료제 비아그라의 임상 시험에 참가했었다는 사실을 털어놓은 것.

며, 친구나 지인들 대부분이 한두 번은 이런 일을 겪는다는 것도 안다. 발기 부전의 가장 흔한 원인은 음경으로 가는 혈관이 막혀서 음경에 공급되는 혈액이 줄어든 것이다. 우울증에서부터 신경 문제, 약물 작용, 낮은 테스토스테론 수치까지 수많은 원인들이 있지만 발기 부전을 일으키는 가장 흔한 생활 습관은 흡연이다. 발기 부전인 남성들은 심장 마비, 뇌졸중, 말초 혈관 질환의 위험이 더 크므로 담당 의사는 다른 부위의 혈관 중 치료할 수 있는 부위를 부지런히 찾아줘야 한다.

복사기인 제록스와 마찬가지로 발기 부전 치료제 비아그라는 이제 우리 언어의 일부가 되어버렸다. 요즘 발기 부전을 겪는 대부분의 남성들은 대체로 비아그라, 시알리스, 레비트라를 복용하고 있다. 비아그라를 비롯해 다른 방법이 효과가 없고 테스토스테론 수치가 낮을 때는 호르몬 대체 요법을 통해 성적 활력과 삶의 즐거움을 회복할 수 있다. 다른 치료법으로는 음경과 요도에 발기를 돕는 여러 가지 화합물을 직접 주입하는 좌약이 있다. 성적으로 대단히 적극적인 남성의 경우 음경 인공 보철물이 가장 좋은 방법이다. 하지만 비아그라가 출시되고 난 이후 이를 시술할 숙련된 비뇨기과 전문의를 점점 더 찾기 힘들어지고 있다.

그러나 발기 부전 치료가 막힌 혈관과 배우자와의 불화를 치유하는 데 도움이 되지 않는다는 점을 명심하라. 그 어떤 최후의 수단도 시도하기 전에는 반드시 배우자와 함께 상의해야 한다.

영원한 젊음을 위한 호르몬의 사용 효과는 양날의 칼과 같다. 비타민 D 보충제는 거의 모든 사람에게 효과가 있지만 테스토스테론과 에스트로겐 같은 호르몬 대체 요법은 환자의 요청에 따라 특수한 증상의 치료에만 이용되어야 한다. 성장 호르몬은 위험할 수 있으니 피하는 것이 상책이다. 멜라토닌은 더 쉽게 잠드는 정도의 도움은 줄 수 있을 것이다. 성행위는 일생 동안 중요하며, 건강한 성욕은 건강한 신체의 증거이자 젊은 에너지의 원천이다.

04
또렷한 정신을 위해
뇌도 운동이 필요하다

기억은 사랑만큼 강렬하거나 지배적인 열정이다.
엘리 비젤(1928년~), 『모든 강은 바다로 흐른다 All Rivers Run to the Sea』

젊음의 샘은 있다.
그것은 바로 당신의 삶과 당신을 사랑하는 사람들의 삶 속에 가져올
당신의 정신, 재능, 창조성이다.
이 샘을 솟아나게 할 수 있다면, 당신은 나이와 싸워 이길 수 있을 것이다.

소피아 로렌(1934년~)

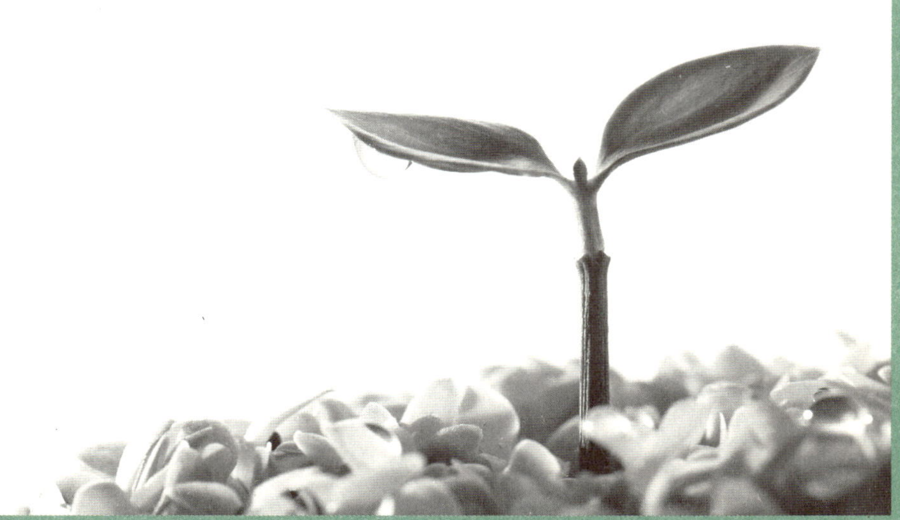

인간의 가장

소중한 능력은 사고하고 주변 세상과 상호 작용하는 능력이다. 다행스럽게도 건강한 성인이라면 80세 이후에도 전체적인 지적 능력을 그대로 유지할 수 있다. 언어와 감각, 단기 기억과 문제를 해결하는 능력은 보통 나이가 들면서 변한다. 젊음을 위한 중요한 단계 중 하나는 사고력과 학습 능력 등 당신의 정신적 과정 전체를 최적의 상태로 유지하는 것이다. 그러기 위해서는 마치 근육을 최적의 상태로 유지하기 위해 운동하듯이 당신의 뇌로 '생각' 해야 한다. 즉, 정신적으로도 운동을 하라는 것이다. 이번 장에서는 특수한 뇌 운동과 기억력 상실을 막을 수 있는 방법들을 알아보자.

우선 평범한 건망증과 좀 더 심각한 정신 관련 문제(우울증, 치매, 경증 인지 기능 장애, 알츠하이머병 등)를 구별할 수 있어야 한다. 그러한 질병들은 삶의 질을 높이기 위해 치료해야 하는 것들이다. 또 영성과 종교는 많은 사람들에게 위안이며 큰 정서적 지지 역할을 할 수 있다. 당신은 또한 평생에 걸쳐 창조성을 높은 수준으로 유지할 수 있다는 것을 알아야 한다.

긍정적으로 말하자면, 나이가 든다고 해서 꼭 창조적인 사고의 불가피한 끝이 도래하는 것은 아니다. 오히려 계속해서 생산적인 삶을 누릴 수 있다는 것을 많은 사람들이 보여주었다. "제일 맛있는 한 조각은 마지막을 위해 남겨둔다"고 한 세네카에서부터 "우리 함께 늙어요. 최고의 날이 아직 남아 있잖아요."라고 한 로버트 브라우닝까지 시인들 역시 시대를 막론하고 그렇게 노래했다.

그 어떤 젊은이들보다 위대한 성취를 한 비범하고 창조적인 노인들은 부지기수다. 헨리 워즈워스 롱펠로의 말대로 "지친 심장이 박동을 멈출 때까지는 너무 늦은 것은 아무것도 없다." 과학자 갈릴레오가 지구에 대한 인식을 바꾸어놓은 것은 팔팔한 74세 때였다. 벤저민 프랭클린이 이중 초점 안경을 만든 것은 78세 때였고, 지그문트 프로이트의 『자아와 이드 Das Ich und das Es』는 67세 때 출간한 것이다. 주세페 베르디는 74세에 《오셀로》를 작곡했고 80세에 《팔스타프》를 작곡했다. 리하르트 바그너의 오페라 《니벨룽겐의 반지》는 60번째 생일을 넘기고 나서 작곡된 것이다. 조지 버나드 쇼는 90대에도 희곡을 계속 썼고, 괴테는 80세에 『파우스트』의 2부를 썼고 다작 작가 제임스 미치너는 90대의 마지막 4년 동안 매우 긴 소설을 10권이나 썼다.

미켈란젤로는 두 개의 〈피에타〉를 만들었는데 하나는 22세에 또 하나는 90세에 만든 것이다. 그의 〈최후의 심판〉은 비교적 젊을 때인 57세와 66세 사이에 제작된 것이다. 파블로 피카소는 일생 동안 내내 창조적이었고, 앙리 마티스는 나이가 들어서 컷아웃 기법을 창안했고, "그랜드마" 모지스는 103세까지 그림을 그렸다. 흥미롭게도 클로드 모네는 백내장이 발병한 이후 최고의 인상파 작품을 창조해냈다. 마지막으로 영화배우 제시카 탠디는 1989년 80세에 《드라이빙 미스 데이지》에서의 다채로운 연기로 아카데미상을 받아 79세에 《선샤인 보이즈》로 상을 받은 조지 번즈를 1년 차이로 누르고 최고령 아카데미상 수상 배우가 되었다. 조지 번즈는 연예계에서 80년을 활약했고, 100세가 되던 1996년에 사망했다. 번즈는 죽기 2년 전인 아흔여덟의 나이에도 영화에 출현했다.

▌기억력 상실은 왜 일어나고 어디까지가 정상일까?

당신이 여전히 창조적이든 아니든 간에 나이가 들어가면서 무엇인

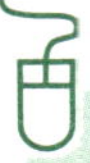

컷아웃 기법 색종이를 가위로 잘라내서(컷아웃cutout) 붙이는 작업 방법. 마티스는 노년에 손이 말을 듣지 않자 붓질 대신에 고안한 이 방법으로 작품 활동을 했다.
"그랜드마" 모지스 화가. 일흔다섯에 그림을 시작하여 여든 살에 첫 개인전을 열었다.

가를 배우고 기억하는 능력이 감퇴하는 것을 경험했을 것이다. 예를 들어 하버드 의대의 한 연구에 따르면, 40세에서 70세 사이의 대부분이 이런 능력의 약 18퍼센트가 감퇴되는 것을 경험한다고 한다. 학습 능력의 변화 정도는 개인별로 차이가 크지만 모든 사람이 나이가 들면서 자전거 타기나 정확한 거리 감각 같은 기능에서도 저하를 경험한다.

기억 상실, 즉 이미 배운 것을 기억해낼 수 없는 상태가 사소한 건망증 때문이든 알츠하이머병의 파괴적인 영향 때문이든 두렵기는 마찬가지이다. 어느 정도의 기억 상실이 정상일까? 나이가 들어 학습하고 기억하는 속도가 느려졌다고 해도 기억 — 단기 기억이든 장기 기억이든 — 을 잃어서는 안 된다. 어느 정도의 건망증은 정상이다. 하지만 일을 처리하는 능력은 유지되어야 하며, 배우자, 아이들, 친구 이름 정도는 기억해야 한다. 사실 가까운 친척이나 친한 친구의 이름은 절대 잊어버려서는 안 된다. 그 정도면 비정상적인 것이다. 걱정스러울 정도의 기억력 상실은 사건 자체를 완전히 잊어버리는 것이다. 예를 들면 지난 주말에 본 영화의 제목을 잊어버리는 것은 정상이지만 영화를 본 사실 자체를 잊어버리는 것은 전혀 정상이 아니다.

정상적인 기억력 상실의 원인으로 가장 흔한 것은 스트레스와 불안, 그 다음이 우울이다. 이것들은 개선할 수 있는 것들이다. 이런 정서적 상태가 원인이 아니라면 다른 질병을 원인으로 보아야 한다.

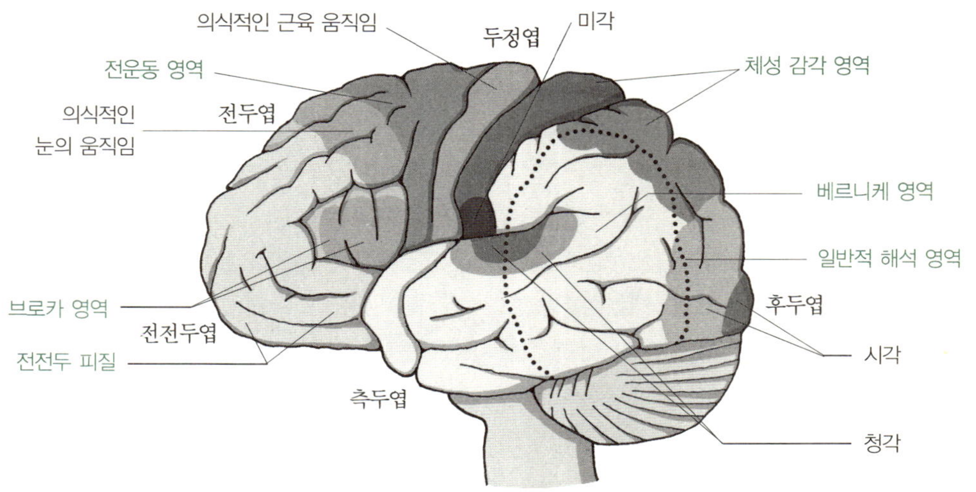

뇌의 영역별 기능

체성 감각 영역 체성 감각은 신체 부위의 다양한 감각 정보를 수용하고 이를 종합하여 물체의 크기와 질감 등을 알아낸다.

전운동 영역 악기 연주, 타이핑 등 운동 패턴을 기억한다.

일반적 해석 영역 모든 감각 영역으로부터 정보를 받아 이를 종합하여 저장한다.

베르니케 영역과 브로카 영역 베르니케 영역은 언어를 이해하는 역할을, 브로카 영역은 말을 만들어내고 표현하는 역할을 맡는다. 그래서 베르니케 영역이 손상된 사람은 말은 유창하게 하지만 의미 없는 문장을 나열할 뿐이고, 브로카 영역이 손상된 사람은 언어를 이해하지만 입으로 잘 표현하지 못한다.

전전두 피질 추상적인 사고를 하거나 판단, 계획, 양심 등에 관여한다.

사실 알츠하이머병은 그 원인 목록의 아주 아래쪽에 있다. 기억력 감퇴를 호소하고 있는 대부분의 노인들은 알츠하이머병에 걸린 게 아니다. 대부분이 정상적인 건망증이고 가벼운 정신 손상, 우울, 스트레스, 불안, 피로, 수면 부족을 겪고 있거나, 뇌진탕으로 인한 의식 불명처럼 단기 기억에 영향을 주는 다른 문제가 있는 사람이다.

따라서 알츠하이머병이나 치매 진단을 내리기 전에 먼저 기억력 상실의 다른 원인을 해결해야 한다. 표 4.1에 기억력 상실의 잠재적 원인과 치료법이 나와 있다. 그 치료는 거의 믿을 수 없을 만큼 간단할 수도 있다. 예를 들어 세인트루이스대학 의대 학생들에 따르면 입원 중인 사람들의 지나치게 많은 귀지만 파내도 대부분의 약보다 더 좋은 효과가 났다. 당뇨병이 치료되지 않았을 경우, 혈당이 200mg/dL 이상일 때 정상적인 학습과 기억 능력이 방해받기 때문에 기억이 손상된 것처럼 보일 수 있다. 중성 지방(혈중 지방) 수치가 150mg/dL일 때도 마찬가지다. 마찬가지로 적혈구를 늘려주는 에리스로포이에틴^{erythropoietin} 같은 호르몬을 사용하여 빈혈증을 적극적으로 치료해도 뇌에 산소 공급이 늘어나 정신적 기능이 향상되었다.

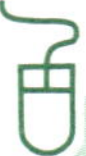

기억력 상실 원인	기억력 회복 방법
우울과 불안 같은 정서적 상태	신체 활동과 약물(항우울제나 항불안제 등)로 우울과 불안을 완화하는 치료를 하라.
당뇨병, 갑상선 호르몬 분비 문제 신진대사 장애	당뇨병 약, 운동, 식이 요법으로 혈당을 조절하라. 합성 갑상선 호르몬을 복용하라.
청력과 시력 문제	보청기를 사용하고, 귀지는 파내라. 시력에 맞는 안경을 써라.
약물 항우울제, 항정신병제, 디곡신 등	정신적 기능과 기억력을 저하시키는 약의 섭취를 피하거나 복용량을 줄여보라.
빈혈증 낮은 헤모글로빈 수치, 적은 적혈구	에리스로포이에틴이나 다베포에틴 같은 처방약으로 자연스럽게 적혈구를 늘려라.
질병에 감염 매독, 에이즈, 라임병 등	항생제와 다른 약품으로 감염을 치료하라.
양성 혹은 악성 뇌종양	수술로 종양을 제거하라.

***디곡신** 심장을 강하고 느리게 뛰게 하여 심부전증 치료제로 쓰인다.

***라임병** 진드기에 물려 전염되는 세균(보렐리아 균)성 질환. 발진, 발열, 피로감, 두통 등의 증상이 나타난다.

건강한 정신을 위한 뇌 운동

신체적으로 건강해지기 위해 했던 말이 정신적 건강에도 똑같이 적

- 아무 목록(다음 주 쇼핑 목록 등)이나 외워서 자기 전 가능한 한 많이 기억해보라. 같은 방식으로, 새로운 것이면 무엇이든 외워도 좋지만 자극을 최대화하기 위해 가능한 한 어려운 것으로 해보자.
- 전화를 받을 때마다 전화를 건 사람이 자신이 누군지 밝히기 전에 알아맞혀보라. 그 다음 그 사람 전화번호를 외워라. 자기 전 혹은 주말에 그동안 통화했던 사람의 이름과 전화번호를 적어보라.
- 단기 기억력을 자극하기 위해서 매일 물건을 하나씩 골라서 관찰한 뒤 그려보라. 장기 기억력을 자극하기 위해서 주말에 주중에 그렸던 것을 보지 않고 다 그려보라.
- 방에 들어갈 때마다 몇 사람이 있고 가구가 몇 개인지 물건들이 어느 쪽에 있었는지 잘 보라. 또 늘 가는 방이라면 지난번에 왔을 때와 달라진 것이 무엇인지 알아 맞춰보라.
- 어디 갔다가 집에 돌아오면 갔던 곳의 지도를 그려보라. 새로운 장소에 갔다 올 때마다 이렇게 해보라.
- 읽고 있는 글에서 문장을 골라 그 문장에 나오는 단어를 사용해서 다른 문장을 만들어보라. 단 어순을 바꿔야 한다. 또 새 단어로 대체하는 연습을 하라. 단, 무의미한 문장들이 되어서는 안 된다.
- 깊이 생각해야 하는 어려운 카드 게임이나 보드 게임을 해보라.
- 십자말풀이, 철자 바꾸기 같은 어휘 게임이나 사고력 게임을 매일 하라. 이 방면에서는 최근 스도쿠가 최고로 꼽히고 있다.
- 새로운 게임이나 흥밋거리를 찾아라. 새로운 일을 하거나 새 상대와 게임이나 활동을 하라.
- 뉴스를 읽고 요약하거나 요점을 써보라.
- 어려운 글이나 책을 읽어보라. 논픽션, 소설, 시, 고전 문학 등.
- 단어를 볼 때 그 단어에 나온 두 철자로 시작하는 단어를 가능한 많이 떠올려보라. 어떤 단어의 마지막 두 철자를 사용해 그 철자로 끝나는 말을 생각해보라.

- 음식을 먹을 때 그 음식의 재료를 구분해보라. 허브와 양념의 미묘한 향도 구별해보라. 실내와 실외에서 눈을 감고 물체를 알아맞히는 연습을 해서 후각과 촉각을 훈련시켜라.
- 생각이 필요한 새롭고 일상적이지 않은 일을 찾아서 해보라. 예컨대 집으로 돌아가는 다른 길이 있는지 생각해보고 그 길로 가보라.
- 수학 문제를 암산으로 풀어보라. 더하기, 빼기, 곱하기, 백분율 계산하기 등. 특히 어렵게 느껴지는 분야를 더 많이 연습하라.
- 새로운 언어를 배워라. 어렵지만 재미있는 강좌에 등록하라.
- 비디오 게임을 하라. 특히 순발력을 요구하는 게임이 좋다. 아이들, 손자, 증손자와 함께 할 일이 생길 것이다.
- 상상력과 창조력을 발휘해 매일 정신을 훈련할 방법을 고안해보라.

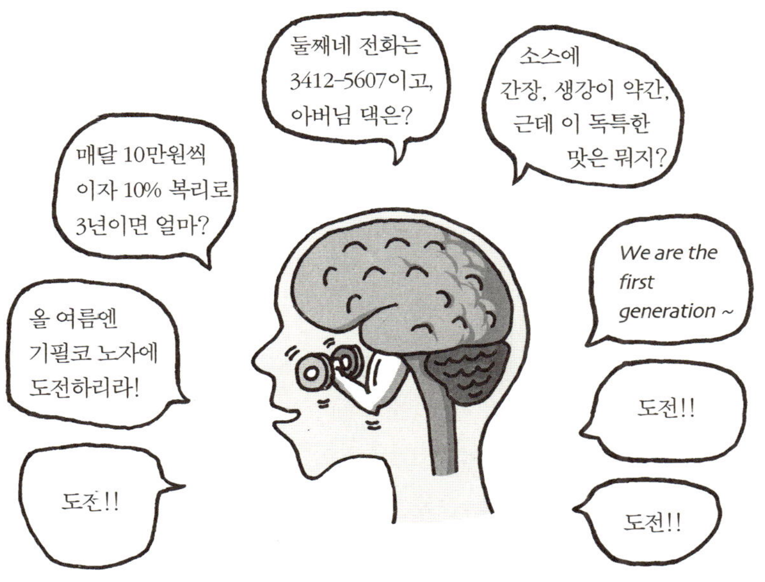

용된다. "안 쓰면 없어진다." 매일 운동으로 근육을 강화하는 것과 마찬가지로 뇌 운동도 인지 기능을 강화하고 향상시킬 것이다. 뇌 운동의 목표는 정신적 능력이 저하되기 전에 되살리거나 이미 저하가 일어나고 있다면 그러한 변화를 회복시키는 것이다. 여기에 나와 있는 것들은 정신적 게으름과 싸우기 위한 것이다. 이것들은 논리적 사고와 판단력뿐만 아니라 당신의 모든 감각을 자극하는 데 중점을 두고 있다.

건강한 정신을 위한 신체 운동

뉴런이 전기를 잘 발생시키도록 하고 정신 작용을 원활하게 하기 위해서는 뇌 운동뿐만 아니라 몸 운동도 해야 한다. 인슐린 민감도와 혈관의 변화는 치매와 인지 기능 감퇴의 위험 요인이다. 운동은 이런 위험을 낮춰주기 때문에 몸의 건강뿐만 아니라 정신 건강도 유지할 수 있다. 강도에 상관없이 운동은 치매나 알츠하이머병의 발병을 예방 혹은 지연시킬 수 있다. 이미 눈에 띄는 정신적인 변화를 겪고 있다고 해도 아직 다 잃은 것은 아니다. 운동은 일부 치매 환자와 인지 변화를 겪고 있는 사람들의 인지 기능을 향상시키고 적극적인 행동을 늘려준다.

운동이 기억과 인지 기능에 작용하는 방식은 두 가지이다. 첫째, 그것은 심장 기능을 증진시켜 심장 박동의 효율을 높임으로써 혈관 질환이 발생할 위험을 줄이고 뇌에 충분한 혈액이 공급되게 한다. 둘째, 운동은 뇌의 성장 인자에 직접적으로 작용하는데 이 인자는 뇌세포의 영양분이 되는 단백질이며 사소한 뇌 손상이라면 뇌의 회복을 도와서 뇌세포가 제 기능을 하고 건강하게 유지되도록 해준다. 이 성장 인자들 중 신경 영양 인자와 신경 성장 인자는 운동으로 증가되고 기억력을 증진시킨다는 것이 밝혀져 있다. 그러므로 운동은 뇌가 스스로 회복될 수 있도록 하며, 더 잘 작동할 수 있도록 해준다.

규칙적인 운동은 스트레스, 불안, 우울, 수면 장애를 줄여주기 때문에 기억력 상실의 원인을 줄일 수 있다. 운동은 스트레스 호르몬의 분비를 억제하여, 잠을 잘 자게 해주고 체중 증가를 막으며 면역 시스템을 강화시킨다. 불안을 해소하는 데는 강도 높은 운동이 효과적이다. 강도 높은 운동이 뇌 호르몬 베타 엔도르핀 beta-endorphin을 대거 방출하여 마음을 진정시키기 때문이다.

우울증 다스리기

치매가 노인들에게 더 흔한 정신 질환이긴 하지만, 우울증은 당사자
와 가족 구성원들을 황폐화시키며 어느 연령에서나 발생할 수 있는
무서운 질병이다. 우울증은 극복할 수 없는 슬픔 때문에 환자 본인
의 활동 능력을 완전히 파괴할 수 있으며, 종종 자살 충동에 휩싸이
게 만들고, 나아가 자살 행위를 유발하기까지 한다. 게다가 환자뿐
아니라 그와 함께 사는 가족들까지 지치게 만들고 삶의 열정을 시들
게 한다. 우울증은 정신적으로나 신체적으로 삶의 모든 측면에 부정

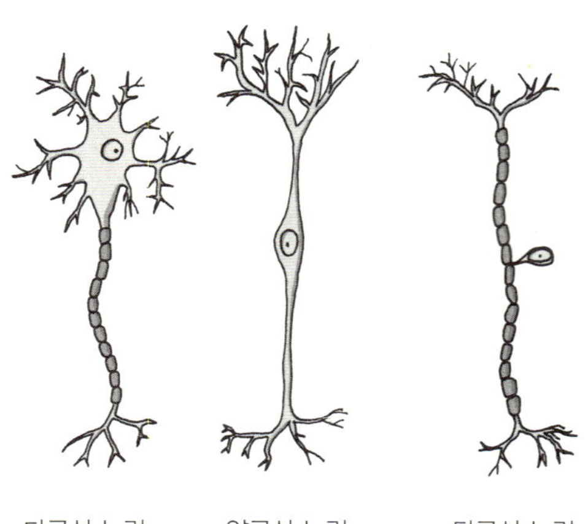

다극성 뉴런　　양극성 뉴런　　단극성 뉴런

우리 몸의 신경 세포들

다극성 뉴런　주로 뇌에서 많이 볼 수 있
는 뉴런으로 대표적인 대뇌피질 세포다.
양극성 뉴런　망막에 있는 시각 세포와
같은 몸의 특수 부위에서만 볼 수 있다.
단극성 뉴런　척추에서 발끝까지 길게 이
어지는 매우 긴 감각신경이다.

적인 영향을 끼치지만 다행히도 치료할 수 있다.

누가 우울해지며, 왜 우울해지는가?

우울증이 배우자, 직업, 집, 친구를 잃게 되는 노년에 더 많이 생길 것이라는 통념과 달리 노인들보다 젊은 사람들에게서 더 흔하다. 노인들은 젊은 사람들보다 질병과 역경을 대체로 더 잘 극복한다. 하지만 나이 든 사람이라도 질병을 앓고 젊음을 잃었다는 느낌이 강해지면 불행감이라고 알려진 중간 정도의 슬픔을 느끼게 된다. 또 노인들은 우울해졌을 때에도 인식하지 못하거나 치료하지 못할 가능성이 더 많다. 그렇기 때문에 조기에 발견하여 치료하는 것이 꼭 필요하며, 특히 50대 이후에는 더 중요하다.

우울증의 징후는 전형적이지 않은 경우가 많으며 징후가 있어도 눈에 띄지 않고 징후가 아예 없는 경우도 있다. 현기증이나 이명을 호소하는 사람들도 있고 심각한 체중 감소를 경험하기도 한다. 우울증은 치매나 인지 장애로 오진될 수도 있다. 우울할 때는 우울증 진단을 위한 질문에 대답할 의욕조차 없기 때문이다. 자살을 하는 노인 세 사람 중 두 사람이 실제로 몇 달 전에 병원을 찾았을 수도 있다. 일반적으로 이들이 우울증에 대해 특별한 증상을 호소하지 않기 때문에 진단되지 않는 경우가 많다. 누군가 자살을 생각하고 있다고 말하면 이 말을 진지하게 받아들이고 곧바로 적절한 치료를 해야 한다.

췌장암, 뇌졸중, 파킨슨병, 당뇨병, 대부분의 호르몬 장애를 포함한 많은 질병이 우울증의 위험과 관련이 있다. 우울증은 뇌에서 생성되는 신경 전달 물질인 노르에피네프린^{norepinephrine}과 세로토닌^{Serotonin}의 이상과 관계가 있다. '부신 피질 자극 호르몬 방출 인자' 같은 호르몬의 수치가 상승되면 우울증의 신체 부전 징후(체중 감소, 수면 장애, 변비, 발기 부전, 성욕 감소 등) 대부분을 유발한다. 또 혈중 코르티솔^{cortisol} 농도를 상승시켜 뼈가 빨리 약해지고 인슐린 작용이 둔해진다. 더 나아가 우울증과 함께 심장 발작이 있었다면 일 년 안에 건강이 아주 나빠지고 다른 심장 질환이 생길 가능성이 높다.

우울증을 어떻게 치료할까

우울증은 심리 요법(상담 치료), 약물, 전기 경련 요법(충격 요법)으로 효과적으로 치료된다. 우울증을 가진 사람 중 3분의 1 이상이 저절로 나아지며 또 3분의 1은 약물과 심리 요법으로 치료될 수 있다. 전기 충격 요법은 10명 중 8명을 치료할 수 있지만 흔히 쓰이지는 않는다.

우울증 치료제는 많지만, 노르에피네프린의 작용을 바꾸어주는 '삼환계 항우울제'TCA와 '세로토닌 재흡수 억제제'SSRI로 크게 나누어진다. 삼환계 항우울제는 진정 효과가 더 크지만 부작용이 많다. 예를 들면 녹내장, 비정상적 심장 박동, 요 정체와 요실금, 고관절 골절과 낙상의 가능성이 커진다. 세로토닌 재흡수 억제제는 종류도 많고, 많은 의사들이 삼환계 항우울제보다 안전하다고 여기고 있지만 이 약도 부작용이 많다. 예를 들면 혈중 나트륨 농도 저하, 위장 출혈, 고관절 골절, 낙상, 수면 장애 같은 것들을 일으킬 수 있다. 그러니까 두 종류의 약물 모두 부작용이 있다.

전통적인 의학적 치료뿐만 아니라 허브 치료도 있다. 예를 들면 세인트 존스 워트는 몇몇 연구를 통해 중증이 아닌 가벼운 우울증에 효과가 있는 것으로 밝혀져 있다. 그것이 삼환계 항우울제나 세로토

세인트 존스 워트 성 요한의 풀이란 뜻으로 유럽, 서아시아가 원산지인 허브. 고대부터 신비한 효험을 지닌 풀로 알려졌으며, 우울증 치료와 항균, 항염증 치료에 사용되었다.

닌 재흡수 억제제보다 부작용을 적게 일으키는 것처럼 보이지만 아직 철저하게 연구되어 있지 않다.

경증 신경 인지 장애와 치매란 무엇인가?

인지 손상이나 치매, 알츠하이머병에 대해서는 그 누구도 생각조차 하기 싫을 것이다. 하지만 그러한 정신적 변화의 원인이 무엇인지 이해해서 예방책이 있다면 정신적 기능이 손상되기 전에 막아야 한다. 앞서 말했듯 나이가 들면 누구나 학습 능력을 어느 정도 잃게 된다. 아주 오래 살게 된다면 전부는 아니라고 해도 대부분이 언젠가는 인지 기능이 손상될 것이고 동물계의 다른 생물들과 인간을 구별지어주는 놀라운 능력, 즉 이성적 사고력을 잃게 될 것이다.

인지적 손상을 일으키는 생리학적 혹은 심리학적 질병에는 뇌졸중, 알츠하이머병, 파킨슨병, 특정 종양, 심혈관 질환, 정신 분열증과 심각한 불안증이 포함되어 있다. 이밖에도 많은 질병이 인지 장애의 징후를 일으킨다. 의사들은 인지적 변화가 치유 가능한 문제 때문에 생긴 것인지 아닌지 구별할 줄 알아야 하고 그런 뒤에는 효과적 치료를 도와야 한다.

그러나 정신 작용에 영향을 주는 문제 중에는 회복이 어려운 것도 있다. 예를 들면 경증의 신경 인지 장애는 곧 발생할 다른 변화의 전조인 경우가 많다. 사고 능력에서의 소소하지만 눈치 챌 수 있는 변화를 경험하고 있을 때가 그러하다. 그런 장애를 겪는 사람들은 비교적 정상적으로 그 기능을 지속시킬 수 있지만 그렇다고 반드시 좋은 것은 아니다. 그러한 인지 변화가 있는 사람의 약 50퍼센트가 5년 내에 치매로 발전하기 때문이다. 그런 장애가 있는지 알아보려면 존 몰리 박사와 세인트루이스대학이 협력하여 개발한 정신 상태 검사지^{SLUMS}(330~331쪽)를 작성해보라. 만약 발병 가능성을 알고 싶으면 뇌 MRI 검사를 받아 기억을 관장하는 부위인 해마의 용적을 측정해보라. 해마 용적이 작다는 것은 쇠퇴의 신호이기 때문이다.

우리들 중 절반 정도는, 만약 충분히 오래 산다면 정도의 차이는 있겠지만 대부분 치매에 걸릴 것이다. 정의에 따르면 치매는 기억력 상실과 인지 영역에서의 하나 이상의 결손이 결합된 것을 말한다. 치매라고 진단되려면 돈 계산을 할 수 없거나, 일을 할 수 없거나, 적절하게 약을 먹을 수 없는 것처럼 정상적인 기능 일부를 수행할 수 없어야 한다. 본인은 (이미 사고 능력이 감퇴하여) 사고 과정의 손상을 크게 걱정하지 않을 수 있지만 그 친구와 친척에게는 큰 상처가 될 것이다.

치매의 가장 파괴적인 형태는 '루이 소체 치매'^{Lewy body dementia}라고 불리는 것으로 10명 중 1명에서 발병한다. 그 병에 걸린 사람들이 발병 초기에 행동상의 문제를 일으키기 때문에 대단히 무서운 질병이다. 4년 전 행복하게 결혼식을 올린 한 교회 집사가 루이 소체 치매에 걸렸는데 교회 신도들에게 성적으로 부적절한 말을 하고 사람들 앞에서 옷을 벗기 시작했다고 한다. 이 유형의 치매에 걸린 사람들에게서는 기억력 감퇴 이전에 설명할 수 없는 폭발적 분노가 증가한다.

치매 자체는 수많은 잠재적 원인이 있다. 예컨대 고혈압으로 혈관이 변하여 뇌로 가는 혈류량이 감소하는(당뇨병에서 흔하다) 것도 치매의 원인이 될 수 있다. 하지만 치매의 가장 흔한 원인은 알츠하이머병이다. 그래서 기원과 진행 과정이 서로 다르지만 알츠하이머병을 치매의 유형으로 보곤 한다. 알츠하이머병은 사람들이 생각하는 것만큼 흔한 병은 아니다. 60대 100명 중 단 한 명이 이 병에 걸리며, 70대에서 발병은 100명 중 겨우 두세 명이다. 발병률은 80대와 90대에서만 두드러지게 더 높다.

불행하게도 치매 치료제는 별로 효과가 없다. 하지만 치료 가능한 기억력 상실의 원인들이 치매를 악화시키고 있다면, 그 원인들을 치료할 수는 있다. 당뇨병 환자의 경우 혈관 문제를 치료하면 뇌로 더 많은 혈액이 공급되게 하여 그 증상을 개선할 수 있다.

알츠하이머병에 대한 새로운 견해

알츠하이머병은 대단히 두려운 병이지만 비교적 아주 적게 발생한다. 만약 알츠하이머병에 걸린 나이 든 친척이 있다면 그 병이 얼마나 고약한지 잘 알 것이다. 그 병은 본질적으로 가족 구성원들에게 이중의 고통을 준다. 첫째는 그들이 알고 사랑하던 사람과의 정신적 교류가 단절되는 것이며 둘째는 이후에 그 사람이 죽을 때이다. 그것은 기억력 상실, 행동과 성격의 변화, 적절한 사고력의 상실, 기능 상실을 초래하는 뇌의 끔찍한 장애인 것이 확실하다.

이 병은 20세기 초에 병리학자 알츠하이머가 처음 발견했다. 그는 뇌에 나타나는 아밀로이드 플라크와 신경 섬유 엉킴이 기억력의 변화와 관계가 있다는 것을 발견했다. 알츠하이머병에 걸린 사람은 대부분 노인이지만 중년에도 발병할 수 있다. 진단 후 몇 년 내로 죽는 사람도 있지만 대부분은 8~10년 동안 생존하며 20년까지 사는 사람도 있다. 현재 400만 명의 미국인이 이 병에 걸려 있다. 지난 10년 동안 연구자들은 알츠하이머병에 대해 많은 것을 알아냈다. 우리는 이 질병에 걸린 사람들을 위해 가까운 미래에 더 획기적인 발견이 나와서 이들의 삶의 질을 더 높여주기를 바랄 뿐이다.

알츠하이머병의 원인은 무엇인가?

현재로서는 알츠하이머병의 원인에 대해 두 가지 이론이 있다. 첫째는 신경 세포에서 생산된 뇌 분자인 베타 아밀로이드가 지나치게 많아져서 학습과 사건 기억 능력을 직접적으로 방해하며 뇌세포 파괴를 유발하는 단계적 반응을 일으킨다는 것이다. 존 몰리 박사와

연구자들은 베타 아밀로이드가 뇌에 과도하게 축적되면 독성 물질
이 형성되어 기억력 상실을 초래한다는 것을 발견했다. 두 번째 이
론은 활성 산소가 신경 퇴화를 초래하여 이 병이 발생한다는 것이
다. 유리기 청소부, 즉 알파 리포산(1장 41쪽을 보라)으로 치료하면
기억력이 개선된다는 것이 그 증거이다. 하지만 덜 강력한 항산화제
인 비타민 E 보충 치료의 결과는 혼란스럽다. 연구 결과는 두 가지
잠재적 원인이 복합되었을 가능성이 있음을 암시한다.

　　마찬가지로 전신 염증 반응도 알츠하이머병의 발병 원인일 수
있다. 인슐린 저항 단계에 발견되는 쓸모없는 인슐린의 수치 증가는
혈관 질환과 제2형 당뇨병 환자들에게서 더 흔하게 보인다. 심지어
당뇨병 환자가 아니더라도 인슐린 수치가 올라가면 알츠하이머병과
기억력 감퇴의 위험이 증가한다. 그래서 알츠하이머병은 실제로 또
다른 형태의 당뇨병(제3형 당뇨병)이라 할 수 있다. 뇌세포가 일부
인슐린을 만들기는 하지만 알츠하이머병에 걸린 사람들에게서 이
호르몬이 초기에 급격히 사라져서 그 결과 베타 아밀로이드가 덜 제

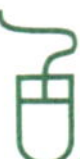

활성 산소　몸 속 영양분의 대사 과정, 특히 산화 과정에서 생성되는 불안정한 산소
화합물. 활성 산소는 다른 화합물과 매우 쉽게 반응해 몸의 정상 성분을 변화시키는데,
그 결과로 세포 내 유전자가 변화해 세포 재생이 방해받거나 정상 세포가 파괴될 수
있어 노화를 촉진하고 각종 질환을 일으키는 원인으로 지적된다.

거듸기 때문이다. 인슐린 부족이나 인슐린 저하 현상이 뇌에서만 국부적으로 일어나는지 다른 신체 부위에서의 인슐린 작용 저하의 결과인지는 확실치 않지만 제대로 치료되지 않은 당뇨병이 정신적 쇠약과 알츠하이머병에 걸릴 위험을 증가시킨다는 것은 확실하다. 희망은 있다. 인슐린 증감제 같은 약을 사용하여 당뇨병을 치료하면 정신 상태를 개선시킬 가능성이 높아진다.

심혈관계의 건강도 뇌의 활성에 대단히 중요하다. 알츠하이머병의 발병 위험은 인슐린 저항성, 당뇨병, 흡연, 고혈압, 심장 질환과 같은 혈관 위험 인자의 수와 함께 증가한다. 당뇨병 자체가 혈관 합병증과 함께 정신적 쇠퇴의 위험을 대단히 크게 증가시킨다.

알츠하이머병을 지연, 치료, 예방할 수 있는가?

지금 이 순간 시도되고 있는, 베타 아밀로이드 과다 생산을 늦추기 위한 연구들은 가까운 미래에 알츠하이머병이 효과적으로 치료되고 예방될 수 있을 것이라는 희망을 주고 있다. 수많은 요인들이 알츠하이머병의 발병을 가속화한다. 그중에 낮은 교육 수준, 다양하고 집중적인 오락 활동의 부족, 부족한 신체 활동, 높은 호모시스테인homocysteine 수치, 기능이 저하된 갑상선 같은 요인들은 개선 가능한 것들이다. 오스트레일리아의 한 연구는 심지어 자주 코를 후비는 사람이 알츠하이머병에 걸릴 확률이 더 높다는 결론까지 내렸다.

현재 이 병을 예방하는 가장 안전한 방법은 규칙적인 신체 활동을 통해 뇌세포 손상 속도를 늦추는 것이다. 운동은 당뇨병에 걸린 사람들과 혈중 인슐린 농도가 낮은 사람들에게서 인슐린 저항을 줄여 혈당을 조절하는 것도 돕는다. 또 정신적 활동은 인지 기능의 쇠퇴를 지연시키므로 이 장 앞 부분에서 설명한 대로 규칙적인 정신 운동을 반드시 해야 한다.

알츠하이머병을 치료하고 지연시키는 약물

현재까지 알려진 이 질병의 치료법은 미진한 점이 많다. 주요 신경 전달 물질 중 하나인 아세틸콜린의 감소는 알츠하이머병의 기억력 감퇴와 관련이 있다. 현재 어떤 약도 효과가 그리 좋지는 않지만 아리셉트 같은 것은 아세틸콜린의 분해를 막아줌으로써 초기 증세에는 효과가 있다. 에스트로겐 대체 요법과 나프록센과 같은 비스테로이드계 소염제의 사용을 포함한 치료법들이 시도되었지만 성공하지 못했다.

다른 치료법이 있을까? 3장에서 논의했듯이 테스토스테론 수치는 일생 동안 천천히 저하된다. 존 몰리 박사를 포함한 수많은 연

호모시스테인 단백질 대사 과정에서 생성되는 부산물. 호모시스테인 혈중 농도가 높으면 뇌졸중 등의 뇌혈관 질환과 협심증 등의 심장 질환의 위험 요인이 된다. 비타민 B_{12}, 엽산이 호모시스테인을 제거하는 역할을 한다.

구자들이 시공간 기억력이 테스토스테론 대체 요법으로 증진될 수 있고 낮은 테스토스테론 수치가 알츠하이머병과 관련이 있다는 것을 발견했다. 쥐의 경우 테스토스테론은 아밀로이드 전구체 단백질의 생산을 감소시킨다. 또 징코 빌로바(은행잎 추출물)는 동물의 기억을 증진시키는 허브 물질이지만 인간의 경우는 엄밀하게 연구되지 않았다. 마지막으로 누트로픽, 즉 뇌의 혈류를 개선시켜 이른바 머리를 좋게 하는 약은 비싸지 않으면서도 최신 약품들만큼 효과적으로 정신적 기능을 향상시켜주는 것 같다.

그렐린, 배고프면 정신이 맑아진다

그렐린, 즉 배고픔의 신호를 보내는, 위장에서 생산되는 호르몬(3장 129쪽을 보라)은 성장 호르몬이 더 많이 분비되도록 촉진하지는 않지만 기억과 학습을 돕는다. 최근의 연구 결과들은 알츠하이머병의 치료에 새로운 방향을 제시해주고 있다. 그렐린 대체 요법이 기억력을 회복시킨다는 것이다. 뇌와 위장은 직접 연결되어 있다는 것이 놀라운 사실은 아니다. 존 몰리 박사와 세인트루이스대학의 연구자들은 최근 그렐린, 즉 식욕을 관장하는 호르몬이 학습과 기억을 담당하는 뇌 부위의 활동을 유발시킨다는 것을 밝혀냈다. 이 연구들에 따르면 그렐린 유전자가 없는 쥐들은 행동 시험에서 잘하지 못했지만 그렐린 대체 치료를 받자 기억력이 향상되었고 학습 능력이 회복되었다고 한다. 사실 그렐린 반응은 인간이 배고파서 먹을 것을 찾으러 다녔던 머나먼 과거까지 거슬러 올라갈 수 있다. 어디서 먹을 것을 구해야 하는지 기억하지 못하면 먹을 것을 찾지 못할 것이므로 좋은 기억력이 인간종의 장기적인 생존에서 궁극적으로 중요했을 것이다.

건강한 노화에서 영성과 종교의 중요성

심신의 건강 유지에서 영성과 종교의 역할이 최근 제대로 인식되고 있다. 그것들은 신체적 건강보다 심리적 건강에 더 큰 영향을 준다. 모든 종교가 긍정적인 영향만 끼치는 것은 아니지만 말이다. 그것들은 질병을 극복할 힘을 주고 외부의 도움을 받을 기회를 늘려주기 때문에 건강에서 중요하다. 예를 들어 기도는 장애나 생명을 위협하는 병에 걸린 사람들의 유용한 대처 전략이라 할 수 있다. 또한 사람들은 나이에 상관없이 삶의 의미를 찾으려고 애쓴다. 사람들은 종교적 관습, 동정심, 타인에 대한 봉사를 통해 영성을 표현하거나 후세대에 종교적 지혜를 전달하면서 깊은 만족감과 위안, 평화를 느낀다. 이런 식으로 종교적인 사람들이 대체로 더 오래 건강하게 산다. 그렇다고 나이가 든다고 해서 반드시 더 종교적이 되어야 한다는 뜻은 아니다.

우리가 종교에 대해 알고 있는 것

많은 사람들이 영성과 종교가 같은 것이라고 생각한다. 하지만 모든 사람에게 영적인 측면이 있지만 그렇다고 모두가 종교적인 것은 아니다. 종교는 '영적 지도자의 가르침에 바탕을 둔 일련의 신앙, 가치, 관습'으로 정의된다. 이것에 따르면 종교는 영성에 포함되는 개념으로 일반적으로 영성의 조직화된 표현이다. 종교는 종교적 관계를 통해 사회적 지지, 보호, 소속감과 함께 영성을 표현하게 되는데, 이것들은 모두 시련을 극복하는 데 중요한 역할을 한다.

우리가 영성에 대해 알고 있는 것

종교에 특수한 신앙과 관습이 포함되어 있는 반면 영성은 훨씬 더 넓은 개념이다. 영성을 정의하는 것은 세상을 한 번도 본 적이 없는 맹인에게 색깔을 설명하는 것과 비슷하다고 할 수 있다. 영성 자체에 대한 인식은 개개인의 신앙에 따라 다양할 수 있다. 영성은 의미, 형이상학, 존재에 대한 질문 같은 정신적인 것과 관련이 있다. 영적이 되는 것은 실재, 가치, 도덕, 의미의 가장 심오한 측면들에 대해 생각하고 궁금해 하고 탐구하는 것이지, 초자연주의와는 다르다. 영성은 삶에 의미를 부여하고 훌륭한 삶을 성취하는 방법에 관한 것이다. 영적 성장은 우리 자신과 타인에 대한 통찰력과 이해력을 갖도록 해준다.

삶에 영성을 끌어들이기 위한 전략들

힘든 시간을 견디고 난 뒤나 예전처럼 인생이 순조롭게 흘러가지 않을 때, 사람들은 영적인 길에 들어서라는 부름을 받는 영적 각성을 경험하게 된다. 전통적인 영역 밖에 있는 것일지라도 자신만의 독특한 경험을 공유한다면 영성을 더 크게 느낄 수 있다.

마찬가지로 희망적인 느낌도 장수와 관련이 있다. 희망을 품으면 미래에 대한 기대가 커져서 행동할 동기가 생기고 목표를 달성할 방법을 깨달을 수 있기 때문에 나이가 들어가면서 일어나는 신체의 변화에 더 잘 대처할 수 있다. 종교적이고 영적인 활동은 질병이나 상해를 더 빨리 회복하는 데 도움이 된다.

마지막으로, 유품이나 유물을 만드는 것은 삶에 의미와 영성을 불어넣는 매우 건설적인 방법이다. 비망록, 사진첩, 기념 정원, 가족사나 족보, 자서전 같은 것이 있다. 고향을 찾아가서나 의미 있는 장소를 돌아보면 더 긍정적인 느낌을 얻을 수 있다. 또 전화 통화, 기도 모임, 텔레비전의 종교 방송, 경전 읽기가 희망과 위안이 될 수도 있을 것이다.

신체적 건강에 관한 한 규칙적으로 예배나 법회에 참석하는 것이 집에서 텔레비전으로 설교를 보는 것보다 훨씬 더 좋다. 교회나 사찰에 가는 사람들은 그렇지 않은 사람들보다 심신의 기능이 더 오래 유지되는 경향이 있다. 집 밖에 나가서 조금만 움직여보면 그 차이를 알 수 있을 것이다.

▍긍정적인 정신 건강 요인

하버드대학의 조지 밸리언트 교수는 50~80세까지의 하버드 졸업생들과 50~70세까지의 그 도시 거주자 집단을 연구했다. 그는 정신 건강 요인들이 생존과 깊이 관련되어 있을 뿐만 아니라 나이가 들었을 때 '슬프고 아픈' 사람이 되느냐 '행복하고 건강한' 사람이 되느냐를 결정짓는다는 것을 발견했다. 긍정적인 정신 건강의 요인들은 안정된 결혼 생활을 유지하고, 운동을 하고, 담배를 피우지 않고, 알코올을 남용하지 않고, 몸무게가 많이 늘지 않게 하고, 시련에 대처하는 능력이었다. 운동은, 특히 근력 운동은 우울증을 줄여주었다.

이것만은 꼭!

모든 기억력 상실이 심각한 질환의 전조는 아니다. 분명 모든 사람들이 치매나 알츠하이머병에 걸리는 것도 아니다. 우울증을 다스리고 영성을 점검해보고 창조성을 유지하라. 더 오랫동안 정신의 젊음을 유지하려면 위기를 잘 극복하고 안정적인 결혼 생활을 즐겨라. 규칙적으로 운동하고, 담배를 끊고, 절제하여 술을 마시고, 몸무게를 관리하라. 그리고 십자말풀이나 두뇌에 자극이 되는 게임을 즐겨라. 자녀나 손자들에게 숫자 맞추기 게임인 스도쿠나 순발력이 필요

한 비디오 게임을 가르쳐달라고 해보라. 그러면 당신의 정신이 당신

을 사랑해줄 것이니!

05

몸무게를 유지하라

어떤 자료를 보니 내가 먹는 것은 전부 치명적인 독이고,
내가 안 먹는 것이 전부 살아가는 데에 꼭 필요한 것이랍디다.
그래도 난 계속 먹을 겁니다.

조지 버나드 쇼(1856~1950년)

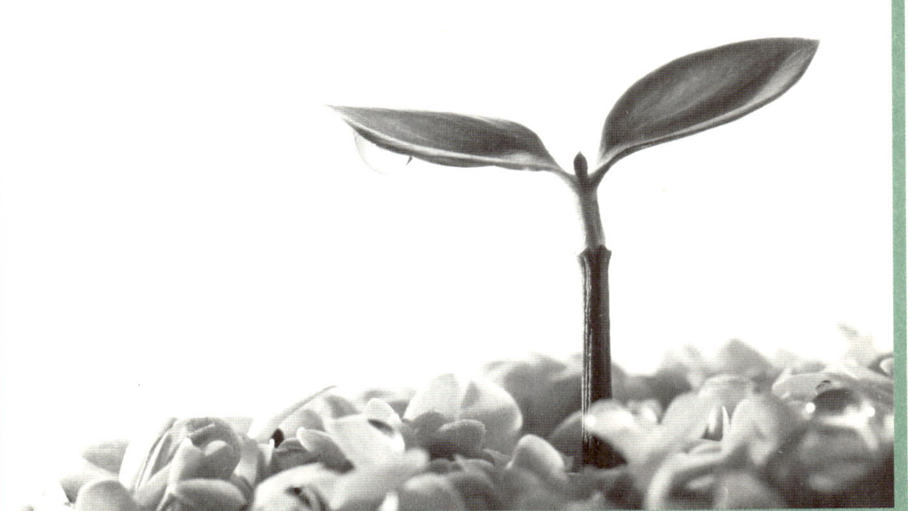

너무 뚱뚱한지

너무 말랐는지 딱 좋은지, 당신의 몸무게는 어디에 속해 있는지 알고 있는가? 우리는 과체중이 건강에 얼마나 나쁜지에 대해 귀에 못이 박히게 들어왔다. 흥미로운 사실은 20세기에 미국이 세계에서 가장 뚱뚱한 나라가 되었지만 평균 수명은 27년이나 늘었다는 것이다. 이 수수께끼는 세상이 보이는 대로가 아니며 보려고 하는 대로 볼 뿐이라는 것을 알려준다. 체중 감소는, 지방의 무게가 빠진 것이라면 이롭지만 근육량이 줄어든 것이라면 해로울 수 있다. 사실 근육이 줄어드는 것, 의학 용어로 '근육 감소증'은 삶의 질을 크게 떨어뜨리고 실제 나이보다 더 늙어 보이게 할 수 있다.

이번 장에서는 현재 자신의 몸무게가 적절한지 판단하는 법에 대해 알아보자. 그리고 체중을 건강하고 안정적으로 유지하기 위해서는 어떤 신체 활동과 의료 행위가 필요한지 알아보자. 목표는 나이가 몇 살이든 최대한 건강해 보이게, 또 건강하다고 느끼도록 만드는 것이다.

몸무게에 대한 좋은 소식과 나쁜 소식

좋은 소식은 나이가 들수록 약간 과체중인 것이 수명과 건강에 좋다는 것이다. 그렇다고 늘 앉아서 지내며 몸무게를 늘리라는 말은 아니다. 중년의 허리둘레 증가가 제2형 당뇨병, 고혈압, 심장병과 관련이 있다는 나쁜 소식 때문이다. 과도한 체 지방은 현대 의학에서 '사악한 마녀'가 되었다. 그러나 그런 비난은 너무 과한 것 같다. 실제로 60세 이후의 현저한 체중 감소는 대부분 해로우며 대체로 권장되지도 않는다.

체 지방은 대단히 활동적인 신진대사 조직이다. 지방은 좋기도 하고 나쁘기도 한 사이토카인뿐만 아니라 렙틴과 아디포넥틴 같은 여러 가지 호르몬을 생산한다. 물론 과도한 지방은 제2형 당뇨병의 원인으로 지목되고 있다. 근육이 아니라 순전히 지방인 한에서 체중을 아주 조금만 줄이는 것으로도(체중의 5~7퍼센트, 즉 90kg인 사람

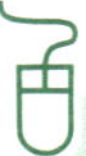

사이토카인 인체의 면역계를 자극하고 제어하는 단백질 호르몬. 인터류킨, 인터페론, 종양 괴사 인자 등이 있다.
렙틴 지방 세포에서 생성되는 식욕 억제 호르몬. 렙틴은 혈관을 타고 식욕과 체중을 조절한다고 알려진 뇌의 시상 하부까지 가서 그만 먹으라는 신호로 작용한다.
아디포넥틴 근육, 간, 췌장 등에서 지방 산화를 증가시켜 체중을 줄여주고 혈당을 조절해주는 호르몬.

은 5kg정도) 혈당 수치 개선과 전반적인 당뇨병 억제에 크게 기여한다. 그러나 피부 바로 아래 위치한 피하 지방이 적은 사람들은 지방이 너무 적어서 발생하는 당뇨병인 지방 위축성 당뇨병에 걸리는 경우도 많다.

지방은 신진대사뿐만 아니라 핵심 장기들을 보호하는 중요한 역할을 한다. 마찬가지로 엉덩이의 지방 완충물은 넘어졌을 때 골절을 막아준다. 지방은 추울 때 몸을 따뜻하게 유지시키는 단열재이기도 하다. 아마도 지방의 가장 중요한 역할은 낙타가 먹거나 마시지 않고도 오랫동안 여행할 수 있게 해주는 혹처럼 에너지 저장 기관으로서의 역할이다. 이런 기능은 장기간 병을 앓고 있거나 병원에 오래 입원하게 될 때 극히 중요하다.

체 지방은 어느 정도는 질병의 원인일 수는 있겠지만 세간의 비난처럼 많은 질병의 직접적이거나 유일한 원인인 것 같지는 않다. 체중이 줄든 아니든 지구력 훈련 후에 지방 세포는 근육 세포만큼이나 인슐린에 민감하게 반응한다. 두 종류의 세포 모두 인슐린 저항성과 제2형 당뇨병의 발병과 큰 관련이 있는 것 같다. 또 최근의 한

인슐린 저항성 인슐린은 세포가 포도당을 효과적으로 연소하도록 돕는 역할을 하는데, 이런 인슐린이 제 기능을 못하게 방해하는 성질. 인슐린 저항성으로 인해 제2형 당뇨병이 발병한다. 비만이나 운동 부족과 관련이 큰 것으로 알려져 있다.

연구를 보면 비만은 본질적으로 조직 쇠퇴와 조기 사망의 직접적인 위험 요인은 아니지만 당뇨병의 원인일 수는 있다.

지나친 체중 감량은 몸에 나쁠 수 있다

중년 혹은 그 이후에 체중을 많이 줄였을 때 발생할 수 있는 문제는 나중에 체중이 늘었을 때 체 지방의 비율이 높아진다는 점이다(이것은 6~12개월 사이에 아주 흔하다). 즉, 체중을 줄일 때는 75퍼센트가 지방이고 25퍼센트가 근육인데, 체중이 늘었을 때는 체 지방의 비율이 85퍼센트까지 더 높아진다. 근육이 적어지면 필요 열량도 줄어들기 때문에 다이어트 후에는 이전과 똑같은 열량을 섭취해도 쉽게 살이 찐다. 더 나아가 평생 요요 현상을 반복적으로 겪은 사람들은 결국 자신의 늘어난 체중을 지탱하기에도 부족한 근육만 남게 된다. 결국, 이들은 체력 부족으로 인해 생활의 질을 저하시킬 수 있는 '지방질의 허약한' 몸이 될 것이다.

그러므로 체중을 줄이는 중이라면 규칙적인 운동을 통해 반드시 근육량을 유지해야 한다. 사실 바람직한 체중과 건강을 유지하는 문제라면 칼로리를 얼마나 섭취하는가보다는 신체 활동이 훨씬 더 중요하다고 볼 수 있다. 운동을 하지 않고 다이어트를 하는 사람들은 근육이 더 많이 감소하지만 운동을 하면서 섭취 열량을 제한하면 근육이 유지되며 신진대사율이 높게 유지된다.

다른 중요한 문제는 몸무게를 줄이려고 다이어트를 지나치게 하면 열량 섭취, 특히 단백질 섭취의 부족 때문에 단백질 열량 영양 실조가 되기 쉽다. 이 경우 건강을 위협하는 신체적 문제(예를 들면 욕창, 빈혈, 고관절 골절, 감염, 근력 약화)가 발생할 수 있다. 또한 나이 때문에 이미 부정적인 영향을 받고 있던 면역계에 손상을 입힌다. 예를 들면 이런 유형의 영양실조는 질병과 싸우는 중요한 면역 세포인 CD4 T세포가 현격하게 감소하게 만든다. 실제로 CD4 T세포 수치가 에이즈 환자만큼 낮아져서 감염 위험이 비정상적으로 높아지고 항생제를 장기간 투여해야 할 가능성이 높아진다.

체중 감소는 체 지방과 간세포에 저장되어 있던 중성 지방이 배출되게 한다. 혈액 속으로 배출된 이 지방들은 해로운 유형의 콜레스테롤과 함께 심장병, 동맥 플라크 형성, 피떡 형성의 원인이 될 수 있다. 또 다른 문제는 과도한 지방을 줄일 때 지방 세포 속에 있던 것들도 함께 빠져나온다는 사실이다. 여기에는 살충제 성분인 PCBs와 DDEs 같은, 평생 동안 축적된 독소가 들어있다. 순환하는 독소 수치가 이렇게 급격히 증가하면 신경 손상이 일어날 수 있다. 흰머

T세포 흉선에서 만들어지는 림프구. 골수에서 형성되는 B세포와 함께 면역계에서 핵심적인 역할을 맡고 있다. T세포는 감염된 세포를 죽이는 킬러-T세포, 사이토카인을 분비하여 B세포와 킬러-T세포를 돕는 헬퍼-T세포, 면역 반응을 조절하는 조절-T세포 등 세 가지가 있다. CD4 T세포는 헬퍼-T세포에 속한다.
DDEs 체내에서 대사 작용을 거친 살충제 DDT의 부산물.

리 독수리는 몸무게가 줄면 뇌 속의 독소가 배출되기 때문에 빨리 죽는다. 이 '독성 혼입' 때문에 독소가 축적된 시간이 더 많은 노년의 체중 감소가 더 해로울 수 있다. 마찬가지로 많은 약물 성분이 지방 세포에 저장되어 있다가 체중 감소 때 혈액 속으로 배출된다. 대부분의 의사들이 체중 감소 기간 동안에 지용성 약제의 복용량을 줄여주지 않기 때문에 과도하게 많은 양의 약물에 노출될 수 있다.

어떤 경우에 지나친 체중 감소가 암과 같은 질병의 전조일 수

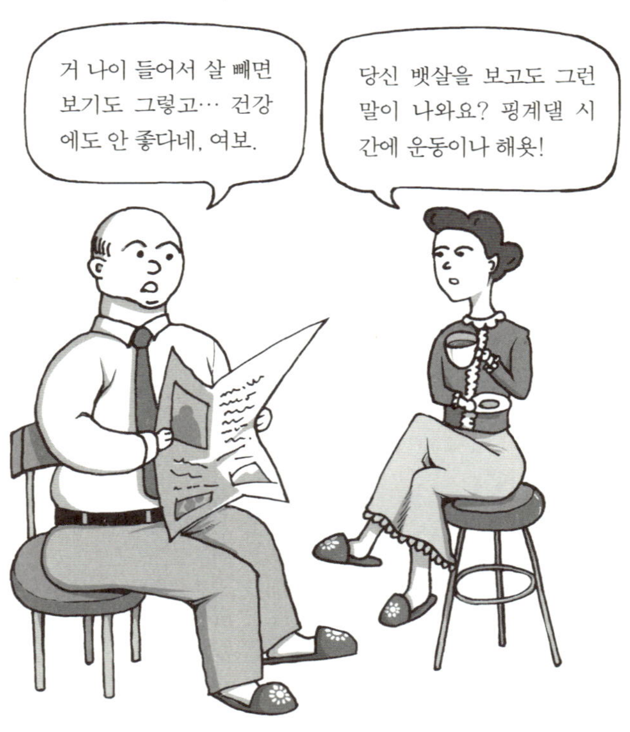

있다. 특히 체중 감소가 의도한 것이 아니거나 예측한 것이 아닐 때 그렇다. 일부러 줄이지 않았는데 체중이 많이 줄었다면 질병 때문이 아닌지 알아봐야 한다. 체중을 감량하고 싶더라도 60세 이상이라면 하지 않는 것이 최선이다. 더욱이 노년 여성이 일부러 몸무게를 줄이면 고관절 골절과 쇠약의 위험이 두 배 이상 커질 수 있다. 주지하다시피 일정한 나이를 넘어서면 여러 가지 이유 때문에 과도한 체중 감량은 하지 말아야 한다.

▌건강한 몸무게는 얼마인가?

체중이 수명과 건강에 미치는 영향은 이미 많이 연구되어 있다. 일생을 통해 얻어진 적당한 몸무게는 건강함의 징표라 할 수 있을 것이다. 뼈의 크기와 근육의 양에 따라 다르겠지만 10년에 4.5kg정도 느는 것은 대체로 용인할 만하다. 그러나 실제 체중 증감의 정도는 사람마다 매우 다양하다고 봐야 한다.

체 질량 지수가 기준이다

최근 몸무게 평가 방법은 '체 질량 지수'^{BMI}다. 이 지수로 이상적인 몸무게를 판단할 수 있다.(표 5.1) 몸무게와 마찬가지로 체 질량 지수도 U자형 곡선을 따른다. 즉, 체 질량 지수가 매우 낮거나 매우 높은 것은 건강에 더 위험하므로 너무 마르거나 너무 뚱뚱한 것은 좋지 않다. 통상 체 질량 지수가 20미만일 때는 저체중, 20~24일 때는 정상, 25~29일 때는 과체중, 그리고 30이상일 때는 비만으로 본다. 하지만 연령이 높아지면 최적의 체 질량 지수가 약간 상승한다. 20세에서 29세까지의 평균 체 질량 지수는 21.4이지만 60세에서 69세에서는 26.6이다. 하지만 표에는 이런 차이가 반영되어 있지 않다. 표 5.1은 더 젊은 사람들에게 잘 맞지만 노인들을 위한 지수가 아직 발표되어 있지 않으니 어쩔 수 없다.

연령별 차이 문제를 제외하고 체 질량 지수의 또 다른 결점은 근육량이 많아도 그것으로 인한 건강상의 이득이 반영되지 않는다는 사실이다. 체 질량 지수로는 실제 몸의 구성(체 지방 대 근육)을 전혀 알 수가 없기 때문이다. 근육이 지방보다 더 무겁기 때문에 근육이 많으면 체 질량 지수가 높아질 것이다. 또 한 가지 문제는 적정 지수의 범위가 인종에 따라 다를 수 있는데 대체로 흑인이 더 높고 동양인이 더 낮다는 것이다. 이 표는 만국 공통이지만 백인에게, 특히 더 젊은 사람들에게는 대체로 잘 맞는다.

체 질량 지수는 쉽게 계산해볼 수 있다. 몸무게(kg)를 키(m)의 제곱으로 나누면 된다. 예를 들어 몸무게가 75kg이고 키가 1.75m라면 체 질량 지수는 다음과 같다. $75/1.75^2 = 24.5$

요즘에는 인터넷상에 체 질량 계산기가 다 있어 본인의 수치만 입력하면 된다.

표 5.1 체 질량 지수표

키 (cm) / BMI	표준 체중						과체중					비만					
BMI	19	20	21	22	23	24	25	26	27	28	29	30	31	32	33	34	35
몸무게(kg)																	
152.4	44.0	46.3	48.5	50.8	53.5	55.8	58.1	60.3	62.6	64.9	67.1	69.4	71.7	73.9	76.2	78.9	81.2
154.9	45.4	48.1	50.3	52.6	55.3	57.6	59.9	62.1	64.9	67.1	69.4	71.7	73.9	76.7	78.9	81.6	83.9
157.5	47.2	49.4	52.2	54.4	57.2	59.4	61.7	64.4	66.7	69.4	71.7	73.9	76.7	79.4	81.6	84.4	86.6
160.0	48.5	51.3	53.5	56.2	59.0	61.2	64.0	66.2	68.9	71.7	73.9	76.7	79.4	81.6	84.4	86.6	89.4
162.6	49.9	52.6	55.3	58.1	60.8	63.5	65.8	68.5	71.2	73.9	76.7	78.9	81.6	84.4	87.1	89.4	92.5
165.1	51.7	54.4	57.2	59.9	62.6	65.3	68.0	70.8	73.5	76.2	78.9	81.6	84.4	87.1	89.8	92.5	95.3
167.6	53.5	56.2	59.0	61.7	64.4	67.1	70.3	73.0	75.7	78.5	81.2	84.4	87.1	89.8	92.5	95.3	98.0
170.2	54.9	57.6	60.8	63.5	66.2	69.4	72.1	75.3	78.0	80.7	83.9	86.6	89.8	92.5	95.7	98.4	101.2
172.7	56.7	59.4	62.6	65.3	68.5	71.7	74.4	77.6	80.3	83.5	86.2	89.4	89.4	95.3	98.0	101.2	104.3
175.3	58.1	61.2	64.4	67.9	70.3	73.5	76.7	79.8	82.6	85.7	88.9	92.1	92.1	98.0	101.2	104.3	107.0
177.8	59.9	63.0	66.2	69.4	72.6	75.7	78.9	82.1	85.3	88.5	91.6	94.8	98.0	100.7	103.9	107.0	110.2
180.3	61.7	64.9	68.0	71.2	74.8	78.0	81.2	84.4	87.5	90.7	94.3	97.5	100.7	103.9	107.0	110.2	113.4
182.9	63.5	66.7	69.9	73.5	76.7	80.3	83.5	86.6	90.3	93.4	96.6	100.2	103.4	106.6	109.8	113.4	117.0

잉여 체 지방은 어디에 저장되는가

잉여 체 지방이 얼마나 있는가뿐만 아니라 그것이 어디에 있는지도 중요하다. 비만에는 두 가지 유형이 있다. 복부(중심형) 비만 혹은 남성형 비만과 하체(말초형) 비만 혹은 여성형 비만이다. 복부 비만의 경우 잉여 지방 세포가 복부, 목, 어깨, 팔 부위에 집중되어 있어서 몸이 사과 모양으로 되며 남성에게 더 많이 나타난다. 이 경우 지방이 대부분 복부에 저장되어 있고 내장 안쪽과 주변에도 있다. 반면 하체 비만은 여성에게서 더 흔한데, 엉덩이, 허벅지에 무게가 더 나가서 서양배 모양으로 보인다. 둘 중에는 복부 비만이 건강에 훨씬 더 위험하다. 불행하게도 체 지방 축적 유형은 유전적으로 미리 정해져 있다. 우리가 관리할 수 있는 것은 지방 저장 부위가 아니라 저장되는 지방의 총량이다.

줄자를 쓰면 수명이 연장된다

몸무게(체 질량 지수)뿐만 아니라 '허리-엉덩이 둘레비'^{WHR} 도

허리- 엉덩이 둘레비 허리둘레는 배꼽 주위를 측정하며 엉덩이 둘레는 엉덩이 중에서 가장 넓은 부분을 잰다. 키와 몸무게 만으로 판단할 때 간과될 수 있는 복부 비만을 판단하는 데 간단하면서 유용한 수치다.

알아보아야 한다. 그 비율로 복부에 지방이 너무 많이 축적되었는지 아닌지 알 수 있기 때문이다. 허리가 80cm, 엉덩이가 90cm라면 허리-엉덩이 둘레비는 80÷90＝0.89가 된다. 여성과 남성이 해부학적으로 다르기 때문에 성별에 따라 이상적인 WHR이 다르다. 남성이든 여성이든 높은 WHR은 복부 비만의 결과이다. 신진대사가 더 활발한 이 '내장 지방'은 늘기도 쉽고 줄이기도 쉽지만 일반적으로 인슐린 저항성, 제2형 당뇨병, 고혈압, 심장병 같은 대사 장애와 관련이 있다. 사실, 매우 높은 WHR은 결국 뇌 구조에 영향을 미쳐 인지적 쇠퇴의 진행과 치매를 촉진한다.

비만은 남성의 경우 WHR이 1 이상 여성의 경우 0.85 이상일 때 위험하다. 0.9 이하인 남성은 신진대사 문제의 위험이 적고 여성은 0.8이 상한선이다. 동아시아계 남성의 상한선은 0.8에서 0.85 사이로 더 낮다. 허리둘레만으로 제2형 당뇨병의 위험을 미리 알 수 있다. 예를 들어 허리둘레가 96~101cm(38~40인치)인 남성은 74~86cm(29~34인치)인 남성들보다 당뇨병이 발병할 위험이 5배 더 큰데 늘어난 복부 지방 때문일 가능성이 많다. 여성들의 경우 당뇨병의 위험을 낮추려면 88cm(34.7인치) 미만이어야 한다.

체중 감량의 핵심은 근육과 운동

이미 60번째 생일이 지났다면 바로 지금부터 운동량을 늘리고 식단을 조절해 복부 지방을 줄여야 한다. 어떤 다이어트든 필요량보다 더 적은 열량을 섭취하면 효과가 있다. 제일 중요한 것은 매일 운동을 하면 근육 대신 지방이 빠진다는 사실이다. 운동을 하면 실제 체중의 감소 속도는 느려질 수 있지만 근육이 늘기 때문에 체 성분은 더 좋게 바뀔 것이다. 극단적으로 빠르게 체중을 줄이는 진짜 저칼로리 식사는 피해야 한다. 그런 다이어트는 몸의 수분과 근육을 더 많이 감소시키며 다시 정상적으로 먹기 시작하면 쉽게 몸무게가 또다시 늘어난다.

보통 감량한 체중을 유지하는 것이 처음에 살을 빼는 것보다 더 어렵다. 심지어 다이어트에 성공한 사람들 중 90퍼센트 이상이 6~12개월 내에 뺐던 만큼 혹은 그 이상으로 다시 살이 찐다. 어떻게 하면 빠진 몸무게를 유지할 수 있을까? 몸무게뿐만 아니라 건강에도 이롭도록 생활 방식을 영구적으로 바꾸어야 할 것이다. 이런 점에서 미국 체중조절연구소 National Weight Control Registry의 자료는 우리에게 많은 것을 알려준다. 이 단체는 지난 10년간 적어도 13.5kg을 감량하고 1년 동안 그 체중을 유지한 사람들을 추적해왔다. 그 결과는 세리 콜버그 박사 같은 생리학자들이 지금까지 알아낸 것들을 확인시켜주었다. 신체 활동이 몸무게 유지에, 특히 몸무게를 감량하고 난 뒤에, 중요하다는 것이다. 성공한 참가자가 거의 대부분 몸무게를 유지하기 위해서 걷기(즉, 평균 일주일에 5~6일 60분 활발한 걷기)와 같은 규칙적인 신체 활동을 하면서 일주일에 2,000cal를 소모한다. 다른 생활 습관도 중요하긴 마찬가지이다. 먹는 음식에 더 신경

을 쓰고(즉, 건강에 좋은 음식을 적당량 먹는다) 아침을 꼭 챙겨 먹어
야 한다. 흥미롭게도 규칙적인 아침 식사는 당뇨병 발병 위험도 낮
춰준다.

식욕과 몸무게는 왜 나이가 들수록 줄어드는가

앞서 보았듯이 과도한 체중 감소는 삶의 질을 낮추고, 고관절 골절
같은 건강상의 문제와 관련이 있기 때문에 60세 이상에게는 큰 문제
가 된다. 나이가 들면서 체중이 감소하는 이유는 많지만 가장 중요
한 요인은 식욕 감소이다. 로마 시대의 정치가이자 학자인 키케로는
이렇게 말했다. "나는 늙는 게 좋다. 늙으면서 좋은 대화에 대한 욕
구는 늘고, 좋은 음식에 대한 관심은 줄었으니." 하지만 나이가 들면
서 식욕이 줄어드는 것은 그다지 좋은 일이 아니다.

연령 증가와 관련된 생리학적 식욕 감퇴의 개념은 1988년 존
몰리 박사가 처음 가설을 세웠고 지금은 잘 정립되어 있다. 특정 연
령을 넘기고 나면(사람에 따라 다르지만 40대도 포함될 수 있다) 젊었
을 때만큼 식욕이 왕성하지 않고 미각과 후각이 둔해진 것을 느끼게
될 것이다. 미각과 후각이 둔해지면 먹는 즐거움이 줄어든다. 하여
간단한 영양학 테스트(332쪽)를 통해 식욕 부진으로 인한 체중 감소
가 일어날 가능성을 미리 예측해볼 수 있다. 식욕 감퇴로 인한 심한

체중 감소를 막는 비결은 조금씩 여러 번 식사를 함으로써 포만감이 적게 들게 하고 식사와 식사 사이에 열량을 보충하는 것이다.

식욕 문제를 해결하지 않으면 근육이 손실되기 때문에 열량 섭취를 유지하기 위해 애써야 한다. 오랫동안 젊게 사는 것이 목표라면 어떤 비용을 치르더라도 근육 손실을 막아야 한다.

다행히도 식욕 감퇴의 각종 원인은 대부분 없앨 수 있다. 여러 가지 약을 먹으면 식욕이 감퇴될 수 있지만 의사와 상담하여 약을 바꾸거나 복용량을 줄이거나 식욕 억제 작용이 적은 약을 쓰면 된다. 마찬가지로 만성적인 통증과 여러 질병 때문에 식욕이 떨어지거나 먹는 것이 힘들 수 있지만 이런 문제들을 치료하면 괜찮아질 것이다. 우울증도 식욕 감퇴의 원인일 수 있는데 우울증 외에 다른 원인이 없다면 빨리 우울증 치료를 받아야 한다. 또 다른 원인에는 알코올 중독, 음식 삼킴 문제, 맛이 덜한 저염 식단 혹은 저콜레스테롤 식단이 있을 수 있다. 이런 문제를 해결했는데도 식욕 저하가 심각하다면 메게이스 같은 식욕 증진제를 복용할 수도 있다. 이 약은 식욕을 증진시키고 체중을 늘게 하면서 사이토카인 생산을 감소시키는 효과도 있다.

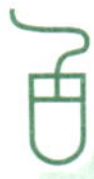

메게이스 암 환자의 식욕을 돕는 전문 의약품. 의사의 처방전이 있어야 구입할 수 있다. 의사 처방전이 필요 없는 일반 의약품으로는 트레스탄이 있다.

체중 감소와 근육 감소증에서 사이토카인의 중추적 역할

사이토카인은 신체의 모든 세포가 자기 보호를 위해 생산하는 펩티드(작은 단백질)로서, 인터류킨interleukin, 인터페론interferon, 종양 괴사 인자tumour necrosis factor, TNF, 변형 성장 인자-베타, 세포 자극 인자가 있다.

면역계가 세포 간 소통을 돕는 물질을 생산한다는 것은 오래전부터 잘 알려져 있지만 사이토카인이 중추 신경계, 근육, 뼈, 다른 조직의 건강에 직접적이고 명백한 영향을 끼친다는 최근의 연구 결과는 흥미롭다. 사이토카인의 작용 메커니즘이 더 많이 밝혀질수록 건강을 증진시키는 데에 점점 더 많이 활용할 수 있을 것이다.

한편 사이토카인 과잉은 염증을 일으키는 물질로 작용하여 질병을 일으킬 수 있으므로 설사 알약 형태로 복용할 수 있다고 해도 (다행히 알약은 아니다) 갑자기 섭취하려고 해서는 안 된다. 다양한 사이토카인이 과도하게 분비되면 거식증과 우울증을 유발할 뿐만 아니라 근육에서 단백질이, 뼈에서 칼슘이 빠져나가게 하며 적혈구

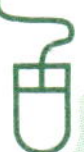

인터류킨 질병과 감염에 맞서 싸우도록 면역계를 자극하는 단백질. 세균·바이러스·이물질 등을 삼켜서 파괴시키는 대식 세포와 T세포에서 분비된다.
인터페론 바이러스의 침입에 대한 방어 작용을 하는 단백질.
종양 괴사 인자 암과 같은 종양을 공격하는 단백질. 대식 세포와 T세포에서 분비되며, 류머티스 관절염과 관련이 있는 것으로 알려져 있다.

를 감소시키고 기억을 방해하고 알부민^{albumin} 생산을 억제할 수 있다. 일반적으로 인터류킨-6(IL-6)과 종양 괴사 인자-알파는 생리적인 노화 과정을 촉진하고 근섬유 감소를 유발한다. 인터류킨-6이 지나치게 많으면 근육량을 감소시키고 체력을 저하시키기 때문에 특히 류머티스 관절염, 폐 질환, 심부전이 있을 때 인터류킨-6의 수치가 높으면 삶의 질이 낮아질 가능성이 높다.

근육을 튼튼하게 유지하라

운동과 보충제를 통해 근육량을 유지하거나 증가시킨다고 해서 노화에 따른 근력 감소를 예방하거나 회복시킬 수는 없지만, 근육량을 유지하고 늘리려는 노력은 계속해야 한다. 아직까지는 감소한 근육을 회복시키는 최선의 방법은 운동이다. 마찬가지로 크레아틴 보충제와 테스토스테론 보충제는 근육 손실을 막아준다는 것이 증명되었다. 보통, 근육은 늘 변하지만 근육 손실과 근육 발달(근육량의 증가)이 균형을 이룬다. 테스토스테론 같은 동화 호르몬은 손실을 막으면서 근육 발달을 자극하여 이로운 영향을 준다. 테스토스테론

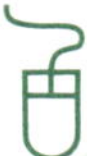

알부민 아미노산으로만 구성된 단순 단백질 가운데 물에 녹는 것.
크레아틴 인산과 결합하여 인산 크레아틴 형태로 근육에 저장되며, 근육이 수축할 때 에너지를 공급한다.

이 근육 회복을 자극할 수 있지만 근육 손실이 대체로 단백질 영양 부족과 사이토카인 수치 증가 때문에 일어난다는 것을 잊어서는 안 된다. 그러므로 적당한 열량과 단백질을 섭취하는 것이 도움이 될 것이다.

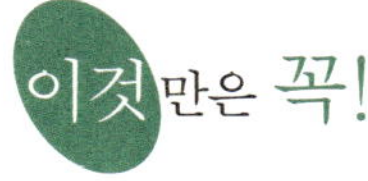

이것만은 꼭!

나이가 들면서 체중이 약간 느는 것은 과하지만 않으면 괜찮다. 살이 너무 많이 찌는 것은 건강 문제와 관련이 있지만, 너무 마른 것, 특히 근육 감소가 현저한 것도 마찬가지로 문제가 있다. 규칙적인 운동이 지방 감소, 체중 유지, 근육량 유지를 위한 최상의 방법이다. 식욕이 줄고 있다고 느껴지면, 식욕 감퇴와 근육량 감소를 예방하기 위해 병원의 상담을 받아야 한다. 일부 문제는 식욕과 근육을 증진시키는 약물로 해결될 수 있다. 현재로서 근육 감소의 가장 효과적인 치료법은 근세포를 늘리고 유지하도록 신체를 자극하는 근력 운동이다.

06

건강한 심장을 사랑하라

우리는 건강의 원인보다 질병의 원인에 대해서 훨씬 더 많이 알고 있다.
M. 스콧 펙(1936~2005년), 『끝나지 않는 길The Road Less Traveled』

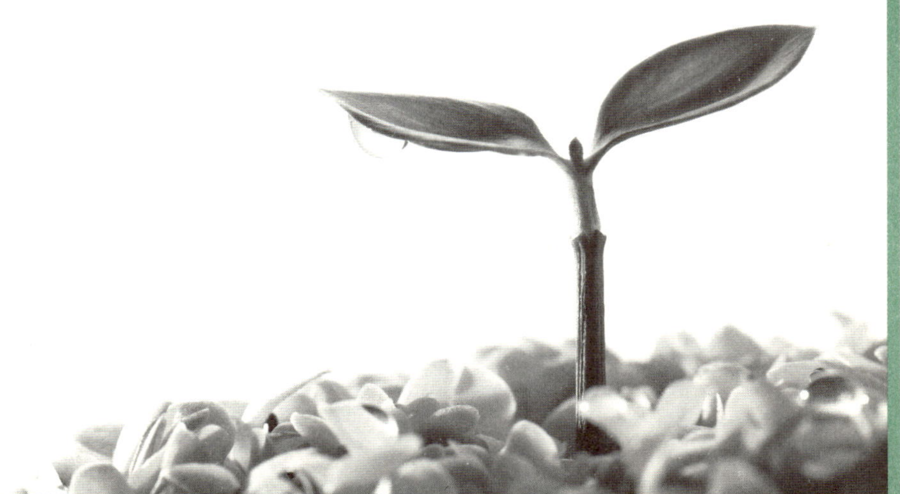

심장을 건강

하게 작동시키려면 어떻게 해야 할까? 이번 장에서는 네 가지 가장 흔한 심혈관 질환, 즉 관상 동맥 질환(심장 마비와 가슴 통증), 뇌졸중, 고혈압, 심부전을 살펴보고, 심혈관 질환의 원인에 대해서 자세히 알아보자. 이 질환들에 대해 많이 알게 되면 발병 위험을 줄이는 방법도 알게 될 것이다. 예를 들어 많이 움직이지 않는 생활 습관이 심장병의 유력한 위험 인자이므로 활동적으로 산다면 그 위험을 줄이거나 없앨 수 있다.

마찬가지로 콜레스테롤 수치의 증가와 같은 혈액 내 지방 이상은 생선과 다크 초콜릿을 많이 먹고, 적당한 양의 술을 마시고, 콜레스테롤약, 혈압약, 당뇨약을 현명하게 이용하면 조절할 수 있다. 이번 장에서 당신은 자신의 건강한 심장을 사랑해야 한다는 것을 알게 될 것이다.

가장 흔한 심혈관 질환은 무엇인가?

반 년 간 통틀어 미국인 사망 원인의 1위는 심혈관 질환이다.* 심장병과 뇌졸중이 이 계통의 가장 흔한 질환이며, 이 질환 때문에 삶의 질이 낮아지고 생물학적으로 더 늙어버리며 수명이 짧아진다. 7천만 명 이상의 미국인이 현재 심혈관 질환을 앓고 있다.

이런 질환들은 65세 이상에서 더 많이 발생하지만, 건강에 좋지 않은 생활 습관 때문에 15~34세 사이에서도 심장병으로 인한 돌연사가 최근 증가했다. 생활 습관이 이 질환들의 가장 큰 원인이라면, 역으로 생활 습관을 통해 이 병을 예방하거나 치료할 수 있을 것이다. 즉 식단을 개선하고 신체 활동을 늘리는 것이다.

관상 동맥 질환이란 무엇인가?

심장병은 '죽상 경화증' atherosclerosis 에서 기인한다. 이 경화증은 지방, 콜레스테롤, 칼슘과 같은 물질들로 구성된 플라크가 쌓여서 관상 동

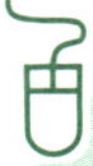

한국인의 사망 원인은 1위는 암이고, 그 다음이 뇌혈관 질환, 심장 질환 순이다.

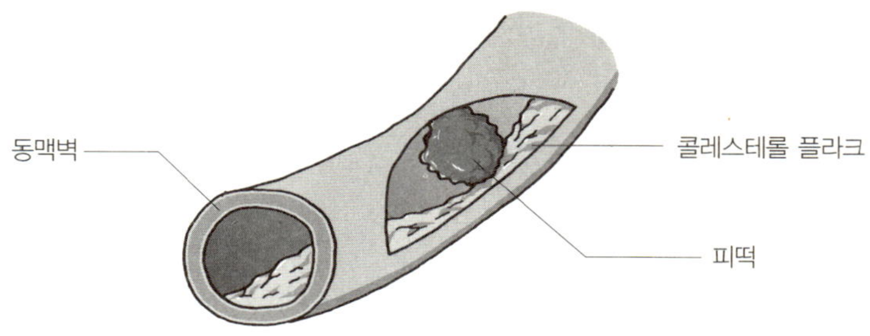

관상 동맥 질환

피떡은 동맥벽에 누적되어 있던 플라크가 부서지면서 형성된다. 피떡은 조기에 발견하면 용해할 수 있으니, 증상이 보이면 5분 이상 지체하지 마라.

맥 내벽이 좁아질 때 일어난다. 죽상 경화증이라는 용어는 '죽' 이나 '풀 반죽' 을 뜻하는 그리스어 아테로athero와 '단단함' 을 뜻하는 스클레로시스sclerosis가 결합하여 만들어진 것이다. 이 과정이 진행되어 심장에 혈액을 공급하는 동맥(관상 동맥)이 부분적으로 혹은 완전히 막히면 관상 동맥 질환이 된다.

플라크 형성물이 커져서 동맥의 혈액 흐름을 현저하게 감소시킬 수 있지만 대부분의 심장 손상은 플라크가 부서지면서 그것을 구성하던 내용물들이 응고되어 피떡이 생길 때 발생한다. 이 피떡이 심장에 혈액을 공급하는 혈관을 막아 심장 발작을 일으키는 것이다. 피떡이 발생하는 것은 주로 50퍼센트 정도 막힌 관상 혈관이다. 즉 플라크 축적이 심각하지 않아도 심장 발작이 일어날 수 있다. 피떡이 상당히 오랫동안 혈관을 막게 되면 동맥을 통해 혈액이 공급되지 않아 심장 근육의 일부가 경색, 즉 죽게 된다.

혈관이 막힌 것을 조기에 발견하면 관상 대동맥의 혈류를 정상적으로 회복시키기 위해 풍선 혈관 성형술이나 스텐트라고 불리는 주입식 철망으로 협착된 동맥을 강제로 뚫을 수 있다. 더불어 심장병으로 진단받은 사람들은 대부분 콜레스테롤 강하제를 복용하고 식사 및 생활 습관을 개선해야 한다.

심장병에 대한 주요 위험 요인들 중에는 고칠 수 있는 것과 없는 것이 있다. 예를 들어 노화는 어쩔 수 없는 위험 요인이지만 당뇨병은 혈당 조절을 통해서 개선할 수 있다. 마찬가지로 흡연에 의한 발병 위험은 금연을 하면 크게 줄어든다.

말초 동맥 질환이 다리에 어떤 영향을 줄까?

말초 동맥 질환은 팔과 다리로 가는 혈액이 제한되는 흔한 순환 장애이다. 플라크는 심장이나 뇌에 혈액을 공급하는 동맥뿐만 아니라 모든 부위의 동맥에서 발생할 수 있는데 말초 동맥 질환은 대개 다리의 말초 동맥에서 주로 발생한다. 흔히 걷는 동안 다리 아래쪽에 통증이 나타나지만 다른 동맥에도 플라크가 형성되어 있다는 신호일 수도 있으니 주의해야 한다. 다리 동맥의 플라크 형성물이 파열되면 혈관이 막혀서 다리 하부로 공급되는 혈액을 제한하거나 차단한다. 그러면 통증이 생기고, 피부색이 변하고, 쑤시거나 궤양이 생기고, 걷기가 힘들고, 심지어는 조직이 죽는 괴저가 생기기도 한다.

말초 동맥 질환은 다리의 혈압과 팔의 혈압을 비교하여 진단한다. 두 혈압이 다르다면 혈압이 더 높은 다리 아래쪽이 막힌 것이다. 말초 동맥 질환은 치료 중에도 정상적인 활동을 계속할 수 있다. 걷기를 비롯한 운동은 건강에 좋은 식단, 금연과 더불어 다리의 혈액 순환을 좋게 유지시켜주는 가장 좋은 방법이다. 또 약물을 통해 다리 동맥의 확장을 유도할 수도 있으며 수술을 통해 막혀 있는 혈관을 우회시켜 혈액 공급을 원활히 할 수 있다.

뇌졸중에 대해 알아야 할 것

미국에서는 45초마다 1명씩 뇌졸중을 일으키며 4명 중 1명이 치명적인 상태이다. 앞서 말했듯이 뇌졸중은 뇌에 혈액을 공급하는 동맥에서 발생하는 심혈관 질환이 원인이다. 뇌는 신체의 다양한 기능을 관리하고 통제하는 아주 복잡한 기관이다. 피떡이나 플라크 파열에 의해 뇌에 산소와 영양소를 운반하는 혈관이 막히면 필요한 혈액과 산소가 공급되지 못한다. 이때 혈액과 산소를 공급받지 못한 뇌 영역의 영향이 미치는 부위에서 이상(전신 혹은 부분 마비, 언어 및 시력 장애, 두통, 어지럼증 등)이 생기는데, 이를 뇌졸중이라 한다.

뇌졸중에는 다음과 같은 유형이 있다. 피떡으로 인한 혈류 폐쇄로 발생하는 허혈성 뇌졸중(전체의 83퍼센트)과 혈관 파열로 뇌로 가는 혈액이 샐 때(출혈) 발생하는 출혈성 뇌졸중이다. 출혈성은 대체로 동맥류^{aneurysm}나 혈관 변형에 의해 생긴다. 영향을 받은 뇌 부위가 관장하는 기능만 손상되기 때문에 뇌졸중의 증상은 다양하다. 예를 들어 뇌의 뒤쪽 부분으로 흐르는 혈류가 감소하면 시력에 부정적인 영향이 미칠 것이다. 뇌의 다른 부위들은 운동, 언어, 기억, 문제 해결 능력을 관장하고 있다.

허혈성 뇌졸중의 가장 유망한 치료법은 FDA의 승인을 받은 피떡 용해제 tPA이다. 이 약이 효과적으로 작용하려면 증상이 시작된 지 3시간 이내에 투여해야 한다. 뇌졸중 증상이 있다면 빨리 병원에 가서 제시간에 이 약을 처방받아야 한다. 뇌졸중을 예방하려면 우선 피떡 형성을 줄여주는 아스피린과 플라빅스(클로피도그렐)나 코마딘(와파린) 같은 항혈소판제나 항응고제를 복용하는 것을 고려해봐야 한다. 위장 출혈이 있거나 이미 애드빌이나 모트린(이부프로펜)같은

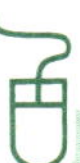

다른 소염제를 복용하고 있다면 하루에 어린이용 아스피린(75mg) 한 알 이하만 복용해야 한다. 그렇지 않은 대부분의 사람들에게는 아스피린(에코트린) 325mg이 뇌졸중 예방에 도움이 된다.

일과성 허혈 발작은 뇌졸중의 일종인가?

'일과성 허혈 발작' TIA: transient ischemic attack 은 가벼운 뇌졸중 혹은 뇌졸중의 전조 증상이다. 일과성 허혈 발작은 뇌로 가는 혈류가 일시적으로 감소하여 발생한다. 일과성 허혈 발작은 증상이 가벼워 곧바로 회복되지만 미래에 뇌졸중이 발병할 가능성이 있음을 알려주는 확실한 전조이다. 그 경고를 무시하지 말고 즉시 피떡 예방약을 복용하고 혈압 조절을 시작하고 더 위험한 뇌졸중을 예방하기 위해 조치해야 한다.

▌심장 마비나 뇌졸중의 경고 신호에 재빨리 반응하라

가장 흔한 심장 마비 증상은 가슴 통증과 불편감이지만 여성들은 남성들과 다른 증상을 경험할 수 있다. 숨참, 구역질, 구토, 등과 턱의 통증 같은 것이다. 더 심각한 심장 발작을 일으키지 않으려면 아무리 바빠도 가벼운 가슴 통증의 원인을 알아보아야 한다. 심장이 충분한 혈액을 공급받지 못하면 젖산이 쌓이기 시작해서 통증이나 불편감이 든다. 심장(그리고 종종 신체의 다른 부위)의 산소 부족은 또 다른 증상을 유발할 수 있는데 이런 증상들이 나타난다는 것은 어딘가 잘못되었다는 신호이다. 당뇨병 환자들은 무증상의 심장 발작을 겪을 수도 있으므로 갑작스럽게 심한 피로감이 들면 반드시 검사를 받아야 한다.

이 경고 신호들이 나타나면 무시하지 말고 즉시 병원에 가야 한다. 피떡은 조기에 발견하면 용해할 수 있는 경우가 많아서 심장이나 다른 부위의 손상을 줄일 수 있다. 증상이 있으면 5분 이상 지체하지 말고 도움을 청해서 병원으로 가야 한다. 생명을 구하는 가장 빠르고 효과적인 방법은 119에 전화를 걸어 응급 의료 서비스를 요청하는 것이다.

누군가가 의식을 잃고 숨이 멎어 있다면 심장 마비가 일어난 것이다. 응급 의료 서비스에 알리되 전화는 다른 사람에게 걸라고 시키고 심폐 소생술을 시도해야 한다.

뇌졸중의 증상 설명에서 중요한 단어는 갑작스러움이다. 누군

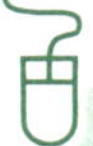

심폐 소생술 정상적인 호흡과 순환을 위한 응급 조치. 심장이 멈춰 뇌세포로 혈액 공급이 중단된 지 4분이 지나면 뇌 손상이 시작된다. 따라서 구급차가 도착하기 전에 심폐 소생술을 시행하여 뇌 손상을 최소화해야만 한다.

심장마비 신호

갑작스러운 숨참. 불쾌감을 동반할 수도 있다.

가슴 중앙의 불쾌감
소화 불량 같은 압박감, 팽만감, 예리한 통증

팔, 등, 목, 턱, 위장 아래의 통증·불쾌감
심장이 산소를 충분히 공급받지 못해 발생한 연관통*이다.

기타 증상
갑작스런 발한, 메스꺼움, 구토, 어지러움, 피로감

연관통 聯關痛 내장이나 근골격계 질환으로 인한 통증이 같은 신경의 지배를 받는 피부의 통증으로 인식되는 경우.

뇌졸중 신호

의식 장애(착란 등)
심한 두통과 현기증

한쪽 혹은 양쪽의 시력 상실

언어 장애

몸 한쪽(다리, 팔, 얼굴 등)의 마비 혹은 무뎌짐

걷기 어려움, 균형감 상실, 신체 조정 불능

* 모든 증상이 갑작스레 발생하는 것이 특징이다.

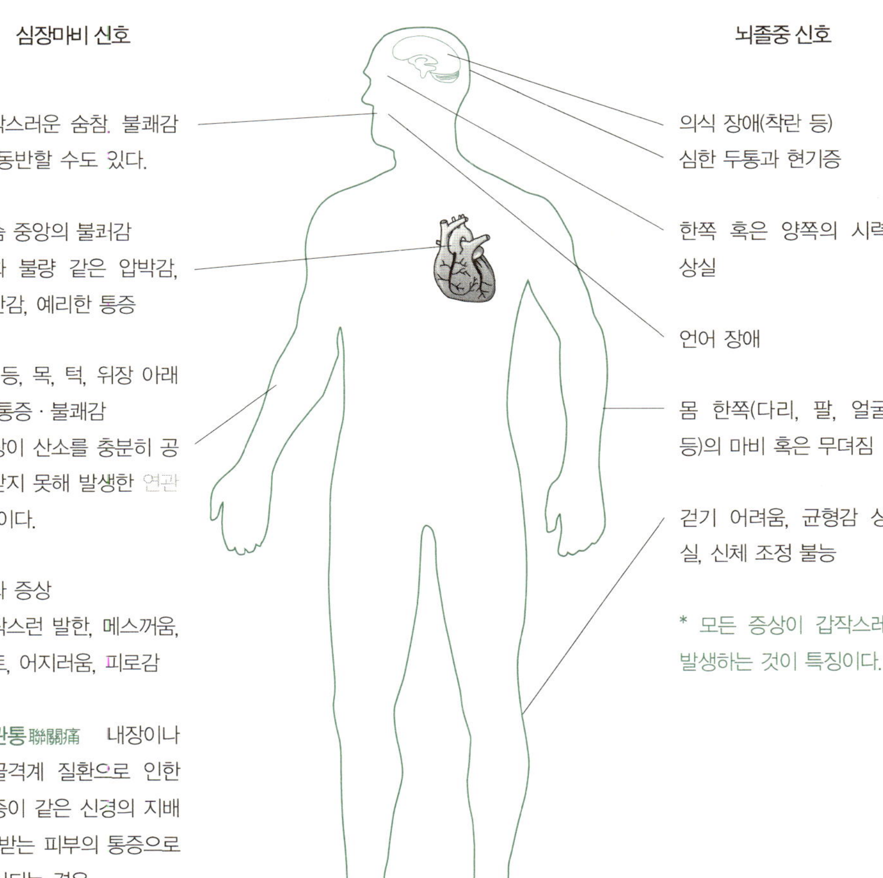

우리 몸이 보내는 경고 신호

가 몸 한쪽의 갑작스러운 마비나 언어 이상 같은 '뇌졸중 경고 신호'
를 보인다면 즉시 119에 전화를 걸어 인명 구조 장치가 있는 구급차
를 불러야 한다. 증상이 시작된 지 3시간이 안에 피떡 용해제 tPA를
투여하느냐에 따라 이후의 장기적인 결과가 달려 있으므로 즉각적
인 조치가 생명이다.

고혈압은 왜 '소리 없는 살인자' 인가?

혈액이 동맥벽을 미는 힘, 즉 혈압은 '수은 높이 122mm에 78mm'
와 같은 식으로(122/78mmHg) 두 가지 숫자로 기록된다. 앞에 있는
더 큰 수는 심장 박동 동안 발휘된 압력, 즉 수축기 혈압으로 심장
근육이 동맥으로 혈액을 보내기 위해 수축할 때의 압력이다. 뒤의
더 작은 수는 확장기 혈압으로 심장이 박동 중간에 쉬고 있을 때의
압력을 나타낸다. 고혈압이란 혈액이 지속적으로 정상보다 높은 압
력으로 혈관을 통해 흐르는 상태를 말한다. 70세 미만의 성인의 경
우 대체로 140/90mmHg가 정상으로 간주된다.

　　노인들은 수축기 혈압의 상승이 매우 흔하기 때문에 대부분의
연구들에 의하면 나이가 들면 160mmHg을 넘기지 않으면 뇌졸중
위험을 줄일 수 있다. 실제로 나이가 들면서 저혈압인 사람들이 더
건강이 나쁜 경우가 많기 때문에 70대(심지어 80세 이상) 대부분의

수축기 혈압이 140~150인 것을 이상적인 것으로 설정하고 있다. 그러나 당뇨병 환자의 경우는 심장 질환의 위험이 크기 때문에 나이와 무관하게 혈압을 더 엄격하게 관리해야 한다.

미국 성인 3명 중 1명이 고혈압이지만 눈에 띄는 증상이 없어서 약 3분의 1이 진단을 받지 않고 있다.* 그래서 고혈압은 소리 없는 살인자라고 불린다. 실제로 고혈압인 많은 사람들이 오랫동안 자신이 고혈압인지 알지 못한 채 지낸다. 고혈압인지 알아보는 유일한 방법은 매년 혈압을 측정해보는 것이다. 특히 고위험군에 속한다면 더더욱 그래야 한다. 연령(65~74세의 64퍼센트가 고혈압이다)은 고혈압의 확실한 위험 인자이다. 다른 주요 위험 인자로는 비만, 당뇨, 고혈압 가족력이 있다. 이 위험 인자 중 하나라도 해당되면 정기적으로 혈압 검사를 받도록 하라.

또 고혈압 진단을 받았다면 즉시 치료법을 찾아야 한다. 고혈압을 치료하지 않으면 나중에 동맥 경화, 심부전, 신부전, 뇌졸중, 심장 마비 같은 심각한 질병이 발생할 수 있다. 또 선택한 치료법이 정

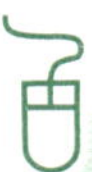

고혈압 환자 현황 대한고혈압학회는 국내 고혈압 환자수에 대한 정확한 통계는 없으나 성인 인구 3명 중 1명꼴인 700만 명 정도로 추정하고 있다고 밝혔다. 하지만 환자으 75%는 자신이 고혈압인지 알지 못하고 있고, 5% 정도만 적절한 치료를 통해 정상 혈압을 유지하고 있다고 한다.

말로 효과가 있는지 확인해야 한다. 어떤 연구에 따르면, 2002년 현재 고혈압으로 알려진 사람 중 45퍼센트만이 약물 치료를 받고 있으며 그들 중 겨우 29퍼센트만이 혈압 관리가 이루어지는 상태였다. 그 질병의 효과적 관리가 이후 발생할 질병들의 위험을 현저하게 낮춰준다는 것이 잘 알려져 있는데도 말이다.

▌심부전 이해하기

심장 양쪽에는 두 개의 방이 있다. 위쪽에 있는 심방과 아래쪽에 있는 심실이다. 심장 양쪽 위에 위치한 두 개의 심방에 몸 전체나 폐로부터 혈액이 들어오며 심실은 폐나 몸 전체로 혈액이 나가도록 펌프질을 한다. 심부전은 이 방들 중 하나라도 들어오는 피를 펌프질해 내보내는 데 문제가 있을 때 발생한다.

심부전은 어느 쪽에서나 발생할 수 있지만 보통은 왼쪽에서 먼저 생긴다. 좌심실이 정상적인 수축 기능을 잃어 충분한 양의 혈액을 펌프질해내지 못하면 수축 부전이라고 한다. 심실 근육이 뻣뻣해져서 정상적으로 이완하지 못하여 심장 박동 사이 쉬는 시간에 혈액이 제대로 심장에 들어오지 않으면 확장 부전이라고 한다. 폐에서 좌심방으로 들어가는 혈액이 충분히 배출되지 못하고 폐에 고이게 되면 폐부종이 된다.

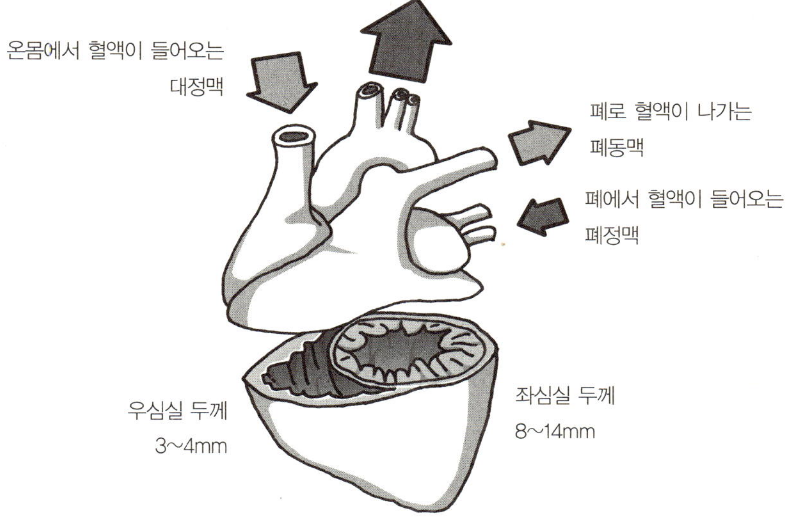

심장의 구조

좌심실은 우심실보다 3배나 크다. 대동맥의 저항이 커서 피를 더욱 세게 밀 수 있어야 하기 때문이다.

심장에서 펌프질이 잘 안되면 전신에서 혈류가 저하되어 피가 폐를 포함한 여러 조직에 남게 된다. 이 남은 피, 즉 울혈은 울혈성 심부전이 무엇인지를 설명해준다. 좌측 심장 부전은 폐에 부종을 일으키지만 우측 심장에서 펌프질하는 힘이 줄면 혈관에 피가 고이게 되어 다리와 발목에 부종이 생긴다.

심부전은 주로 심장 발작이 일어나 심장 근육의 일부가 손상된 뒤 발생하며 삶의 질을 저하시키고 대체로 수명을 단축시킨다. 남은 인생을 제대로 보내려면, 특히 심장 발작이 있었다면, 이 질환의 증상(즉 숨참이나 다리 아래쪽의 부종)들을 잘 살펴서 약을 처방받아 적절히 치료해야 한다. 심부전은 다양한 약으로 치료할 수 있다. 예를 들어 이뇨제를 이용해서 몸 안에 남아 있는 피를 밖으로 배출하기도 하고, 심장의 펌프질 기능을 향상시키기 위해 다른 약을 쓰기도 한다.

심혈관 위험 인자를 줄여라

심혈관 질환의 주요 위험 인자는 잘 밝혀져 있다. 일반적으로 위험 인자가 많을수록 심장병이나 다른 심혈관 질환에 걸릴 가능성이 더 크다. 바꾸거나 치료하거나 제어할 수 없는 것들(예를 들면 나이나 성별)도 있지만 가능한 것도 있다. 5장에서 논의했듯 체중에 대해 걱정하는 것보다 복부 비만을 억제하는 것이 대체로 더 낫다. 또 명심해야 할 것은 특정 인자의 위험 수준이 약간만 상승해도 전체적인 발병 가능성이 상승한다는 사실이다. 예를 들어 총콜레스테롤 수치가 300mg/dL이라면 245mg/dL인 사람보다 더 위험하다. 두 사람이 똑같은 고위험군에 속해 있더라도 그렇다. 마찬가지로 담배를 많이 피우는 사람(하루에 40개비 이상)이 적게 피우는 사람(10개비 미만)

- 연령
- 성별
- 심혈관 질환 가족력(55세 미만의 남자 친척이나 65세 미만의 여자 친척)
- 혈중 지방
- 흡연
- 고혈압
- 운동하지 않는 생활 습관
- 당뇨
- 비만

보다 뇌졸중의 위험이 두 배 더 높다는 사실을 볼 때 담배를 끊거나 줄이기만 해도 위험이 낮아질 것이다.

모든 위험 인자들을 다 없앨 수는 없지만 그것들이 건강과 수명에 영향을 더 적게 미치도록 만들기 위해 노력해야 한다. 이번 장에서 통제 가능한 위험 인자들에 대해 더 상세히 논의할 것이며 심혈관 질환을 예방하기 위해 쉽게 취할 수 있는 조치들을 알려주겠다.

성별을 바꿔라?

성별은 바꿀 수 없는 위험 인자이지만 그것의 영향에 대해 잘 이해하면 자신의 성별에 따라 심혈관 질환의 발병 가능성을 줄일 수 있는 방법을 알게 될 것이다. 예를 들어 대부분의 여성이 남성과 비교할 때 보통 50대 초반 폐경에 이르기 전까지는 관상 동맥 질환, 심장 발작, 뇌졸중에 다소 적게 걸린다. 폐경이 되고 나면 위험 수준이 계속 상승하기 시작하여 마침내 여성이 덜 위험하고 적극적인 치료가 덜 필요하다는 생각을 뒤집어 놓게 된다. 실제로 심장 발작 후 1년 이내에 생존하는 비율을 보면 남성은 75퍼센트이지만 여성은 62퍼센트이다. 뇌졸중은 많은 노년 여성에게 장기간의 장애를 유발하고 삶의 질을 떨어뜨린다. 폐경 이후에는 여성도 심혈관 질환의 위험 요인을 적극적으로 줄여 나가야 한다.

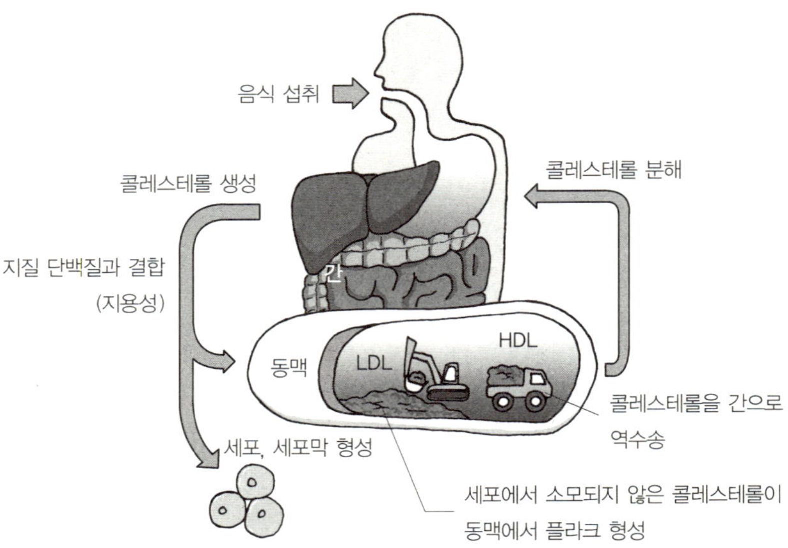

콜레스테롤의 세계

어떤 혈중 지방 상승이 중요한가?

콜레스테롤은 밀랍 성질의 물질로 간에서 생성되며 육류, 가금류, 생선, 갑각류, 유제품등을 포함한 동물성 식품을 통해 공급된다. 단, 식물성 식품에는 함유되어 있지 않다. 어떤 콜레스테롤은 신경을 절연시키고, 세포막을 형성하고, 일부 호르몬을 생산하는 데 필요하다. 혈중 콜레스테롤에는 건강에 이로운 것과 해로운 것이 모두 포함되어 있다. 고밀도 지질 단백질^{HDL: high-density lipoprotein}과 저밀도 지질 단백질^{LDL: low-density lipoprotein}이 그것이다.

고밀도 지질 단백질^{HDL}은 심장병을 예방해주는 이로운 콜레스테롤로 널리 알려져 있다. HDL은 과도한 콜레스테롤을 제거하는 기능이 있으며 실제로 동맥 플라크의 일부를 제거하고 그것들의 증가를 막아준다. 이 콜레스테롤의 높은 수치는 심장 마비 위험의 감소와 관련이 있다. 실제로 중성 지방의 증가와 함께 HDL의 감소는 특히 여성에게는 심장병 관련 문제의 확실한 전조이다. 다행히도 신체 활동을 늘리면 자연스럽게 HDL이 증가하고 중성 지방이 감소한다. 적절한 알코올 섭취는 HDL의 증가와 부분적으로 관련이 있어서 치

지질 단백질 지방은 물에 녹지 않아 혈관으로 이동할 수 없다. 따라서 단백질과 결합하여 혈장 내를 이동할 수 있게 되는데, 이를 지질 단백질이라 한다. 우리 몸에는 5가지의 지질 단백질이 있어서 중성 지방과 콜레스테롤을 우리 몸 곳곳으로 운반한다.

명적이지 않은 심장 발작의 위험도 감소시켜줄 것이다. HDL의 수치는 높은 것이 이상적이다. 심혈관 건강을 위해서 남성은 40mg/dL 여성은 50mg/dL 이상을 목표로 삼아야 한다.

반대로 저밀도 지질 단백질^{LDL}은 대체로 해로운 콜레스테롤이다. 특히 LDL이 산화되면 관상 동맥을 비롯한 다른 동맥에 플라크가 형성될 위험이 크다. 저밀도 콜레스테롤 수치가 높으면(160mg/dL이상) 심장병 위험이 높다. 그러나 최근 LDL에 두 가지 유형이 있다는 것이 밝혀졌다. '작고 진한 저밀도 지질 단백질'$^{small dense LDL}$은 동맥 벽에 붙어 빨리 산화되는 경우가 많지만 크고 보풀보풀한 저밀도 지질 단백질은 비교적 괜찮다. 후자는 100세 이상에서 많이 발견되는 반면, 전자는 높은 중성 지방과 심장병과 관련이 있다. 그러므로 작고 진한 저밀도 지질 단백질은 "해害－해害" 유형의 콜레스테롤이고 크고 보풀보풀한 저밀도 지질 단백질은 "익益－해害" 유형의 콜레스테롤이라고 할 수 있다. LDL 수치가 높다면 치료를 받기 전 두 가지 유형의 수치를 측정해보아야 한다. 만약 주로 익-해 콜레스테롤이 많다면 약품을 통한 치료는 권장되지 않는다. 지질 단백질(a)의 수치와 아포 지질 단백질 B의 수치도 측정해보아야 한다. 이것들이 해-해 콜레스테롤의 단백질 지표이므로 이 수치를 통해 자신의 지질 단백질 유형에 대해 더 자세히 알 수 있다.

마지막으로 콜레스테롤과 관련한 대부분의 권장 사항들은 그 수치를 지나치게 낮출 것을 권하고 있는 추세이다. 그렇게 하는 것이 정말로 몸에 좋은지가 과학적으로 밝혀지지 않은 상태에서 젊은 사람들에게도 권장되고 있다. 저밀도 지질 단백질이 120mg/dL 이상이 되지 않게만 유지하면 충분하다고 생각한다. 특히 당신의 저밀도 지질 단백질이 대부분 해-해 유형이면서 고밀도 지질 단백질 수치가 70mg/dL 미만일 때는 더욱 그렇다. 65세 이후 심장병, 당뇨, 지질 단백질(a)의 수치가 높을 때는 콜레스테롤 수치를 심하게 낮추는 것에 신중을 기해야 한다. 콜레스테롤 강하제에는 리피토(스타틴)가 있다. 이것은 동맥벽에 손상을 주고 플라크 형성물을 증가시키는 사이토카인을 차단함으로써 지질 강하 효과뿐만 아니라 심장 보호 기능이 있는 것으로 알려져 있다.

항산화 수준을 향상시켜 콜레스테롤의 영향을 줄여라　항산화 비타민, 즉 E, C와 비타민 A의 전구체인 베타카로틴은 몸에 좋은 성분을 함유하고 있다. 다만, 비타민 E는 너무 많이 섭취하지 않도록 주의해야 한다. 비타민 E 보충제를 너무 많이 복용하면 심장병 위험이 증가한다는 사실이 최근 연구를 통해 밝혀졌기 때문이다. 식품을 통해 자연스럽게 비타민을 섭취하는 것이 보충제를 복용하는 것보다 거의 항상 더 낫다. 그러므로 비타민 E와 다른 비타민을 많이 섭취하기 위해 과일, 채소, 전립 곡물, 견과류를 많이 먹어야 한다. 최근 프랑스의 한 연구에 따르면 매일 과일이나 채소의 형태로 무기질을 권장량 이상 섭취하면 심장병 위험을 4퍼센트나 줄일 수 있다.

게다가 생선에 함유되어 있는 오메가-3 지방은 심장 박동을 규칙적으로 만들어줌으로써 돌연사나 치명적인 심혈관 질병을 예방해준다. 오메가-3 지방을 섭취하기 위해서는 연어, 참치, 고등어 같은 한류 생선을 일주일에 4회 먹는 것이 좋다. 하루에 1g씩 생선 기름 보충제를 복용하면 심장병이 있는 사람이든 아니든 심박수를 줄이고 심장 박동을 정상화시킨다.

마찬가지로 초콜릿과 코코아의 원료인 카카오는 면역계를 강화시키고 관상 동맥에 손상을 주는 콜레스테롤의 형성을 억제한다. 카카오는 카테킨과 페놀이라고 불리는 항산화 물질을 함유하고 있을 뿐만 아니라 600가지 이상의 식물성 성분을 함유하고 있다. 다크 초콜릿의 지방 성분은 올레산염 덕분에 위험이 중화된다. 올레산은 올리브 오일에 함유된 불포화 지방산으로 혈중 콜레스테롤 농도를 낮추며 심장에 좋다. 또 스테아르산염은 초콜릿에서 섭취되었을 때 중화 효과를 낸다. 그리고 팔미트산염은 콜레스테롤을 증가시킬 수 있지만 초콜릿에 함유된 지방의 3분의 1을 중화시킨다. 최근의 연구에 따르면 분말 코코아 22g과 다크 초콜릿 16g을 매일 섭취하면 고밀도 지질 단백질 콜레스테롤 수치를 10퍼센트 올리면서 저밀도 지질 단백질의 산화를 줄일 수 있다. 즉 작고 진한 저밀도 지질 단백질을 줄이는 것이다. 그러나 밀크 초콜릿은 포화 지방이 많이 함유되어 있기 때문에 심장에 좋지 않다. 더 진한 초콜릿을 적당히 먹어야 심혈관계에 좋다.

관리되지 않은 당뇨병이 심장병을 유발한다

당뇨병은 전 세계에 전염병처럼 퍼져 있으며, 그 환자수가 계속 늘어날 것이라고 한다. 안타깝게도 당뇨병은 특히 혈당이 제대로 관리되지 않을 때 노화를 촉진하여 당신을 생물학적으로 평균 10년 더 빨리 늙게 만든다.

당뇨병은 심장병과 뇌졸중의 주요 위험 요인이기도 하다. 나이 든 당뇨병 환자들은 치명적인 심장병에 걸릴 위험이 당뇨병에 걸리지 않은 동년배들보다 2~4배 더 높다. 전반적으로 당뇨병 환자의 80퍼센트가 심혈관 합병증으로 사망하는 것을 감안하면 그들의 수명은 대체로 10년 이상 짧다. 젊은 나이(18~44세 사이)에 제2형 당뇨병이 발병한 사람들에 대한 통계는 훨씬 더 절망적이다. 그들은 심장 마비에 14배 더 잘 걸리며 뇌졸중 발병률은 30배에 육박한다.

그러나 이런 우울한 결과들은 생활 습관을 고치면 대체로 예방할 수 있다. 규칙적인 신체 활동, 더 나은 음식, 인슐린 저항성 수치 강하, 혈당량의 철저한 관리를 통해 제2형 당뇨병의 발병 위험을 줄일 수 있으며 당뇨병을 더 효과적으로 관리할 수 있어서 결과적으로 심혈관 질환의 위험이 줄어든다.

움직이지 않는 습관은 심장의 적이다

많이 움직이지 않는 생활 습관은 모든 종류의 심혈관 질환의 위험을 증가시킨다. 예를 들면 덜 움직이는 사람이 고혈압과 그 결과인 뇌졸중 발병 위험이 30~50퍼센트 더 높으며, 앉아서 일하는 사람은 수명 단축형 심장병 발병 위험이 두 배가 된다. 또 규칙적인 활동만으로도 심혈관 질환의 주요 위험 요인인 제2형 당뇨병의 발병 위험도 낮출 수 있다.

규칙적으로 운동한다고 해서 심장병이나 관련 질병에 걸리지 않는다고 장담할 수는 없지만 그 위험성을 현저히 낮출 수는 있다. 심지어 강도가 낮은 활동이라도 신체 활동을 하는 것이 안 하는 것보다 훨씬 낫고 심장 문제를 예방하는 데 도움이 된다.

이것만은 꼭!

심혈관 질환은 생물학적으로 더 늙게 만들어서 전반적인 건강과 생활의 질을 떨어뜨릴 수 있다. 심장 마비나 뇌졸중 증상이 있다면 즉시 의료진의 도움을 받아야 한다. 더 젊게 살고 싶다면 그런 질병의 위험을 줄이고 고혈압 관리, 혈중 콜레스테롤 농도 강하, 당뇨병 관리, 동맥의 플라크 형성 억제를 위해 식단을 고치고 운동을 해야 한다. 또 혈압과 콜레스테롤 수치 관리를 위해 약물을 사용해도 좋겠지만 저밀도 지질 단백질 콜레스테롤의 세부 유형을 알아보기 전에 지나치게 콜레스테롤 수치를 낮추면 안 된다.

07

암이 다가오지 못하게 하라

암의 공포가 내 삶을 바꾸어 놓았다. 건강한 하루하루에 감사한다.
이제 내 삶을 우선으로 생각하게 되었다.

올리비아 뉴턴 존(1948년~)

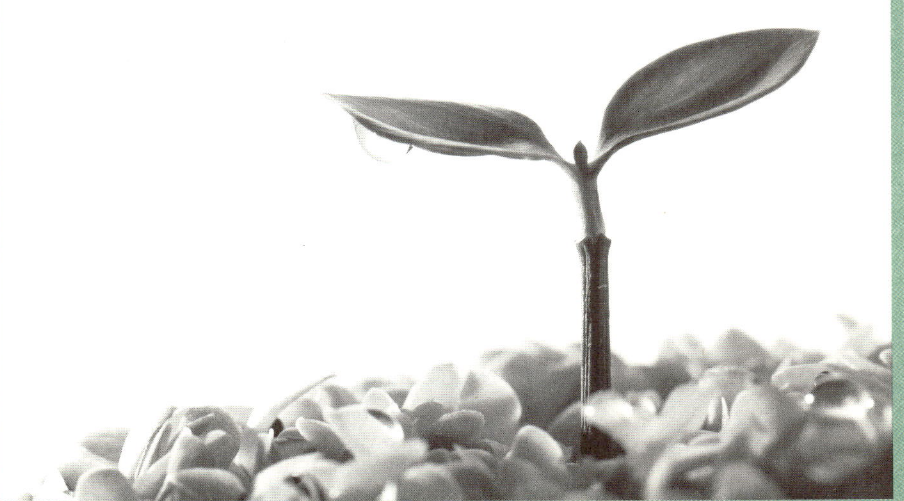

암을 직접적

으로 접해보지 않은 사람은 거의 없을 것이다. 자신이 암과 싸우고 있을 수도 있고, 사랑하는 사람이 투병 중일 수도 있다. 암은 헤이플릭 한계 Hayflick limit 까지 살 수 없게 하는 주요한 원인 중 하나이다. 암은 어떤 연령에서나 발생할 수 있다. 특정 유형의 암, 즉 폐암, 전립선암, 유방암, 대장암, 피부암은 다른 것보다 더 많이 발생하지만,* 암의 종류는 치료가 얼마나 쉬운지, 이전 상태로 회복하는 데 시간이 얼마나 걸리는지에 따라 매우 다양한 유형으로 나뉜다.

어떤 종류의 암은 쉽게 예방할 수 있다. 예컨대 폐암은 직접흡

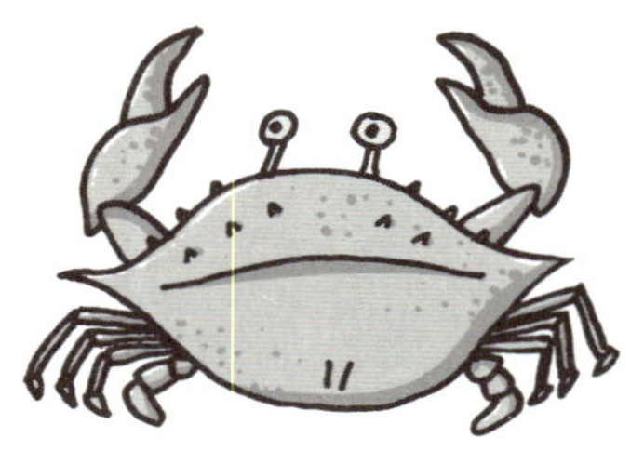

암의 어원

영어의 암cancer은 게 껍질처럼 울퉁불퉁한 모양 때문인지 그리스어 카르키노스karkinos(게)에서 따왔고, 한자 암癌은 암세포가 바위처럼 단단한 덩어리 모양인 것을 비유한다.

연과 간접흡연을 피하면 대체로 예방할 수 있다. 다른 특정 암의 위험률 감소는 더 놀랍다. 예를 들어 당뇨병 환자들은 대장암 발병 가능성이 더 높은데 혈당을 잘 관리하면 이 위험을 확실히 줄일 수 있다. 이번 장은 흔히 걸리는 암에 대해 알아보고 암을 예방하는 방법과 암 투병에 대한 지침을 알려주고자 한다.

무엇이 암을 유발하고 암은 얼마나 흔한가?

암은 대체로 세포의 DNA 변형으로 인해 세포가 정상보다 더 빠른 비율로 번식하게 만든다. 나이가 들수록 면역계 저하, 발암 물질에의 장기간 노출, 무작위 유전자 돌연변이, 상처 회복 능력의 감소, 호르몬 변화와 같이 암을 발병시킬 가능성은 수없이 많아진다. 가족력이 있는 암도 있지만 그런 암은 대부분 더 젊을 때 발현된다. 여전히 대부분의 암은 그 원인을 정확하게 말하기 어렵다. 암이라는 진단을 받으면 몹시 두렵겠지만, 의학의 진보를 통해 많은 유형의 암이 치료되고 있으며 완치도 가능해지고 있으니 너무 걱정하지 않기를 바란다.

　하지만 나이가 들수록 암의 위험이 커진다는 사실을 보면 기뻐할 수만은 없다. 65~74세가 50~60세보다 암 발병 가능성이 2~3배 더 높다. 암은 60~70세의 가장 흔한 사망 원인이며 80세 이상에서는 두 번째 원인이다.

　어떤 암이 더 잘 치료되고 더 흔한가?

　암의 양상은 매우 다양하다. 피부암과 같은 것은 천천히 진행되고 비교적 양성이 많지만 췌장암과 같은 것들은 진행이 빠르다. 또한 부위에만 국한될 수도 있고 혈류나 림프계를 통해 몸 전체에 퍼

표 7.1 암 종류별 발생률(2003~2005년)

남		녀	
위	22.0%	유방	15.0%
폐	16.2%	갑상선	14.6%
간	15.0%	위	13.7%
대장	12.6%	대장	11.3%
전립선	4.2%	폐	7.2%
방광	3.1%	자궁 경부	6.7%
쓸개, 기타 담도	2.7%	간	5.9%
췌장	2.6%	쓸개, 기타 담도	3.3%
식도	2.5%	췌장	2.5%
비호지킨 림프종	2.2%	난소	2.5%
기타	16.9%	기타	17.2%

출처: 보건복지부 중앙암등록본부(2008년)

질 수도 있다. 이처럼 암이 몸에 퍼져나갔을 때 '전이'되었다고 한다. 암은 림프계를 통해 퍼지는 경우가 많아서 비정상 세포가 있는지 알아보기 위해서 림프절 주변도 검사하게 된다(예를 들어, 유방암의 경우에는 겨드랑이를 검사한다). 암이 국소적인지 몸 전체에 퍼졌는지에 따라 암 종류마다 생존율도 다르다. 그러나 일반적으로 암의 진단이 빠를수록 전이를 막고 효과적으로 치료할 수 있는 가능성은 더 커진다.

위암　위암은 위 점막에서 발생하여 위벽으로 파고든다. 위암은 북미와 유럽에서는 발병률이 낮으나 한국과 일본에서는 가장 흔한 암에 속한다. 위암은 조기에 발견하고 수술 치료를 하면 완치될 가능성이 매우 높으며, 최근 사망률이 급격히 감소하고 있는 추세이다. 내시경 검사와 바륨 조영제를 이용한 X선 촬영, 컴퓨터 단층 촬영^{CT} 등으로 암세포를 찾아낸다. 특히 초기 위암은 위궤양과 내시경 검사로는 구분하기 어려우므로 조직 검사를 같이 해야 한다. 위암은 수술 치료가 가장 중요하며 위를 절제한 다음에는 평소보다 식사량을 줄이고 자주 나누어(3분의 2 절제를 기준으로 하루에 5~6회) 식사를 해야 한다. 위를 모두 절제한다고 하더라도 소장이 늘어나 위의 역할을 하게 되므로 너무 걱정하지 않아도 된다. 위암을 예방하기 위해서는 맵고 짠 음식, 태운 음식 등을 피하고, 신선한 과일이나 야채를 섭취하고, 금연해야 한다.

폐암 60세 이상에서 압도적으로 흔한 암은 폐암이며 그 다음이 대장암이다.* 흡연은 폐암에서 가장 중요한 위험 인자이다. 흡연자는 비흡연자보다 폐암 발병 위험이 평균 13배 높다. 따라서 담배를 피우지 않고 간접흡연으로부터 노출을 줄이면, 많은 경우 폐암을 막을 수 있다. 마찬가지로 담배를 끊고 다시 피우지 않아도 폐암 발병이나 재발의 위험을 줄일 수 있다. 또 다른 위험 인자로는 석면, 방사선, 대기오염, 가족력 등이 있다. 폐에는 신경이 없기 때문에 초기 폐암은 아무런 증상이 없다. 폐암이 기관지까지 커지면서 기침, 가래, 혈담, 가슴 통증, 호흡 곤란과 같은 증상이 나타난다. 흉부 X선 촬영이나 객담 세포진 검사, 기관지 내시경, 저선량 CT 등의 방법을 통해 폐암을 조기에 발견할 수 있다. 채소와 과일을 더 많이 섭취하여 자연스럽게 체내에 항산화 물질이 증가하면 폐암의 위험도 줄어든다.

간암 간은 영양소를 가공하고 저장하며, 우리 몸에 중요한 단백질을 만들며, 체내의 독소를 해독하는 매우 복잡한 화학 공장이다. 간암은 간을 이루는 간세포에서 증식하여 간 전체로 퍼져 나가

한국에서는 위암이 가장 흔하지만 최근 폐암이 빠르게 추격하고 있다.

간의 기능을 상실, 사망에 이르게 하는데, 북미와 유럽에 비해 동아시아와 아프리카에서 훨씬 빈번하게 발병한다.* 간염의 가장 중요한 발생 원인은 B형 간염 바이러스인데, 이 바이러스의 감염자는 정상인보다 간암에 걸릴 위험이 100배 정도 높다. 그 외에 C형 간염 바이러스와 오랜 염증으로 인해 간이 딱딱해지고 쪼그라드는 간경변증, 과도한 음주와 흡연 등도 간암의 위험 요인이다. 간암은 대부분 특별한 증상이 없이 진행되며, 간경변이나 간염과 증상이 혼동되기도 한다. 오른쪽 상복부가 아프고 단단한 것이 만져지는 것이 간암의 가장 흔한 증상이며, 피로, 쇠약, 체중 감소 등이 일어나기도 한다. 간암은 수술 후에도 재발률도 높으므로 조기 발견과 예방이 중요하다. 평소 지나친 음주를 삼가고 금연하며, B형 간염 바이러스 항체가 없는 사람은 백신을 맞고, 정기적으로 간 기능을 체크해야 한다.

대장암　　대장암은 대장과 대장의 끝 부분인 직장에서 발생한

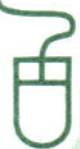

한국에 간암 환자가 많은 이유　한국은 '간염 유행 국가'라는 오명을 쓸 정도로 간암의 주요 원인 인자인 B형 간염 바이러스의 감염률이 높다. 아시아인 및 아프리카인들은 간암의 또 다른 원인으로 지목되는 아플라톡신(열대 지방의 곡식이나 견과류 등에 묻어 있다)에 대한 저항성이 북미나 유럽인보다 낮다. 이런 이유들 때문에 동아시아와 아프리카의 간암 발병률이 높은 것이다.

다. 나이가 들면 대장 점막에 작은 혹인 **폴립**이 생기는데, 이 중에서 악성 폴립이 증식하여 대장암이 된다. 대장암은 장 궤양이나 출혈을 일으키고 대장 벽을 뚫고 나가 다른 장기로 전이되기도 한다. 대장암의 위험 인자에는 가족력, 궤양성 대장염 등도 있지만 육류는 많이 섭취하고, 섬유질은 적게 섭취하는 식단이나 운동을 하지 않는 생활 습관이 주요하다. 대장암은 복통, 혈변뿐만 아니라 발병 부위에 따라 다양한 증상(혹은 무증상)으로 나타난다. 설사나 변비 같은 평소와 다른 배변 습관이 상당 기간 지속되거나 변의 굵기가 가늘어지거나 배변 후에도 시원하지 않은 느낌이 들기도 한다. 대장암의 경우 조기에 발견하면 치료할 수 있으므로 50세 이상이면 정기적인 검사가 반드시 필요하다. 저지방, 고섬유질 식사를 하고 붉은 고기 섭취를 제한하며 규칙적으로 운동하는 건강한 생활 습관을 가지면 위험이 낮아진다.

유방암　모든 연령의 여성에게 유방암이 대장암보다 더 많이 발병한다. 젊은 여성도 유방암에 걸릴 수 있지만 65~85세에 발병이 현저히 증가하며 새로운 환자의 45퍼센트가 65세 이상의 여성이다.

폴립　위, 장, 자궁, 방광 점막 표면에 혹처럼 돌출된 조직. 특히 대장 폴립의 경우 암으로 발전될 가능성이 크다.

하지만 더 젊은 여성과 남성에게서 진단되는 경우도 절반 이상(55퍼센트)이다. 주로 유관 세포(젖줄)와 소엽 세포(젖샘)에서 시작된 종양이 유방암으로 발전한다. 대부분의 유방암은 유방의 상외사분에 위치한다. 또 유두 위쪽도 흔한 부위이다. 그 다음이 상내사분과 하내사분이다. 위험 요인으로는 가족력이 있거나, 아이가 없거나 35세 이후 첫 출산한 경우, 동물성 지방과 알코올을 많이 섭취하는 경우, 무엇보다도 몸을 잘 움직이지 않는 경우 등이 있다. 유방암은 초기에는 대체로 증상이 없는데 멍울이 만져지고 유두에서 분비물이 나오거나 피부 색깔이 변하는 등의 증상이 나타나기도 한다. 조기 발견을 위해서는 유방 X선 촬영과 함께 매달 유방 자가 검진을 하는 것이 좋다.

갑상선암 갑상선에 생긴 혹(결절)이 악성이어서 점점 커지고 다른 부위로 전이되는 것을 갑상선암이라고 한다. 갑상선암은 한국에서 최근 급속도로 증가하는 암으로 상대적으로 여성에게서, 그리고 30~50대에 발병률이 높은 편이다.* 그러나 갑상선암은 진행이 느려 조기에 발견될 경우 생존율도 매우 높은 암이다. 갑상선암의

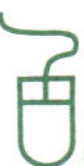

여성 암 한국의 경우 유방암이 여성에게 발병하는 암 1위이며 40~50대에서 가장 많은데, 최근(2004년부터) 순위가 바뀌어 갑상선암이 여성 암 1위로 나타났다.

원인에 대해서는 아직 명확하게 규명된 것이 없고, 방사선이나 가족력 등이 위험 요인으로 지적되고 있다. 특별한 증상은 없다. 목에 딱딱한 덩어리나 혹이 만져진다든지, 간혹 음식물 삼킬 때 압박감을 느낄 수 있는데, 그런 증상으로 암을 발견하기보다는 건강 검진으로 우연히 발견한 결절이 암으로 진행되는 것을 지켜보는 경우가 대부분이라고 한다. 갑상선암은 수술 치료가 가장 중요하고, 수술 후에는 갑상선 호르몬제를 복용해야 한다.

전립선암 남성의 경우 전립선암은 대장암만큼 빈번하게 발생한다. 미국 남성들이 평생 동안 전립선암에 걸릴 위험은 약 10퍼센트이다. 50세 이하의 남성에게서는 드물지만 50~85세 사이의 남성들에게서 40배나 더 발생한다. 고지방 식단이 전립선암의 발병 위험을 증가시키는 것으로 알려져 있다. 어떤 전립선암은 천천히 자라며 건강에 심각한 위협이 되지 않지만 공격적인 암의 경우는 심각할 수 있다. 전립선암은 아무런 증상이 없는 경우가 많은데 특히 초기 단계에서는 그렇다. 증상이 나타날 때는 암이 전립선 내부에서 자라나 요도가 좁아질 때이다. 소변의 흐름이 약하고 때때로 중단되거나,

전립선 방광의 아래쪽에 있는 남성의 생식 기관. 크기와 모양이 호두와 비슷하다. 전립선의 전면은 오줌이 흘러나오는 관인 요도를 둘러싸고 있다.

일을 보기 전후에 소변이 똑똑 떨어지는지, 자주 혹은 급하게 소변이 마려운지, 밤에 화장실에 가느라 여러 번 일어나는지, 혹은 드물지만 소변에 피가 섞여 나오거나 오르가슴 도중에 통증이 있는지 등을 주의 깊게 살펴보라.*

자궁경부암　질과 연결된 자궁 경부에 발생하며, 인유두종 바이러스 HPV: human papillomavirus 감염이 주원인이다. 위험 요인으로는 비위생적인 환경, 이른 나이의 성 경험과 다수의 파트너, 다수의 파트너를 둔 배우자, 여러 번의 출산 경험, 장기간의 경구 피임약 복용 등이 있다. 성교 후 질 출혈이 경미하게 발생했다면, 자궁경부 세포진 검사나 질 확대경 검사를 받아봐야 한다. 자궁경부암은 조기에 진단하면 완치할 수 있으므로 성 경험 이후 정기적으로 검진을 받는 것이 좋다. 수술로 자궁을 절제하면 질의 길이가 짧아지고 위축될 수 있으나 몇 개월이 지나면 회복되므로 수술 후 성생활을 크게 걱정할

전립선암의 유사 증상　이런 증상들은 전립선이 커지는 양성 전립선 비대증과 증상이 유사하다. 이 질병은 전립선 세포의 증식에 의해 유발되기 때문에 노년층에는 아주 흔한 질병이다. 다행스럽게도 양성 전립선 비대증은 암 발병과 직접적인 연관이 있는 것 같지는 않다.
인유두종 바이러스　이 바이러스는 알려진 것만 130여종이 넘으며, 현재 고위험균 종에 대한 백신이 개발되어 있다.

필요는 없다.

┃ 나이가 들면 암이 달라지는가?

면역계, 특히 '자연 살해 세포'^{natural killer cell}는 암세포가 체내에 축적
되기 전에 파괴하는 중요한 역할을 한다. 나이가 들수록 면역계가
약해지면서 암과 싸우기가 점점 힘들어진다. 세포 분열이 반복되면
텔르미어^{telomere}가 짧아진다. 체내의 DNA 유전 물질을 회복하는 능
력의 감소를 의미하는 텔로미어의 상실은 암의 발병에 핵심적인 역
할을 한다.

그런 경우 노후한 세포가 암을 발병시키기 쉬우며 이렇게 해서
암이 된 경우에는 유형별로 양상이 달라진다. 유방암 같은 암은 나
이가 들수록 성장이 느리다. 따라서 50대 이상의 여성의 경우 유방

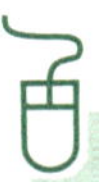

텔로미어 세포 분화의 한계를 조정하는 염색체 말단 소체. 텔로미어는 그리스어 텔로
스telos(끝)와 메로스meros(부분)의 합성어로 '끝 부분'이라는 뜻이다. 세포는 한 번
분열할 때마다 텔로미어가 짧아져 결국에는 텔로미어가 모두 없어지게 되고 사멸한다.
암세포는 텔로머라제telomerase라는 효소가 텔로미어의 길이를 유지시켜 불멸의 존
재가 된다. 이에 착안하여 텔로머라제를 제거하여 암세포의 증식을 억제하는 연구가
이루어져왔는데, 최근 연구에 따르면 텔로머라제를 제거하더라도 암세포가 발현되었다
하니 이 효소만으로 암 발생을 설명하긴 어렵다.

에 에스트로겐과 프로게스테론의 전구체가 있기 때문에 호르몬 치료가 효과가 좋을 수 있다. 반면 심한 골수성 백혈병 같은 암은 환자의 나이가 많을수록 치료가 더 더디다.

암을 예방할 수 있을까?

1950년 금연이 암 예방의 제1요인으로 알려졌다. 그 이후 자외선 차단제의 사용과 신체 활동 증가 같은 생활 습관 변화로 다른 암 발병 위험을 줄일 수 있다는 것이 밝혀졌다. 하지만 가장 확실한 효과가 있는 것은 폐암의 경우 금연이다. 다음 쪽의 "암 예방을 위한 생활 습관"에서 확실한 효과가 있는 것, 효과가 있을 가능성이 높은 것, 효과가 있을 수도 있는 것과 함께 예방할 수 있는 암을 소개했다.

정기 검진이 생명을 구한다

전립선암의 경우 조기 발견이 사망률을 줄여준다는 명백한 증거는 아직 없다. 하지만 유방암, 대장암, 자궁경부암을 비롯한 암은 정기 검진이 생존 가능성을 높여줄 수 있다. 암이 의심스러운 징후들이 있거나 가족력이나 다른 요인들로 인해 평균보다 위험이 높은 축에 속한다면 암 검진에 대해 전문의와 적절하게 상담해야 한다.

확실한 효과가 있는 것

- 피우는 담배나 씹는담배를 삼가라(폐암, 구강암, 식도암)
- 자외선 차단제를 사용하고 과도한 햇볕 노출을 피하라(피부암)
- 발암성 물질에 노출되지 않도록 하고, 직업상 불가피한 경우에는 보호 장구를 착용하라(피부암, 폐암 등)
- 신체 활동을 늘려라(대장암, 유방암)
- 과체중을 피하라(대장암, 유방암, 자궁암)
- B형 간염 백신을 접종하라(간암)

효과가 있을 가능성이 높은 것

- 과일과 채소를 많이 먹어라(대장암, 폐암, 위암, 기타 암)
- 붉은 육류의 섭취를 제한하라(대장암)
- 과음하지 마라(간암, 구강암, 식도암, 유방암, 췌장암)
- 맵고 짠 음식, 태운 음식을 먹지 마라(위암)
- 배우자가 청결하고 건전한 성생활을 유지하게 하라(자궁경부암)

효과가 있을 수도 있는 것*

- 엽산 보충제를 섭취하라(대장암, 유방암)
- 셀레늄 보충제를 섭취하라(폐암, 전립선암, 대장암)
- 비타민 E 보충제를 섭취하라(전립선암)

* 감귤류, 브로콜리, 잎이 많은 채소, 아스파라거스, 참치를 균형 있게 섭취하는 것이 비타민과 무기질 보충제를 섭취하는 것만큼 효과가 있다는 것을 명심하라.

표 7.2 암 검진 방법과 검사 주기

	검진 도구	50세 이전	50세 이후
위암	내시경 검사 위장 조영 촬영	가족력이 있는 등 고위험군은 40세 이전부터	2년
폐암	가래 세포진 검사 흉부 X선 촬영 저선량 CT	흡연자라면 40세 이전부터	매년
대장암	'대변 잠혈 검사' FOBT		매년. 종양에 의한 장 출혈 확인
	대장경 검사		3~5년
간암	초음파 검사 '알파 태아 단백' AFP 혈액 검사	간염 및 만성 간 질환자는 40세부터	6개월
전립선암	'특이 항원 검사' PSA 대장 수지 검사	고위험군에 속할 경우 40~45세에 매년, 아닐 경우는 50세부터 검사	75세까지 매년
유방암	전문의 유방 검사	20~39세는 3년마다 그 이후는 매년	매년
	자가 진단	20세 이후 매달	유방의 느낌을 알아보고 변화가 있을 때는 곧바로 알리기
	유방 X선 촬영	40세 이후 매년	건강할 경우 적어도 80세까지 매년
갑상선암	미세침 흡인 세포 검사	* 특별한 증상이 없는 경우	선별 검진을 권하지 않음
자궁경부암	자궁 경부 세포진 검사	성행위 이후 3년 뒤부터 매년, 정상이면 30세에 2~3년 마다	70세까지 2~3년마다 단, 인유두종 바이러스 양성이 아니면 그 후에는 계속할 필요 없음

암이 의심되는 증상들

　　:: 장과 방광의 습성이 변화할 때

　　:: 상처가 치료되지 않을 때

　　:: 비정상적인 출혈 혹은 가래가 보일 때

　　:: 유방이나 다른 부위가 두꺼워지거나 몽우리가 생길 때

　　:: 소화불량이나 음식물을 삼키기 힘들 때

　　:: 사마귀나 검은 점에 두드러진 변화가 있을 때

　　:: 기침이 계속되거나 목이 쉴 때

일반적으로 권장하는 검진 항목은 표 7.2에 나와 있다. 폐암은 아직 정확한 검진 방법이 없지만 두 가지 검진 방법이 개발되어 있다. 흉부 X선 촬영과 가래 세포진 검사이다. 폐암 고위험군에 속한 사람(예를 들어 다량의 흡연 이력이 있는 경우)이라면 CT 검사가 조기 검진과 치료에 필요하다. 유방 자가 검진과 유방 X선 촬영의 효용에 대한 논의가 일어나면서 최근 선별 검사들에 대해 논란이 있긴 하지만 대부분의 여성들에게는 그 방법이 여전히 의미가 있다.

▌현재 가능한 암 치료

암의 경우 치료를 며칠 늦춘다고 해서 건강상 큰 차이가 날 가능성

이 적으므로 다른 의사의 진단을 받아봐도 괜찮다. 치료 방법을 결정하기 전에 자신이 걸린 암에 대해 더 많은 것을 알아보아도 된다. 암 치료에 이용되는 치료법의 수는 계속해서 증가하고 있지만, 암의 종류, 발병 부위, 진행 상황에 따라 다르다. 흔히 채택되는 치료법에는 수술, 방사선, 화학 요법(항암제), 호르몬 요법, 골수 이식, 생물 요법이 있다. 각각 단독으로 실행하거나 서로 병행하기도 하므로 생존율과 잔존 수명을 늘리기 위해 두 가지 이상을 병행해도 된다.

암과 그 치료법은 대부분 부작용을 일으킨다. 흔한 것은 식욕 상실과 체중 감소이지만 다양한 음식을 소량으로 섭취하면 도움이 된다. 또 다른 부작용으로는 피로감이 있는데 대부분의 경우 가능한 한 활동을 많이 하고 규칙적으로 운동하면 몸이 제 기능을 유지할

표 7.3 주요 암 5년 상대 생존율(1993~2005년)

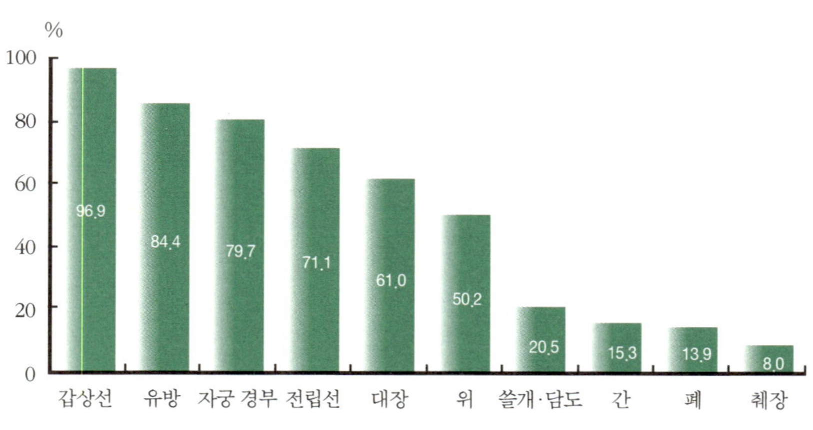

출처: 보건복지부 중앙암등록본부(2008년)

수 있고 더 심한 피로감을 예방할 수 있다.

수술 치료

수술은 유방암, 자궁암, 자궁경부암, 전립선암과 같이 국부적이고 접근하기 쉬운 암에 이용된다. 국부 절개를 하거나 림프절이나 영향을 받은 주변 부위를 제거한다. 암 환자의 60퍼센트가 수술을 선택하고 그중 절반이 이 치료법만으로 치료가 된다. 부작용은 통증, 감염, 피로감, 거동 불편, 장기나 림프의 상실이 있다.

항암제 치료

항암제는 전이된 암을 치료하는 데에 사용되거나 수술로 종양을 제거하고 난 뒤 X선이나 다른 검사에서 발견되지 않았을 수 있는 부위를 치료하기 위해 부차적으로 사용될 수 있다. 정맥에 약물을 주사하거나 알약의 형태로 약물을 삼키고 나면 '화학 물질'이 혈류를 따라 온 몸에 공급된다. 이 요법은 회복 기간을 거친 뒤 주기적으로 반복하여 약물을 공급하게 되므로 대부분 3개월에서 9개월가량 걸린다. 감염 위험 증가(발열), 백혈구 수 감소, 일시적인 탈모, 메스꺼움, 구토, 설사, 식욕 부진, 구강 궤양, 칸디다(균 감염), 피로와 같은 부작용을 겪을 수 있다. 백혈구와 적혈구를 폭발적으로 늘리고 항암 치료로 인한 심한 피로감을 감소시키기 위해 주사제 투여가 필요한지에 대해 암 전문의와 상담해보라.

방사선 치료

수술과 마찬가지로 방사선 치료도 전이되지 않은 국부적 암에 이용된다. 암 환자의 절반 이상이 치료법의 일부로 방사선 치료를 선택하며 집중적인 고에너지선을 쪼이거나 방사선 물질을 이식한다. 에너지선은 통증이 없고 2~3주에 걸쳐 일주일에 수차례 반복하는 경우가 많다. 이 치료를 받을 때 주변 사람들에게 방사능의 영향이나 위험이 없다는 것을 잘 알려야 한다. 방사선 이식은 국소 혹은 전신 마취를 한 뒤 종양이나 그 주변에 방사선 물질을 이식하는 것이다. 이는 단기간 국소 부위에 집중적인 치료가 목적이다. 치료가 끝난 후 이식물을 제거하면 신체에 방사능이 남지 않는다.

일부 암 센터에서는 양성자 치료나 중성자 치료와 같은 특수한 형태의 방사선 치료를 받을 수 있다. 방사선 치료를 권유받았다면 감마선 치료가 더 좋을지 어떨지 잘 알아보도록 한다. 이 요법을 쓰려면 특수 암 센터에 가야 한다. 그렇기 때문에 편의에 따라 아무 병원이나 가서는 안 된다.

모든 방사선 치료의 일반적인 부작용은 피로감, 피부의 국부적 염증, 식욕 상실, 염증 부위의 탈모, 메스꺼움, 구토, 설사이다.

호르몬 요법

이 치료법은 천연 물질이나 호르몬과 유사한 화학 물질을 사용한다. 코르티코이드(corticoid: 부신피질 호르몬), 에스트로겐, 프로게

스테론, 타목시펜(tamoxifen: 여성 호르몬 차단제), 안드로겐(andro-
gen: 남성 호르몬의 총칭) 같은 것들이다. 이 치료법의 경우 정상적으
로 신체에서 생성되는 것보다 많은 양의 호르몬을 투여하는 경우가
많아서 일시적인 부작용이 발생한다. 나이 든 여성의 유방암은 대체
로 젊은 여성의 경우보다 호르몬 요법에 더 쉽게 반응한다. 이 요법
으로 기분 변화, 체액 체류, 수면 장애, 골다공증이 유발될 수 있다.

생물 요법

면역 요법이라고도 불리는 생물 요법은 신체의 면역계를 이용
하여 암과 싸우거나 다른 암 치료의 부작용을 감소시키는 방법이다.
이 치료법은 암 증식을 방해하기도 하고 다른 암 치료에 의해 손상
된 정상 세포의 회복을 도울 수 있다. 인터류킨, 인터페론과 같은 약
물이나 종양 괴사 인자가 최근 여러 임상 실험에서 연구되고 있다.

다른 의학적 치료법

암의 종류에 따라 다른 치료법도 가능하다. 유전자 요법은 유용
성과 안전성을 확인하는 연구가 진행 중인 유망한 치료법이지만 현
재까지는 흔히 이용되지 않는다. 임상 연구에 참여할 수 있는지 알
아보는 것도 좋겠다.

대체 요법

　암 진단을 받으면 많은 사람들은 절망하여 대체 요법을 찾는다. 대체 요법이 효과가 좋은 분야가 있지만 암은 그렇지 않다. 수많은 대체 요법이 암을 치료할 수 있다고 선전하지만 대부분의 경우 플라시보에 불과하며 피하는 것이 상책이다. 이런 치료법들을 염두에 두고 있다면 먼저 의사와 상담해야 한다. 그 치료법을 실행하기로 결심했다면 의사에게 알려야 한다. 이 요법에 사용되는 약 중에 독성이 아주 강하거나 복용 중인 일반약과 위험한 상호 작용을 일으키는 것이 있을 수 있기 때문이다.

　어떤 대체 요법들은 건전한 것으로 밝혀졌지만, 허브나 약물을 포함하는 그 어떤 대체 요법도 안전하지 않다. 예를 들어 효과적인 대체 요법 중에 하나는 긍정적인 태도를 갖는 것이다. 면역계를 증진시켜서 암의 공격력을 약화시킬 수 있기 때문이다. 긍정적 태도는 환자가 암 치료 중에 겪게 되는 힘든 일들에 잘 대처할 수 있도록 도와준다. 영성도 긍정적인 효과를 준다. 기도는 치료 과정을 돕고 종교는 정서적으로 크나큰 받침목이 되어준다. 마찬가지로 운동도 베타 엔도르핀의 수치를 증가시키며 자연 살해 세포를 증진시킨다. 하지만 이러한 보완적 방법들이 의학적 치료를 대신할 수 있다고 생각해서는 안 된다. 그것들은 단지 암을 정복하기 위한 여정에서 도움을 주는 길동무일 뿐이다.

암은 재발할까?

이미 암에 걸린 상태라면 얼마나 자주 선별 검사를 해야 하는지 정해져 있지는 않다. 암의 재발 신호가 있으면 2년 동안은 3개월마다 검사를 받는 것이 좋다. 자주 검사를 하는 목적은 증상이 재발하기 전에 암을 발견하는 것이다. 2년 안에 재발하지 않으면 점차로 검사 횟수를 줄여 보통 사람들과 같은 정도까지 줄여 나간다.

이것만은 꼭!

암을 진단받으면 무척 두렵겠지만 그렇다고 희망을 잃어서는 안 된다. 최선의 치료법을 찾고 계획을 세워야 한다. 회복으로 가는 길에서 조력자를 더 많이 찾을수록 치료와 생존의 가능성이 더 커진다. 가족력이 원인인 것 같은 암들은 대체로 젊을 때 발병한다. 다른 암들은 생활 습관 개선으로 예방할 수 있다. 암 발병의 가장 큰 위험 요인은 노화다. 나이가 들수록 발병률이 높아지는 이유는 아주 많다. 이유가 무엇이든 검사를 통해 조기에 발견하고 진단 이후에는 치료법들을 잘 판단하여 빨리 치료하는 것이 가장 중요하다.

08
뼈와 관절을 건강하게 지켜라

노화를 이겨내야 하며, 그것으로 인해 잃은 것을 되찾아야 한다.

키케로(기원전 106~43년)

복숭앗빛 안색에서 가장 중요한 것은 뼈의 건강이다.

랠프 왈도 에머슨(1803~1882년), 『처세론 Conduct of Life』 중에서

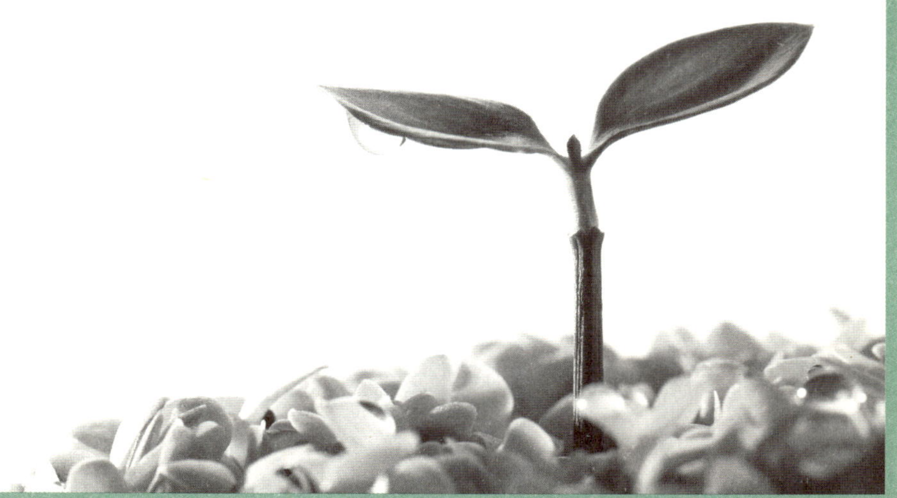

뼈와 관절이

건강해야 노후에 당신은 고통 없이 여기저기 다닐 수 있다. 뼈에 관련된 잠재적인 문제를 예방하는 최선의 전략은 칼슘과 비타민 D를 적절히 섭취하고, 규칙적으로 운동하는 것이다. 인으로 가득 찬 탄산음료를 피하고, 단백질을 적당히 섭취하며, 경우에 따라 호르몬 대체 요법을 받는 것도 효과가 있다. 이번 장에서 관절 질환의 고통을 최소화하고 뼈와 관절을 건강하게 유지하는 방법을 소개한다.

골절을 부르는 골다공증
의험, 검진, 예방과 치료

안타깝게도 누구나 25세 정도부터 서서히 골 밀도가 감소되기 시작하며 그 결과 골절을 당하거나 건강이 악화될 수 있다. 골다공증이라고 알려진 이 과정은 당신의 골 밀도가 최종적으로 최소 임계치에 이르는 시점에서 골절 사고를 발생시킨다. 특히 고관절, 손목, 척추

등은 빈번하게 골절이 일어나는 부위이다. 미국의 국립골다공증재단에 따르면 50세 이상 여성의 50퍼센트, 남성의 25퍼센트가 골다공증에 따른 골절을 겪을 것이라고 한다. 게다가 2004년 발간된 공중위생국 보고서는 전반적인 식단과 생활 습관의 상당한 변화가 없다면, 2020년 50세 이상의 미국인 전부가 뼈 약화를 겪게 될 것이라고 한다. 현재 1000만 명(그중 80퍼센트가 여성)으로 추산되는 미국인이 이미 이 질병에 걸려 있으며, 나머지 3400만 명이 심각하게 골 질량이 감소했다(골 감소증이라고 알려져 있는 질병). 더 건강하게 오래 살고 싶다면 뼈 약화는 무시해서는 안 되는 문제다.

골다공증이라는 용어가 만들어진 것은 19세기 초반이지만 폐경기 여성의 에스트로겐 결핍이 발병과 연관이 있음을 알게 된 것은 1940년이 되어서였다. 유년기 동안 섭취한 칼슘의 양이 이후 인생에서 골 밀도의 결정 인자이므로 골다공증은 사실상 소아과 질병이라고 할 수 있다. 골다공증은 발병 시기와 상관없이, 저장된 칼슘이 서서히 빠져나가 뼈에 구멍이 많아지고 뼈가 부서지기 쉬운 상태가 되는 불가항력의 만성 질환임에 틀림없다. 시간이 흐르면서 골 밀도가 낮아지고 뼈대가 점점 약해져서 최소 임계치에 도달하면 사소한 충격에도 골절이 발생하며 빈번하게 재발한다.

골 감소가 오랜 시간에 걸쳐 진행되기 때문에 심한 골절이 발생한 후나 자세의 변화가 꽤 진행된 후에야 이 질병을 알아차리게 된다. 예를 들어 척추에서 반복적으로 압박 골절이 발생했는데 감지되지 않은 경우 자세가 구부정해지고 등의 통증이 있게 되는데, 이런 증상은 나이 든 여성(그리고 일부 남성)에게 흔하다. 특히, 골다공증으로 인한 고관절 골절은 체력과 삶의 질을 하락시키는 전반적인 쇠약이 시작되었다는 신호탄이다.

누가 골다공증에 걸릴까?

골다공증 발병의 요인에는 바꿀 수 없는 것들이 있다. 작은 골격, 여성, 나이, 유전적인 요인, 백인종 혹은 아시아 인종, 이른 폐경, 오랫동안 움직일 수 없는 상태, 에스트로겐이나 테스토스테론의 낮은 수치, 과도한 갑상선 호르몬, 프레드니손prednisone 같은 스테로이드의 장기간 사용과 같은 것이다. 하지만 흡연, 과도한 음주, 잘 움직이지 않는 생활 습관, 칼슘과 비타민 D의 부족과 같은 것은 개선하고 제한할 수 있다.

여성이 유전적으로 남성보다 골다공증의 위험이 높은 것은 남성의 뼈에 무기질이 더 많이 함유되어 있기 때문이기도 하고 여성의 골 밀도 감소 속도가 더 빠르기 때문이기도 하다. 폐경 이후 여성들은 평균 매년 2~3퍼센트 뼈가 감소하지만 같은 나이의 남성들은 매

프레드니손 합성 부신 피질 호르몬. 염증을 억제하는 작용을 한다.

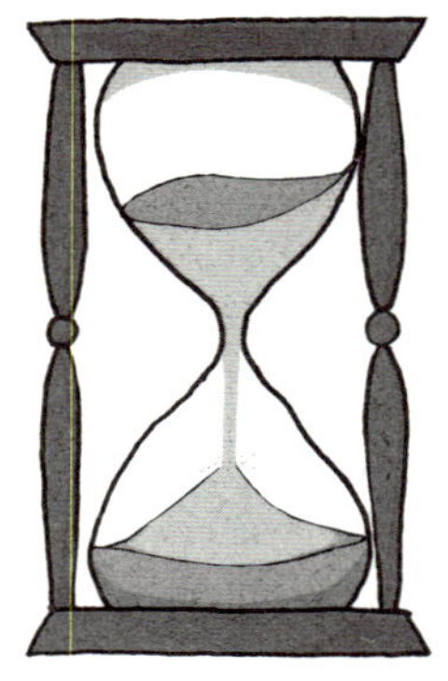

골 밀도의 모래시계

30대 중반까지 뼈에 축적해 둔 칼슘의 양이 평생을 좌우하며, 여성은 20대 중반부터 골 밀도 감소가 일어난다.

년 0.4퍼센트만 감소한다. 뼈 감소의 가장 명백한 신호는 키가 점차적으로 줄어드는 것이다. 특히 백인 여성과 아시아 여성들은 20대 중반에 허벅지 뼈에서 감소가 시작되며 그 다음 30대 중후반에는 척추, 그리고 40세 이후에는 팔뼈에서 골 밀도 감소가 일어난다.

골다공증 진단

골 밀도 측정 방법의 발달로 이미 심각한 골 감소가 일어났는지, 골다공증 전 단계(즉, 골 감소증)인지, 심지어 미래에 골다공증에 걸릴 위험이 있는지도 쉽게 알 수 있다. 검사 방법에는 '단광자 흡수 계측' SPA, '양광자 흡수 계측' DPA, '이중 에너지 X선 흡수 계측' DXA, CT, 초음파가 있다. X선 촬영상으로 손목, 척추, 골반의 골절이 발견되면 특수한 검사를 더 할 필요가 없이 골다공증이 이미 진행 중인 것으로 판단한다.

폐경기에 이른 모든 여성들은 골 밀도 측정 검사를 받아야 하며 65세가 되면 적어도 두 번 이상 검사를 받아야 한다. 남성의 경우 원칙적으로 65~70세 사이에 검사를 받아야 한다. 그 값이 젊은 성인 평균치보다 2.5 이상 낮을 때 골다공증으로 진단된다(T점수 1~2.5).

골 감소 속도를 측정하기 위해 2년 뒤에 골 밀도를 다시 측정해야 하는데 골 밀도가 계절별로 달라지므로 2년 전과 같은 시기에 검사해야 한다.

골 감소를 예방하고 뼈를 강화하라

가장 좋은 예방 조치는 20대 중반에 최고 골 밀도를 측정하는 것이다. 골 밀도 감소율은 시간에 따라 꾸준하기 때문에 최고 골 밀도가 높을수록 골다공증성 골절 임계까지 가지 않고 더 오래 살 가능성이 높다. 예방 방법으로는 적절한 운동, 적절한 양의 칼슘 섭취, 식단 개선, 비타민 D 수치의 증진이 있다. 비록 진행 과정을 완전히 거스를 수는 없지만 뼈 건강을 증진시키기 위해 노력해야 한다. 최종적으로는 남은 인생 동안 뼈를 건강하게 유지하기 위해 호르몬 대체 요법과 다른 의약품을 고려해 볼 수도 있다.

뼈 건강을 위한 적당한 운동　골다공증이든 아니든 아직까지 규칙적인 운동을 하고 있지 않다면 격하지 않은 체중 부하 운동을 시

체중 부하 운동　걷기나 뛰기처럼 운동 시 근육과 뼈에 체중이 부하되는 운동. 근육 강화 효과와 함께 골 밀도 증가 효과가 있다. 체중이 부하되지 않는 운동의 대표적인 예가 수영으로, 근육 강화 효과는 있으나 골 밀도 증가 효과는 없다.

작하는 것이 바람직하다. 이런 운동에는 뼈 형성 작용을 증진시키는 걷기와 유산소 운동이 있다. 또 대부분의 근력 운동은 뼈에 압력을 가하고 인산칼슘이 침전되게 하여 골 밀도를 높이고 더 건강하게 해준다. 연구 결과, 1년 동안 근력 운동을 한 심각한 골다공증 여성들에게서 적지만 상당히 중요한 골 밀도 증가가 관찰되었다. 반대로 비슷한 나이의 운동하지 않는 여성들은 같은 기간 동안 골 밀도가 감소했다. 그러므로 골 약화가 진행되는 것을 완전히 거스를 수는 없다고 해도 상당히 지연시키거나 얼마 동안 멈추게 할 수는 있다.

칼슘을 충분히 섭취하라 미국 여성들이 매일 섭취하는 칼슘은 평균 500mg밖에 되지 않으며 이 양은 더 젊은 여성들에게 권장되는 양의 절반도 되지 않는다. 유년기부터 30대 중반까지 칼슘을 적절하게 섭취하는 것은 뼛속 인산칼슘염의 저장에서 대단히 중요하다. 폐경 이후 식단에 칼슘을 첨가하는 것이 골 감소의 예방에 효과가 있는지는 확실하지는 않다. 하지만 칼슘을 많이 섭취하는 여성에게서 고관절 골절이 더 적게 발생한다. 대부분의 의사들은 성인 여성과 성인 남성들에게 매일 1000~1200mg의 칼슘 섭취를 권장한다. 50세가 지난 폐경 이후의 여성과 65세 이후의 모든 사람에게는 더 많은 양이 권장되고 있으며 에스트로겐 섭취는 권하지 않는다.

칼슘 보충제를 통해 적절한 양을 섭취할 수 있겠지만 건강에 좋은 다른 영양소도 함께 섭취할 수 있기 때문에 음식을 통한 섭취가 더 바람직하다. 대부분의 영양학자들에 따르면 저지방 혹은 무지방 유제품이 가장 좋다. 유당 불내증 때문에 우유를 기피한다면, 치즈, 요구르트, 유당 분해 우유 같은 유당 제거 혹은 저유당 대체 유제품을 섭취하거나 유제품을 먹기 전에 락타아제 효소를 섭취하여 소화를 돕는 방법이 가장 좋다.

한편 완전한 채식주의자들은 우유의 칼슘 흡수율이 32퍼센트인데 녹색 채소는 50퍼센트 이상이기 때문에 채소가 더 좋은 칼슘 공급원일 수 있다고 주장한다.『미국 임상 영양학 저널 America Journal of Clinical Nutrition』에 개재된 최신 논문에 따르면, 칼슘 흡수율은 브로콜리가 53퍼센트, 싹양배추가 64퍼센트, 겨자 잎이 58퍼센트, 순무 잎이 52퍼센트, 케일이 40~59퍼센트이다. 마찬가지로 콩(예를 들면 핀토 콩, 백 편두, 흰 강낭콩)과 두부 같은 콩 제품에도 칼슘이 풍부하다. 칼슘 강화 오렌지 주스에 함유된 칼슘은 제조 회사의 자료를 보면 36~38퍼센트가 흡수된다. 대부분의 과일에도 비교적 소량이기는 하지만 칼슘이 함유되어 있으며 대부분의 견과류와 씨앗들도 마찬가지이다. 식품별로 칼슘 흡수율이 다르므로 표 8.1에 있는 칼슘 함

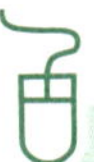

유당 불내증 우유를 소화하지 못해 설사, 방귀, 복통 등을 유발하는 증세. 유당 불내증은 락타아제 부족이 원인인데, 락타아제는 우유에 함유된 유당을 포도당으로 분해하는 효소이며 소장에서 분비된다.

표 8.1 칼슘의 공급원과 흡수율

공급원	칼슘 함유량(mg)	흡수율(%)
우유 1컵	250~300	32
치즈 42.5g	305~336	32
저지방 요구르트 230g	338~448	32
칼슘 강화 두유 1컵	75~300	24
두부 1/2컵	130(보통), 258(단단)	31
곱사연어, 뼈째 먹는 통조림 85g	181	27
정어리, 기름 함유 수분 제외 85g	325	27
무지개송어, 조리된 것 85g	173	27
붉은 볼락, 조리된 것 85g	116	27
대부분의 통조림 콩 1컵	69~161	17
순무 잎, 데친 것 1컵	198	52
배추, 데친 것 1컵	158	54
시금치, 데친 것 1컵	244	5
케일, 데친 것 1컵	94	59
겨자 잎, 데친 것 1컵	82	58
브로콜리, 데친 것 1컵	178	53
싹양배추, 데친 것 1컵	56	64
콜리플라워, 데친 것 1컵	34	69
네이블오렌지, 중 1개	56	n/a
칼슘 강화 오렌지 주스, 1컵	300	25
아몬드, 말려서 볶은 것 1컵	80	21

유량과 흡수율을 모두 고려해야 한다. 일부 식물성 식품은 잘 흡수

되는 칼슘을 함유하고 있지만 함유량이 너무 적은 경우도 있다.

녹색 잎채소, 콩, 칼슘 강화 두유, 칼슘 강화 100퍼센트 주스가 좋은데 어떤 것은 유제품보다 좋아서 더 나은 칼슘 공급원이 될 수도 있다. 이 대체 식품들은 파이토케미컬(식물성 화합물)과 항산화 물질의 탁월한 공급원이면서도 지방이 적고, 콜레스테롤과 동물성 단백질이 전혀 없다. 지방, 콜레스테롤, 동물성 단백질 역시 체내에 지나치게 많아질 때 골 감소의 원인이 된다.

너무 많은 칼슘은 나쁠까? 일반적으로 섭취량이 늘어날수록 흡수량이 줄어든다. 이것은 칼슘이 너무 많이 흡수되는 것을 막는 보호 작용 때문이다. 하지만 하루에 약 4000mg 이상 칼슘을 섭취하면 혈중 칼슘 농도 상승, 심각한 신장 손상, 칼슘 침전 등의 증상을 유발하는 '우유-알칼리 증후군'milk-alkali syndrome이라는 일종의 칼슘 중독에 이를 수도 있다. 이 증후군은 탄산칼슘을 지나치게 섭취해 제산 작용이 과다해진 결과로 흔히 발생한다. 하루에 1500mg 정도는 안전하지만 신장 결석을 앓은 적이 있다면 주의가 필요하다. 과도한 칼슘은 칼슘이 소변으로 많이 배출되게 하여 신장 결석이 형성될 위험이 증가한다. 게다가 물을 충분히 마시지 않은 채 너무 많은 칼슘을 섭취하면 변비가 생길 수 있다.

식단 개선의 또 다른 중요한 방법 칼슘 외에 다른 음식과 음료 섭

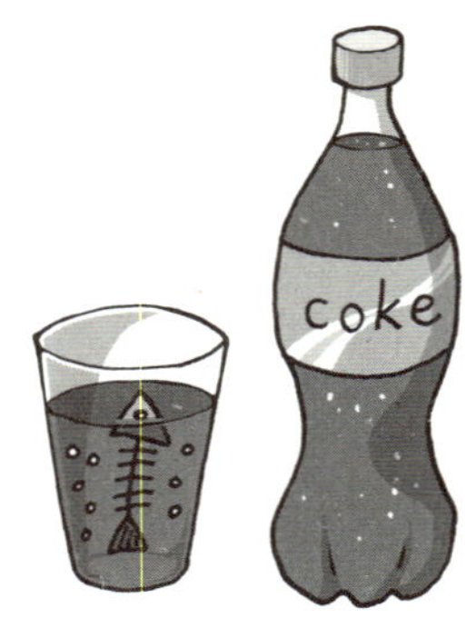

콜라와 칼슘

콜라의 톡 쏘는 맛을 내는 데 쓰는 인은 몸에서 칼슘을 배출시키므로 뼈 건강을 위해서는 콜라를 피하는 것이 좋다.

취도 골 밀도 감소에 영향을 준다. 예를 들어 인이 매우 많이 함유된 탄산음료(까만 콜라)는 두 가지 이유로 뼈 건강에 나쁘다. 첫째, 탄산음료는 인산을 아주 많이 함유하고 있는데 인산은 혈중 칼슘과 인 농도 사이의 불균형을 초래하여 뼈에서 칼슘이 빠져나가게 한다. 둘째, 대부분의 탄산음료에 첨가된 카페인도 뼈에서 칼슘을 빠져나가게 한다. 이상적인 칼슘과 인의 섭취량은 1:1로 균등해야 하지만 여러 음식과 음료에 인이 함유되어 있기 때문에 많은 사람들이 인을 15배 더 섭취하고 있다.

진짜 문제는 칼슘과 인의 불균형이 부갑상선 호르몬의 분비를 촉발한다는 것이다. 이 호르몬은 칼슘이 뼈에서 핏속으로 빠져나가게 하여 골 밀도 감소를 유발한다. 또 과량의 인 섭취는 혈당량 상승을 부추겨 조기 노화를 유발하는 '최종 당화 산물' AGEs: advanced glycation

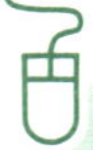

최종 당화 산물 음식이나 체내에서 단백질과 당이 오랫동안 함께 있으면 단백질에 당이 결합하여 변질 당단백질이 된다. AGE는 이 당단백이 서로 중합을 이루어 더 이상 변하지 않는 최종 형태가 된 것이다.

end-products을 형성하여 신체에 손상을 준다. 그러니 인이 함유된 탄산 음료의 섭취를 극도로 제한해야 할 이유가 아주 많다.

심지어 단백질의 과도한 섭취도 골 밀도 감소를 촉진한다. 과도한 단백질 섭취가 뼈 건강에 끼치는 영향은 아직 확실하지는 않지만 몇몇 연구들이 고단백, 특히 동물성 단백질을 많이 섭취하는 식단이 소변으로 배출되는 칼슘의 양을 증가시키며 심지어는 골절 위험까지 증가시킨다는 것을 보여준다. 이러한 영향들은 칼슘 섭취량이 최저이거나 적을 때 특히 중요하다. 그러나 다른 연구들은 고단백 식사가 칼슘 흡수를 촉진하고 골절 위험을 감소시키고 골 밀도 증가에 필요하다고 주장한다. 후속 연구가 나올 때까지는 권장된 칼슘 섭취량에 따르고, 동물성 단백질은 과도하지 않게 적당한 양(적어도 근육량을 유지하기 위해서 매일 체중 1kg당 1200mg)만 섭취하는 것이 가장 좋겠다.

마지막으로 뼈 건강에 영향을 주는 식품 요인은 나트륨 섭취량이다. 나트륨은 칼슘 손실량을 증가시킨다. 섭취된 소금 1g당 칼슘 5~10mg이 손실된다고 추정된다. 나트륨 섭취량을 줄이는 것이 골 밀도에 긍정적인 영향을 끼칠 것이다. 일반적으로 고단백 식사를 하고 자주 나트륨을 섭취하는 황제 다이어트는 사실상 골다공증을 유발하며 그 다이어트는 이런 이유뿐만 아니라 다른 이유 때문에라도 장기간은 하지 않는 것이 좋다.

  비타민 D는 칼슘 흡수를 돕기 때문에 충분히 섭취해야 한다. 특히 65세 이상의 남성과 50세 이상의 여성에게 비타민 D는 더욱 중요하다. 나이가 들면 피부가 자외선에 반응하여 생산하는 비타민 D의 양이 줄기 때문에 매일 5~15분 동안 햇볕을 쬐는 것으로는 충분하지 않다. 비타민 D는 지용성이기 때문에 대구 간유 같은 생선 간유, 간, 달걀노른자에도 함유되어 있다.

나이가 들면 햇빛과 음식만으로 충분한 양을 공급받을 수 없기 때문에 비타민 D를 보충해줘야 한다. 50세 이하의 성인 하루 권장 섭취량은 200IU인데 50세가 되면 이것의 두 배인 400IU가 된다. 비타민 D의 충분한 섭취가 젊음의 유지에 끼치는 영향은 대체로 과소평가되고 있어서 우리는 50세 이상이면 하루에 800IU를 섭취하라고 권하고 싶다.

호르몬과 뼈 건강

에스트로겐이 정상적인 골 밀도의 유지에 필수적이라는 것은 이미 잘 알려져 있다. 최근 여성건강연구소의 반론이 있기는 했지만, 조기 폐경이 된 여성들은 통상적인 폐경 연령인 52세가 될 때까지 에스트로겐 보충제를 섭취해야 한다. 또 골 밀도가 낮고 정상적인 폐경 연령인 여성들도 에스트로겐을 섭취해야 하며, 간혹 폐경 이후 5년간 프로게스테론을 섭취해야 하는 경우도 있다. 하지만 60

세 이상은 그렇지 않다. (에스트로겐 섭취량은 3장 136쪽을 참조하라.)

남성 호르몬 테스토스테론은 뼈 형성을 촉진하는 반면, 여성 호르몬 에스트로겐은 뼈 감소를 예방하기만 하는 것 같다. 테스토스테론 보충제는 테스토스테론 수치가 낮은 남성의 경우 뼈 보호를 위해 필요하며, 여성의 경우 뼈 건강을 증진시킬 수 있다. 리비알이라는 의약품은 유일한 에스트로겐-프로게스테론-테스토스테론 작용제로 일부 여성들에게 폐경기 전신 열감을 감소시키고 골 밀도를 증가시키는 데 유용하다.

약으로 골다공증 치료하기

뼈 건강에 좋은 식사를 하고 생활 습관을 바꾸는 것과 함께 골 밀도를 높일 수 있는 처방약도 고려해야 할 것이다. 골다공증의 치료약에는 비스포스포네이트bisphosphonate, 랄록시펜raloxifen, 칼시토닌

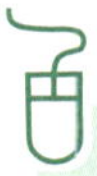

calcitonin, 부갑상선 호르몬parathromone 유사체가 있다.* 칼시토닌은 갑상선에서 생산되는 자연 호르몬이지만 합성 칼시토닌은 비강 분무제로도 이용된다. 마찬가지로 주사로 투여되는 부갑상선 호르몬 유사체는 뼈 강화를 촉진한다.* 현재 신약을 개발 중이며 뼈 약화를 유발하는 호르몬에 항체로 작용하는 약제도 개발 중이다.

현재 뼈가 약하거나 약화될 위험이 있는 여성과 남성은 적어도 5년 동안 칼슘, 비타민 D 보충제와 함께 비스포스포네이트를 복용해야 한다. 장기간 비스포스포네이트를 복용하면 뼈가 약해진다는

체내의 칼슘 농도 조절 시스템 우리 몸은 체내 칼슘 농도를 조절하는 시스템을 가지고 있다. 혈중 칼슘 농도가 낮아지면, 부갑상선 호르몬이 분비되어 파골 세포와 비타민 D를 활성화시킨다. 파골 세포는 뼈를 파괴하여 필요한 칼슘을 피로 내보내고, 비타민 D는 장내에서 칼슘과 인의 흡수를 도와 혈중 칼슘 수치를 올려준다. 그러나 칼슘이 체내에 너무 많아지면, 이번에는 갑상선 호르몬인 칼시토닌이 분비된다. 칼시토닌은 칼슘을 다시 뼈로 보내 뼈를 재생시킨다. 이렇게 갑상선과 부갑상선의 길항 작용으로 우리 몸의 칼슘은 적정한 농도로 유지된다.

뼈 강화와 부갑상선 호르몬 골다공증 치료에 뼈 강화와 반대로 작용하는 부갑상선 호르몬을 투여하는 이유는 뭘까? 부갑상선 호르몬은 고용량을 투여할 경우 혈중 칼슘 수치를 올리기 위해 무리하게 뼈에서 칼슘을 빼겠지만, 저용량으로 간헐적으로 투여하면 조골 세포를 활성화해 뼈 형성을 돕는다. 즉, 파골 세포가 먼저 뼈를 부수면 조골 세포는 그 뒤를 따라가면서 뼈를 만드는데, 이 파골 세포의 작용을 '약간' 증가시켜주는 것이 오히려 조골 세포를 활성화하는 효과를 낳는다는 것이다. 그리고 부갑상선 호르몬은 혈중 칼슘을 올리기 위해 소변으로 나가는 칼슘과 인의 배출을 막고 위장에서의 흡수를 증가시키므로 우리 몸의 칼슘 양 자체를 올려준다. 게다가 뼈의 형성에 중요한 비타민 D도 활성화하므로 심한 골다공증에 사용된다.

논란이 있다. 5년 이상 복용 중이라면 의사와 상담하여 복용 기간을 조절해야 한다.

관절을 지켜라

관절염은 관절에 생기는 고통스러운 염증이다. 매일매일 고통을 안고 살게 되면 스스로 늙었다고 느끼게 될 것이다. 가장 흔한 유형은 퇴행성 관절염으로 골 관절 표면의 퇴화로 유발되며 대체로 무릎, 골반, 척추, 손, 발가락에 발생한다. 종종 '마모성' 관절염으로 불리기도 하는 이 병은 1500만 명 이상의 미국인이 앓고 있으며,* 이전에 상처를 입은, 특히 접촉성 스포츠 같은 것으로 외상을 입은 관절에 더 흔히 발병한다. 또 하체의 관절염은 과체중일 때 더 자주 발생한다. 골반과 무릎 관절의 연골이 몸무게를 지탱하면서 압력을 많이 받기 때문이다.

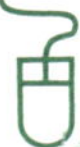

우리나라 관절염 환자수 인구 중 10~15%가 퇴행성 관절염으로 고통받는다고 할 때 우리나라의 퇴행성 관절염 환자수는 480만 명 이상이다. 우리 사회가 급격히 노령화하고 있는 추세를 감안하면 500만 명을 육박하리라 본다.

무엇이 관절염을 유발할까?

관절염은 외상이나 관절을 반복적으로 사용한 탓에 발생할 수 있지만 그 원인이 복합적인 경우가 더 많다. 관절은 두 개 이상의 뼈와, 뼈끝을 감싸고 있는 연골로 구성된다. 연골은 유연성, 안정성, 지지, 골격의 보호 기능을 하며 사지를 잘 움직이게 해준다. 건강한 관절에서 연골은 뼈들이 맞닿지 않게 하여 관절이 통증 없이 부드럽게 움직이게 해준다. 관절염의 초기 단계에서는 염증으로 연골 표면이 부어오르고 작은 틈이 생겨서 움직임을 방해한다. 또 연골이 탄력을 잃으면 더 심한 손상을 입을 수 있고, 뼈 끝에 골 증식체라고 알려진 부산물이 생기는 경우가 많다. 관절의 윤활액, 힘줄, 인대 같은 관절 구조물에도 염증이 생길 수 있다. 염증이 심해지면 연골의 완충 작용이 완전히 사라져서 관절 운동이 제한된다.

관절염이 있는지 어떻게 알 수 있나?

관절염은 개인별로 정도의 차이가 상당히 크지만 아래 '관절염의 증상' 에 나와 있는 증상들로 쉽게 판별할 수 있다. 관절염에 걸리

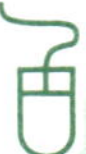

골 증식체 관절이 닳거나 상했을 때 자신을 복구하려고 그 부위에 자라는 뼈. 그러나 이때의 뼈는 원래 모습대로 매끄럽게 자라는 것이 아니라 울퉁불퉁하게 자라며, 주변의 힘줄과 인대 등을 찔러 통증과 염증을 일으킨다. 골극 혹은 뼈 가시라고도 한다.

262

면 관절을 반복적으로 사용한 후, 특히 다음날에 통증이 있거나 혹은 움직이지 않고 시간이 한참 경과한 뒤(잠을 자거나 오랫동안 앉아 있고 난 뒤) 부어오름, 통증, 뻣뻣함이 느껴진다.

증상은 관절 종류에 따라 매우 다양하다. 예를 들어 무릎 관절염이 있다면 계단을 오르내릴 때 관절이 꽉 끼이는 경험을 할 것이다. 골반 관절염이라면 보통 절뚝거리며 걷게 되고, 손가락 관절염이라면 손가락에 힘이 없고 움직이기 힘들어서 단추 잠그기, 병뚜껑 열기 같은 단순한 일을 하기가 어려워지며 손가락이 붓는다. 관절염이 있는 척추는 힘이 없고 마비되며 특히 골 증식체가 생긴 경우 목과 허리에 통증이 있을 수 있다.

관절염 증상

- 춥고 습한 날씨에 통증이 심해진다.
- 관절(특히 무릎)에서 우지끈거리는 소리가 나고 갑자기 꺾인다.
- 관절이 부어오르고 만져보면 매끈매끈하다.
- 관절 부위가 뻣뻣하고 잘 움직여지지 않는다.
- 잘못된 방향으로 움직이거나 너무 많이 움직이는 불안정한 관절.

연골에는 신경이 없기 때문에 관절통은 연골 표면에서 느껴지는 것이 아니라 늘어나거나 염증이 생긴 인접 부위의 신경이 자극을 받아 생기는 것이다. 또 병에 걸린 관절이 아닌 다른 부위에서 통증을 느끼는 '연관통'이 있을 수도 있다. 예를 들어 척추 관절염은 목,

팔, 다리에 통증을 일으킬 수 있다. 통증이 지속된다면 연골 표면이 거의 모두 마모된 상태로 관절염이 이미 많이 진행된 것이다.

운동이 관절에 도움이 되는가, 손상을 일으키는가?

고통스러운 통증을 예방하기 위해서는 관절의 뼈 표면에 손상을 줄 수 있는 과격한 운동은 삼가야 한다. 손상을 주지 않는 한 심하지 않은 유산소 운동은 좋다. 예를 들어 겨우 6개월간의 체중 감량과 걷기 운동으로 과체중과 무릎 관절염을 가진 폐경 이후 여성들의 관절 통증이 경감되었다. 하지만 격렬한 달리기는 무릎 관절에 손상을 줄 가능성이 많다.

관절염에 걸린 관절을 보호하기 위해서는 관절을 지지해주는 주변 근육의 강화에 초점을 맞춰야 한다. 예를 들어 무릎의 경우 무릎의 운동에 영향을 주는 허벅지 근육을 강화해야 한다. 즉 무릎 신근으로 작용하는 허벅지 앞쪽의 대퇴 사두근과 무릎 굴근인 넓적다리 뒤 근육을 단련해야 하는 것이다. 또 고정 자전거 타기, 수중 운동처럼 체중을 싣지 않는 운동과 관절에 부하가 적은, 강도가 낮거나 보통인 근력 운동은 통증을 덜어주고 관절염 합병증을 줄여줄 것이다.

관절염 치료

관절염의 치료는 대체로 처방약을 전혀 쓰지 않고 생활의 변화나 실질적 방법을 통해 통증을 완화시켜주는 데 초점을 맞추고 있다. 다음의 '관절통의 비약물 치료'에 약 없이 통증을 예방하고 완화할 수 있는 방법을 참고하라.

관절통의 비약물 치료

- 규칙적으로 알맞은 유산소 운동을 한다.
- 아픈 관절을 위해 충분히 움직이는 동작이 포함된 강화 운동을 한다.
- 관절 주변 근육에 마사지를 받는다.
- 통증으로 힘들 때나 운동이 끝난 후에는 열 찜질과 냉 찜질을 이용한다.
- 손가락 관절의 압박을 줄이기 위해 병뚜껑 여는 장치를 이용한다.
- 무릎 관절을 지탱해주고 안정감 있기 하기 위해 운동용 밴드를 착용한다.
- 골반과 무릎 관절통의 경우 신발에 쐐기 모양 깔창을 사용한다.
- 특히 양쪽 다리의 길이가 다를 경우에는 교정용 특수 깔창을 사용한다.
- 다리 관절통을 완화하기 위해 운동 위주의 방법으로 몸무게를 줄인다.
- 골반과 무릎 통증이 있을 때 지팡이를 사용한다.

관절통을 다스리는 약품 통증을 더 줄이고 싶다면 약물이 도움이 될 수 있다. 가장 좋은 방법은 아세트아미노펜acetaminophen (타이레놀) 같은 쉽게 살 수 있는 진통제를 복용하는 것이다. 이 약이 효과가 없으면 아스피린이나 애드빌, 뉴프린, 앨리브 같은 비스테로이드계 소염 진통제를 권장량만큼 복용해보라. 비스테로이드계 소염 진통제의 큰 문제는 시간이 지나면 위장 문제와 신장 손상을 일으킬 수 있다는 것이다. 이미 관절염으로 통증이 있었다면 이런 약들을 오랫동안 복용해야 할 것이다. 진통제의 효과를 증진시키려면 참지 못할 통증이 있는 때뿐만 아니라 정기적으로 복용해야 한다. 특히 잠자리에 들기 전에 복용하여 다음날, 특히 보통 때보다 많이 움직인 다음날 아침 뻣뻣한 느낌이나 통증을 느끼면서 일어나지 않도록 하는 것이 중요하다.

드물게 통증이 극심한 경우 더 강한 진통제를 처방받을 수 있지

아세트아미노펜 염증 억제 작용은 크지 않으나 해열 작용이 있다. 두통 등에 진통 효과가 크고 안전하며, 신경통 등에는 진통 효과는 작지만 부작용이 적어 관절염 일차 약제로 쓰고 효과가 적을 때 비스테로이드계 소염 진통제로 바꾼다. 간에 부담을 줄 수 있으니 장기 복용을 피하고 간 질환이 있다면 다른 진통제를 택하라.
비스테로이드계 소염 진통제 통증을 없애주며 염증을 억제하지만 장기 복용 시 시클로옥시게나제COX 효소를 억제해 위를 손상시킬 수 있다. COX 효소는 두 가지가 있는데, COX-1은 주로 혈관을 수축시키고, 위 점막을 보호하고, 신장 기능을 유지시키며, COX-2는 혈관을 확장시키고, 혈전을 용해하며, 염증 반응을 지속시킨다. 통상 비스테로이드계 소염 진통제는 COX-2효소를 억제하여 진통 효과를 얻었지만 동시에 COX-1의 위장 보호 기능까지 억제하기 때문에 위궤양이나 위장 출혈 등의 부작용이 발생했다.

만 습관성이 될 수 있으므로 주의해야 한다. 게다가 소염 진통제 바이옥스는 앨리브 같은 처방전 없이 살 수 있는 약들에 비해 심장 마비와 뇌졸중의 위험을 최소한 두 배 증가시킨다는 우려 때문에 시장에서 수거되었다. 하지만 유사한 약인 셀레브렉스는 아직도 처방전만 있으면 구할 수 있다.

통증을 줄이기 위해 복용하는 어떤 약도, 심지어 아주 쉽게 살 수 있는 것들도 다른 건강 문제로 복용하고 있는 약들과 상호 작용을 일으킬 수 있다는 것을 명심해야 한다. 항상 자신이 복용하고 있는 약을 의사에게 확실하게 알려서 복용 중인 약들의 복용량과 시기를 적절하게 조절해야 한다.

식이 요법과 허브 요법 이들 식이 요법 중 상당수는 검증되지 않았지만, 염증을 줄이는 식이 요법은 관절통을 줄이는 데 도움이 된다. 예를 들어 오메가-3 지방이 풍부한 음식(생선과 견과류)과 생강과 강황이 염증을 줄여준다는 연구가 있다. 또 항산화 성분이 풍부한 식물들이 염증으로 인한 조직 손상을 줄이는 데 도움이 된다. 항산화 성분이 풍부한 채소와 과일, 그리고 기름진 생선과 오메가-3 지방이 풍부한 음식들도 함께 섭취하면 좋을 것이다.

천연 관절염 치료제인 글루코사민과 콘드로이친 같은 허브 요법은 아직 증명된 바는 없지만 최신 연구 결과를 보면 그리 유망해 보이지 않는다. 또 생강, 홀리 바질, 강황, 녹차, 로즈마리, 골무꽃, 감제풀 같은 천연 허브와 향신료들은 COX-2 반응 억제제로 알려진 소염 화합물을 함유하고 있다. 이 화합물은 처방약인 셀레브렉스와 앞에서 말한 바이옥스에도 함유되어 있는 성분이다. 관절통에 대한 이 보충제들의 효과는 임상 실험을 통해 증명되지 않았다.

수술은 꼭 받아야 할까?

관절염 때문에 통증이 심각하고 관절 기능에 지장이 크다면 수술을 심각하게 고려해보아야 한다. 예전에는 수술이 최후의 방법이었지만 지금은 만성적인 통증이 있는 경우, 특히 무릎의 경우에는 조기에 선택하는 효과적인 치료법이 되고 있다. 관절염 수술 방법은 여러 가지가 있다. 가장 잘 알려진 것이 완전히 파괴된 관절을 인공 관절로 대체하는 것이다. 하지만 초기 관절염을 치료하고 진행을 지연시키는 덜 극적인 수술법도 있다. 다행스럽게도 이 질병은 시간이 흐른다고 해서 반드시 악화되지는 않는다. 증상이 더 심해지지 않는 경우도 있으며 염증이 진행되고 있더라도 그 속도가 매우 느려서 다른 치료법이 나올 때까지 기다려도 괜찮을 수 있다.

수술 재료와 수술 절차, 대체물의 구조와 제조 과정의 기술적 진보로 관절 대체 수술은 화려하게 각광받고 있다. 수술 기법은 새로운 뼈 대체물, 특수 합금, 인공 관절의 혁신적인 디자인 덕분에 점점 더 향상되고 있다. 가까운 장래에 최소 절개를 통한 관절 대체 수술, 혹은 그 이상을 기대할 수 있을 것이다. 그러니 계속 관심을 가지길 바란다.

이것만은 꼭!

골다공증, 즉 뼈 약화는 삶의 질을 심각하게 제한할 수 있는 노후 골절을 유발할 수 있다. 다행스러운 것은 이 질병이 알맞은 양의 칼슘과 비타민 D 섭취, 걷기나 근력 운동 같은 규칙적인 체중 부하 운동, 식단 개선, 호르몬 대체 요법으로 예방할 수 있다는 사실이다. 건강하다는 느낌을 크게 저하시키는 관절통도 다양한 약물 및 비약물 치료로 개선할 수 있다. 운동, 식단 변화, 진통제, 소염제, 수술의 도움을 받으면 관절통을 극복하고 훨씬 젊게 살아갈 수 있을 것이다.

두 발로 곧게 서라

사람들이 침대에서 두려워하며 불필요한 시간을 낭비하고 있다.
우리는 사람들을 일으켜 세워 환자들이 요절하기 않게 돕겠다.
리처드 앨런 존 애셔 박사(1912~1969년)

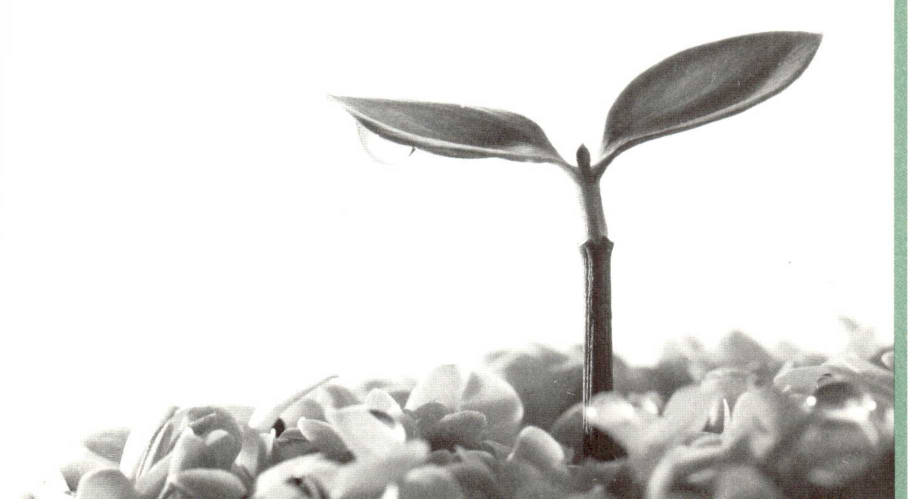

낙상과 골절

은 나이가 들수록 더 자주 발생한다. 이번 장에서는 특별히 낙상과 골절 예방에 초점을 맞춰 살펴보겠다. 요즘은 거의 모든 사람이 심하게 넘어졌을 때 의료진의 도움이 필요하다고 생각하고 있다. 1989년에 방영을 시작한 응급 구조단의 텔레비전 광고로 이런 인식이 조성되었다. 그 광고에는 휴대할 수 있는 구조 도구가 소개된다. 넘어진 노인들은 버튼을 누르고 "넘어졌는데 일어날 수가 없어요"라고 말하기만 하면 응급 의료 서비스에 연결된다. 이 치명적인 상황에서 하는 말을 코미디언들이 써먹으면서 광고의 효과가 커졌다. 아직도 그 효과가 남아 있다. 2002년 라이프 얼럿 이머전시 리스폰스 사의 등록상표의 한 구절은 이것과 아주 비슷하다. "도와주세요, 넘어졌는데 못 일어나겠어요!"

웃을 일이 아니다. 누구나 한두 번은 넘어지며 심지어 자기 발에 걸려서 넘어지기도 한다. 지금까지는 잘 서 있어왔거나 넘어져도 안 다칠 만큼 운이 좋았다고 해도 그 운이 60살이 넘어서까지 그대로라는 보장은 없다. 특히 당신이 골다공증이나 골 감소증이 있는 여성이라면 말이다. 낙상으로 인해 골반 골절을 겪은 적이 있다면 아마도 혼자서 일어나지 못할 것이다. 또 어떤 사람은 얼마 동안 근육이 심각하게 감소하여 몸을 일으킬 근력이나 민첩성이 없을 수도 있다.

혼자 힘으로 살 수 없게 되는 상황은 생각도 하기 싫겠지만 낙상과 골절로 그런 상황이 현실이 될 수 있다. 가족이나 친구들과 떨어져 잘 모르는 사람들의 간호를 받으며 남은 일생을 병원이나 요양원에서 지내고 싶은 사람은 없을 것이다. 자신은 아직 젊다고 생각하거나 이런 시나리오를 걱정하지 않아도 될 만큼 건강하다고 해도 부모님이나 나이 든 친척에게 그런 일이 일어날 수도 있다. 시간은 누구에게나 흐르는 것이니 이런 일을 완벽하게 예방하려면 어떻게 해야 하는지 미리 알아두어야 한다. 이번 장에서 그 방법에 대해 이야기해보겠다.

낙상
충격과 예방

낙상은 나이에 상관없이 피할 수 없을 때가 많다. 사실 더 활동적일수록 넘어질 가능성은 더 높다. 정말 몸이 튼튼하고 균형 감각이 탁월하다고 해도 말이다. 흔히들 집 밖에서 넘어진다고 생각하겠지만 낙상의 대부분은 집 안(주로 욕실, 침실, 부엌)에서 발생한다. 낙상의 10퍼센트가 계단에서, 특히 내려오는 동안 일어나며 첫 번째 계단과 마지막 계단이 가장 위험하다. 그러므로 몸을 덜 움직여서 위험을 줄이려고 노력하는 것보다 낙상의 충격, 횟수와 상처를 최소화하는 데 힘써야 한다.

낙상의 부정적 영향은 명백하다. 골반 골절의 95퍼센트가 낙상으로 인한 것이며 상해로 종합병원 응급실을 찾는 주요 원인이 바로 낙상이다. 낙상으로 응급실에 실려 오는 사람은 매년 80만 명이 넘고 종합병원에 입원하는 경우도 33만 2천 건에 달한다. 게다가 정신적인 측면도 손상을 입는다. 낙상에 대한 공포는 사람을 덜 활동적이고 덜 사교적으로 만들고 고립, 우울, 기력의 쇠퇴로 치달을 수 있다. 이렇게 되면 일상생활을 제대로 할 수가 없게 된다. 중년에는 낙상이 그리 많지 않지만 60세 이상은 매년 세 명 중 한 명이 낙상하고 있으니 심각한 문제가 아닐 수 없다.

낙상의 주된 위험 요인은 대퇴 사두근(허벅지 앞 근육)의 약화, 균형 문제, 걸음걸이 문제, 감각 상실, 어지럼증, 최근에 교체한 약, 곧게 선 자세의 문제, 아래를 내려다보는 데 영향을 끼치는 도수가 맞지 않는 안경이나 새로 맞춘 이중 초점 렌즈, 이전에 낙상한 경험 등과 관련이 있다.

또 당신이 건강한가 아닌가에 따라 낙상의 위험도가 달라진다. 예를 들어 건강에 중대한 영향을 끼치는 새로운 질병이 (비록 일시적

- 근력 문제(특히 허벅지 앞 근육)
- 과도한 알코올
- 음식 관련 저혈압
- 환경 요인(평평하지 않은 바닥과 어두운 조명)
- 죽상 경화증(기절)
- 부자유(신체 활동을 할 수 없게 하는 제한)
- 약물(약물 효과)
- 백내장, 녹내장, 황반 변성(시력 문제)
- 기립성 저혈압(일어날 때 현기증이나 방향 감각 상실)
- 불안정한 균형 감각
- 야뇨증(밤에 소변을 보러 자주 일어나야 함)
- 섬망

이라 해도) 발병했다면, 낙상의 위험은 더 높아진다. 어떤 이유로든,
예컨대, 식후 혈압 저하, 심장 박동 이상, 빈혈, 특정 약물의 복용,

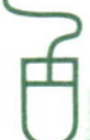

황반 변성 노화로 망막의 중심부인 황반부의 기능 저하로 중심 시력이 감퇴, 상실되는 병. 물체가 구부러져 보이거나 시력이 나빠져 독서, 운전 등 일상생활에 불편을 느끼고, 심하면 중심 시력이 상실되어 보고 싶은 사물을 보지 못하고 배경만 보게 된다.
섬망 전반적 인지 기능과 주의 집중력의 장애가 나타나는 일시적 정신 장애. 불안과 흥분을 동반하며 환각, 환청을 보이기도 한다. 급성으로 발병하며 알코올 중독, 대수술, 감염 등 원인은 여러 가지다.

배변 중 힘을 쓸 때에 정신을 잃으면 '쓰러지게' 된다. 섬망은 직접적인 낙상의 원인이며 다른 질병을 동반하기도 한다. 치매에 걸리면 정신적으로 건강한 사람보다 낙상 위험이 두 배로 커진다. 알츠하이머병에 걸린 사람들은 걸을 때 보폭이 좁고 많이 흔들리며 발걸음을 옮기는 속도가 일정하지 않기 때문에 낙상의 위험이 더 크다.

이상하게 들릴지 모르지만 얼마나 자주 혹은 얼마나 급하게 화장실에 가는가도 낙상의 위험에 영향을 준다. 앞서 말했듯 밤에 소변을 보러 자주 화장실에 가야 하는 야뇨증 때문에 낙상이 발생할 수 있다. 요실금도 마찬가지이다. 제때 화장실에 도착하려고 달려가야 한다면 평소 걸음걸이와 달리 비정상적으로 빠른 속도를 내야 하기 때문에 넘어질 확률이 더 커진다. 어두운 조명도 밤에 일어났을 때 낙상의 위험을 증가시킨다. 발 모양 또한 좋게 유지해야 한다. 건막류, 못, 변형된 발가락이 걸음걸이에 영향을 미치거나 적절한 운동을 방해하여 낙상 위험을 높이기 때문이다. 또 제 발로 잘 서 있고 싶다면 하이힐은 잊어버려야 한다.

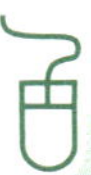

건막류 신발과 접촉하는 엄지발가락 안쪽 부위에 두꺼운 혹이 생기는 것. 꽉 끼는 신발이 엄지 발가락 안쪽 부위를 자극하여 주변 조직이 지나치게 성장하고 뼈가 변형된다. 통증과 염증 때문에 걷기 어려워지며, 엄지발가락이 지탱해야 할 하중을 다른 곳이 부담하여 발의 변형을 초래한다.

또한 노화도 낙상의 위험을 증가시키는 신체적 변화와 관계가 있다. 고르지 못한 걸음걸이, 느린 보행 속도 같은 것이다. 특히 걷는 동안 다른 일에 정신을 팔면 걸음걸이는 더 불안정해진다. 발목이 유연하지 않고 다리가 약하다면 큰 부상을 입을 수 있다. 발끝으로 서려고 하면 더 불안정해진다. 허벅지 측면 근육이 약해지고 게처럼 옆으로 걷기가 이미 힘들어졌다면 낙상의 위험이 훨씬 커진 것이다. 마지막으로 균형 감각을 유지하기 위해 노력하지 않으면 시간이 지날수록 균형 감각이 더 나빠져서 낙상의 위험이 커질 수 있다.

낙상 예방

노화에 따른 신체 변화로 인한 위험은 대체로 근력 운동, 균형 감각 운동, 유연성 운동을 통해 현저하게 낮출 수 있다(운동과 관련해서는 2장을 참조하라). 또한 밤길에 조명을 설치하는 것만으로도 낙상을 예방할 수 있다. 편한 신발을 신고 백내장 같은 시각 문제를 해결하고 피로할 때 쉬는 것도 쉽게 할 수 있는 예방 조치이다. 또 약물이나 다른 방법으로 요실금을 치료하고 바닥의 방해물과 작은 깔개를 없애야 한다.

보통은 걸려서 넘어질 물건을 바닥에 놓지 않는 것이 상식이지만 실제로 예상치 못한 곳에 놓여있는 물건에 걸려서 넘어지는 사람들(50세 이하인 사람들)이 많다. 셰리 콜버그 박사가 아는 어떤 여성은 바닥에 놓아두었던 옷가지에 걸려 넘어졌다. 그녀는 골다공증의 전 단계인 골 감소증이 있었는데 팔뼈 골절로 장기간 치료를 받았다. 이런 골절은 아픈 것은 차치하고서라도 제대로 치료되기까지 움직일 수가 없어서 4개월 동안이나 일을 할 수가 없었다. 마지막으로 자주 넘어지는 편이라면 넘어질 때 충격을 줄여주고 고관절 골절의 위험을 줄이기 위해 골반 패드를 착용해보는 것도 좋다.

쇠약은 최후의 시작인가?

쇠약은 일반적으로 노인들에게 독립적인 생활의 끝이지만 다행스럽게도 대체로 예방할 수 있다. 쇠약해지면 활동량이 줄어 결과적으로 사교 활동이 줄게 된다. 또 더 자주 넘어지게 되고 골다공증으로 인한 골절도 일어나기 더 쉽다. 대소변의 실금증이 생기고 삶의 질이 무너진다. 실제로 낙상은 쇠약의 중요한 지표다. 낙상은 건강과 독립성을 급격하게 상실케 하는 데 핵심적인 역할을 한다. 낙상은 활동 감소, 우울증과 사회적 고립, 신체 기능의 쇠퇴와 삶의 질 악화 등으로 치달을 수 있다. 더 나아가서 낙상이 두려워서 잘 움직이지 않게 되면 신체적 기능이 빠르게 쇠퇴하게 된다. 한마디로 쇠약은 아주 나쁜 상황이다!

쇠약의 정의

쇠약은 '일상의 중요하고 실제적인 사회적 행위의 수행 능력이 감소할 때' 발생하는 것으로 정의할 수 있다. 적절한 정의지만 쇠약의 정도가 얼마나 심한지 혹은 쇠약이 있는지 없는지를 판단하는 데는 유용하지 않다. 쇠약은 다음의 네 가지 주요 증상으로 이루어진다고 설명되기도 한다.

(1) 불안정 (2) 이동 불능 (3) 지적 장애 (4) 대소변 실금

물론 오늘날은 다음의 증상을 추가해야 한다. (5) 호르몬 부전(더 적은 분비를 뜻함) 및 발기 부전이다. 이렇게 해서 현재 쇠약과 관련된 다섯 가지 증상이 정리되었다.

최근 전문가들은 쇠약에 대한 좀 더 객관적인 기준을 개발했다. 체중 감소, 기력 쇠진, 악력 약화, 느려진 걸음, 신체 활동 수준의 감소가 있다면 객관적으로 쇠약에 해당한다. 50세 이후의 모든 사람 중 7퍼센트 정도가 이런 상태가 되며, 예상했겠지만 남성보다 여성에게서 더 많다.

쇠약을 예측할 수 있을까?

언제 쇠약해질지를 가장 잘 알려주는 것은 일상의 기본적인 활동을 얼마나 잘 수행하는가이다. 이렇게 생각해보면 이해가 쉬울 것

이다. 아침에 일어나서 침대에서 빠져나온다(하지만 침대에서 나와 휠체어를 탈 수도 있으니 꼭 걸을 수 있어야 하는 것은 아니다). 화장실에 가고 목욕을 한다. 옷을 입은 후에 앉아서 아침을 먹는다. 그런 다음 차를 타고 일을 하러 혹은 다른 어딘가로 가는데 도중에 대장 반사가 와서(아침 식사로 자극이 되었을 것이다) '변'을 보러 가야 한다. 정신이 제대로 작동하고 있기 때문에 의식적으로 장을 제어해서 화장실에 도착하기 전까지는 자동차나 팬티에 아무것도 남기지 않을 것이다. 이것들을 다 할 수 있다면 쇠약이 아니다.

더 나아가 이 기능들이 그대로라면 어떤 이유로든 병원에 다닌다 해도, 6개월 후에 건강하게 생존해 있을 가능성이 82퍼센트이다. 하지만 이런 단순한 일들을 할 수 없다면 그 다음 6개월을 더 살 가능성은 50퍼센트 미만으로 떨어지고 그보다 더 오래 산다고 해도 요양소나 병원에서 지내게 될 것이다. 우리 모두가 매일 해야 하는 매우 단순하고 기본적인 일을 통해 쇠약을 확실하게 예측할 수 있다는 것이다.

쇠약에 대한 좋은 지표 중 또 하나는 영양 상태인데, '체 질량

대장 반사 위에 음식물이 들어가면 반사적으로 대장이 수축하여 연동 운동이 일어나서 대변이 보고 싶어지는 현상. 아침식사 후에 가장 강하다. 그러므로 아침식사 후에는 위 대장 반사 운동을 이용하여 변의가 있든 없든 화장실에 가는 것이 중요하다.

지수'^BMI^(5장 187쪽을 참조하라)로 가장 잘 알 수 있다. 체 질량 지수가 21미만이라면 십중팔구 근육과 체력이 많이 상실된 상태이며 쇠약해질 가능성이 높다. 남은 일생을 얼마나 건강하게 혹은 힘들게 살지를 전반적으로 결정하는 것은 얼마나 뚱뚱한가가 아니라 얼마나 말랐는가라는 사실을 기억해야 한다.

쇠약의 원인은 무엇인가?

사람은 정신적 육체적으로 정점인 20~25세까지 계속 성장하고 기능이 향상된다. 그리고 정점에 도달한 뒤부터 기능은 거의 100세가 될 때까지 천천히 그러나 끊임없이 쇠퇴하기 시작한다. 질병이 있는데 치료되지 않거나 제대로 관리되지 않는다면, 기본적인 기능은 더욱 빠르게 쇠퇴할 것이다. 시각, 청각, 후각, 기억, 식욕, 갈증, 호르몬, 근육량, 골 밀도가 모두 영향을 받을 수 있다. 노화로 인한 이런 생리적 변화는 50세 이후 모든 사람이 어느 정도 겪게 되는 쇠약의 전 단계이다.

쇠약은 노화로 인한 생리적 쇠퇴와 가장 기본적인 기능 수행을 방해하는 질병이 상호 작용하여 발생한다. 원인은 복합적인데 거기에는 이미 우리가 살펴보았던 것들이 많이 포함된다. 즉 영양학적 문제와 빈혈(1장), 균형 문제와 지구력 쇠퇴 및 근육 감소(2장), 체중 감소(5장), 심부전과 당뇨병(6장), 골다공증(8장), 다약물 복용(10장)과 아래에 열거된 것들이다.

- 전반적인 기능 쇠퇴
- 시각 문제
- 영양 부족
- 다약물 복용(한 번에 너무 많은 종류의 약물을 복용)
- 균형 문제
- 빈혈(혈액에 철과 헤모글로빈이 적은 것)
- 울혈성 심부전(폐나 다른 조직에 혈액이 고임)
- 당뇨병과 대사 증후군
- 골다공증(골절)
- 근육 감소증(근육 손실)
- 지구력 감소
- 통증

쇠약은 근육 약화로 인해 급격하게 발생하는 경우가 많다. 근육량 손실과 악력 약화는 근육 감소증으로 인해 일어난다. 근육 감소증이 있는 사람의 절반가량이 비만이므로 이 경우에는 체중이 많이 나가는 것도 쇠약을 막지 못한다. 근육량이 너무 적고 지방이 너무 많다면 쇠약으로 가는 지름길에 있는 셈이다. 힘이 세고 근육이 많을 때 과체중인 몸을 움직이는 것도 상당히 어려운 일이지만, 근육량이 감소한 상태에서는 아예 움직일 수 없을 수도 있다. 비만인 노년 여성들은 근육이 약해지기 쉽다. 특히 잘 움직이지 않는다면 더욱 그렇다.

질병은 쇠약을 앞당긴다. 예를 들어 대사 증후군은 열량을 과다하게 섭취하고 잘 움직이지 않는 나쁜 생활 습관 때문에 생기는 경우가 많은데 복부 비만이 그 특징이다. 이런 유형의 비만은 복부에 과잉 축적된 지방 세포에서 종양 괴사 인자-알파와 같은 유독한 사이토카인을 더 많이 배출하여 근육 감소를 촉진한다. 그렇기 때문에 뚱뚱하지 않아도 비만이 될 수 있는 것이다. 이런 사이토카인 호르몬들은 대사 증후군이 당뇨병, 고혈압, 혈중 지방 증가, 심장병 등으로 발전하는 과정에서 중요하게 작용한다. 이 질병들이 어떤 방식으로든 쇠약과 깊은 관련이 있음은 물론이다.

사실 지금까지 논의했던 것보다 훨씬 더 유력한 쇠약의 원인이

대사 증후군 심혈관계에 위험이 있는 고혈압, 고지혈증, 당뇨병, 복부 비만 등 여러 가지 성인병이 동시에 발생하거나 또는 진행되는 경우가 있다는 것이 알려지면서 이를 대사 증후군이라 부른다. 복부 비만과 이에 따른 인슐린 저항성이 대사 증후군을 일으키는 데 핵심 역할을 한다고 알려져 있다. 대사 증후군은 저칼로리 식단과 규칙적인 운동으로 체중을 감량하고 각각의 위험 요소들을 지속적으로 관리해야 한다.
아래의 진단 기준 중 세 가지 이상에 해당하면 대사 증후군으로 정의한다.
1) 복부 비만: 허리둘레 남자 90cm, 여자 80cm 이상
2) 고중성 지방 혈증: 150mg/dL 이상
3) 낮은 고밀도 지질 단백혈증(HDL) : 남자 40mg/dL, 여자 50mg/dL 미만
4) 고혈당: 공복 혈당 100mg/dL 이상 또는 당뇨병 치료중
5) 고혈압: 수축기 혈압 130mmHg 이상 혹은 이완기 혈압 85mmHg이상 또는 고혈압 치료중

있다. 바로 유전이다. 쇠약이 생물학적 노화로 인해 발생하는 것은 분명하지만 타고난 유전자도 원인이다. 100세 이상인 사람들에 대한 연구를 보면, 어떤 유전자는 심장병 발병과 정신적 쇠퇴를 가속화하지만 어떤 유전자는 방어막 역할을 한다. 더 좋은 유전자를 물려받기 위해 시간을 되돌려 새로운 부모에게서 태어날 수는 없는 노릇이니 우리가 제어할 수 있는 것들에 집중해야 할 것이다. 예컨대 교육 수준 같은 것이다. 일반적으로 더 나은 교육을 받은 사람들이 그렇지 않은 동년배들에 비해 더 늦게 쇠약해지거나 쇠약해지지 않는다. 이 차이는 정신적 훈련을 더 많이 하는 데서 얻어지는 이점(4장에서 말한 정신 운동에 해당하는 것)과 건강한 생활 습관에 대해 더 많이 알고 거기에 따를 가능성이 더 높기 때문에 발생한다.

쇠약을 막을 수 있는가? 혹은 고칠 수 있는가?

쇠약의 잠재적 원인 중 대부분은 정말로 미리 예방할 수 있다. 예를 들어 거식증, 운동 감소, 통증, 우울증, 당뇨병, 죽상 경화증, 근육 감소증, 체중 감소, 저체중, 탈수증, 심장병, 뇌졸중, 인지 장애, 섬망 등 쇠약의 각 단계마다 나타나는 원인들 대부분은 치료나 예방이 가능하다. 하지만 원인이 너무 복합적일 때는 완전히 회복되기 어려운 쇠약이 일어나기도 한다. 자신의 위험 요인이 무엇인지 알고 조기에 문제를 해결하거나 관리에 최선을 다하면 언제든 쇠약의 가능성이 줄어든다.

무엇보다 잘 먹어야 한다. 나이가 들었을 때는 지나치게 마른 것보다 통통한 편이 훨씬 더 낫기 때문이다. 근육의 질량이 지방에 비해 더 무거우므로 근육을 유지하여 더 강해지고 더 많이 움직일 수 있어야 한다. 쇠약 예방에 관한 한 근력 운동은 균형 운동과 함께 절대적으로 중요하다. 또한 적절한 식단과 운동, 콜레스테롤 강하제를 이용해 심장과 뇌로 이어지는 동맥에 플라크가 형성되는 것을 예방해야 한다. 정상적인 활동을 방해하는 우울증과 만성적 통증은 조기에 발견해서 관리하도록 노력해야 한다. 마지막으로 테스토스테론 수치가 낮다면 남성들, 그리고 가능하다면 여성들도 테스토스테론 대체 요법을 고려해보아야 한다.

쇠약의 원인인 우울증은 치료할 수 있다 우울증은 쇠약의 원인일 수 있지만 고칠 수 있는 경우가 많다. 존 몰리 박사가 즐겨 드는 예로, 84세 노인의 애완 고양이 이야기가 있다. 노인이 죽자, 고양이는 어쩔 줄 몰라하며 아이들을 할퀴고 다니기 시작했고 먹지 않아서 영양실조가 되었고 집안 여기저기에 변을 싸고 다녔다. 노인의 가족들은 고양이가 걱정되어 수의사를 불렀는데, 의사는 노인성 치매라는 진단을 내리고 그 다음날 안락사 시키자고 했다. 이 복슬복슬한 환자에게는 참으로 다행스럽게도, 그 수의사가 저녁에 퇴근해서 아내에게 자기 환자 이야기를 했다. 그의 아내는 의학적 배경 지식은 전혀 없었지만 의사인 남편과는 다른 진단을 내렸다. 다음날 그녀는 노인의 집에 가서 고양이의 발을 손으로 잡고서는 다정하게 말을 건네고 먹이를 직접 먹여주었다. 이렇게 석 달간 탁월한 우울증 심리 치료를 마치자 그 고양이는 살이 올라 있었다. 우울증은 충분히 고칠 수 있는 쇠약의 원인이라는 말이다. 하지만 의사들은 그렇게 진단하지 못하는 경우가 많다.

백내장 치료가 도움이 될 수 있다

쉽게 치료할 수 있는 또 다른 원인으로 백내장이 있다. 모네가 그린 지베르니 다리의 그림들을 보면 초기에는 그 다리가 매우 선명하지만 나중에는 다리 자체가 아예 잘 보이지 않는다. 백내장이 시야를 가렸기 때문이다. 이렇게 시각적인 문제가 있을 때 직접 밥을 지으려고 부엌에 있다고 상상해보라. 암담한 상황이다. 누가 도와주지 않으면 영양실조가 되고 말 것이다. 백내장처럼 단순한 질병도 수술로 치료하지 않으면 쇠약의 위험을 증가시킨다.

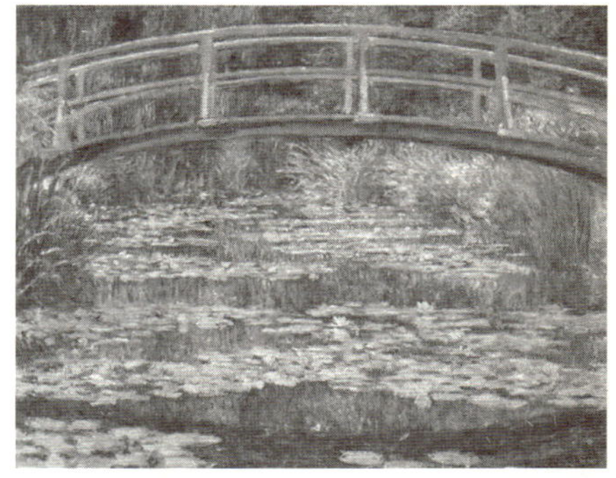
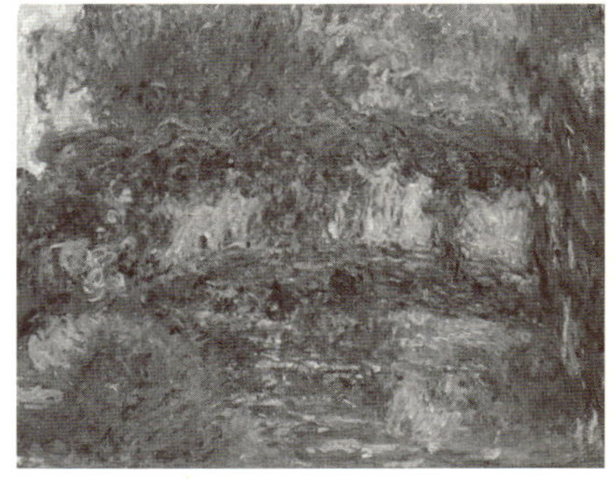

모네의 〈지베르니 다리〉
위는 모네가 백내장에 걸리기 전인 1899년 작품이고, 아래는 백내장을 앓고 있던 1924년 작품.

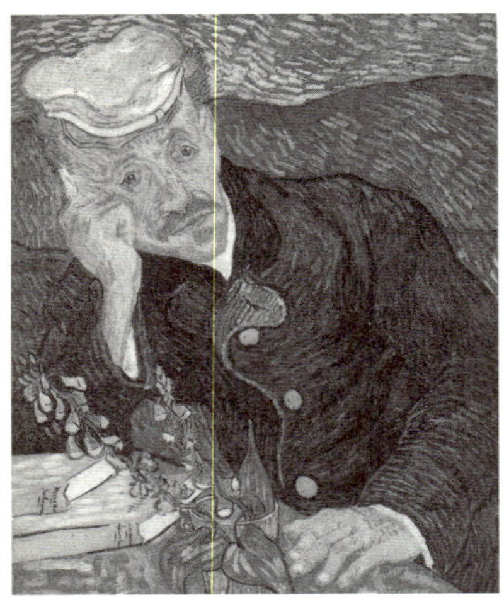

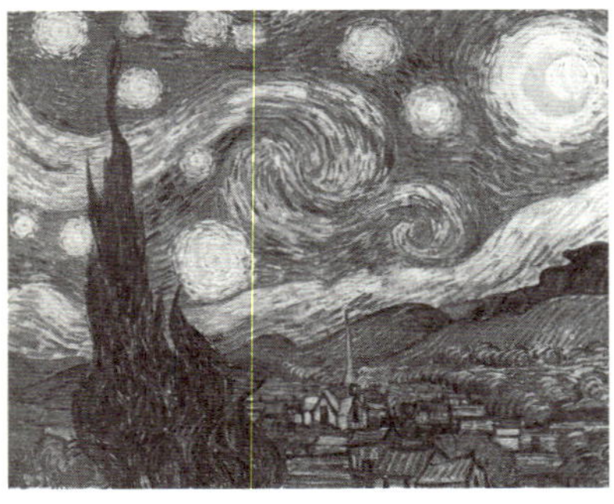

고흐의 그림

위는 〈가셰 박사의 초상〉으로 앞에 놓인 것이 디기탈리스 잎이다. 아래는 전형적인 디곡신 중독자의 시각을 보여주는 작품인 〈별이 빛나는 밤〉이다.

다약물 복용이 쇠약을 일으킬 수 있다

다약물 복용(한 번에 너무 많은 처방약을 복용하는 것)도 예방할 수 있는 쇠약의 원인이다. 빈센트 반 고흐는 자신의 주치의 가셰 박사를 늘 디기탈리스를 든 모습으로 그렸다. 박사가 처방해준 디기탈리스 잎으로 간질을 치료했기 때문이다. 반 고흐가 화가로서 위대해질 수 있었던 것은 사실 약물의 독성 덕분이었다. 그의 유명한 작품 〈별이 빛나는 밤〉은 전형적인 디곡신 중독자의 시각을 보여준다. 만약 여러분이 나이가 많고 디곡신을 복용하고 있는데 별이 뜬 밤하늘이 반 고흐처럼 보인다고 의사에게 말하면 의사는 디곡신에 의한 환각 증상이라고 할 것이 뻔하다. 결국 여러분은 과잉 치료 때문에 점점 쇠약해질 것이다. 10장에 있는 조언에 따라 그런 일이 생기는 것을 막아야 한다.

철분을 확실하게 늘려라 빈혈은 쇠약, 일어설 때의 어지럼증, 낙상, 정신적 쇠퇴, 우울증과 깊은 관련이 있다. 헤모글로빈 수치가 여성의 경우 12mg/dL이하, 남성의 경우 14mg/dL인 상태가 빈혈이다. 많은 의사들이 에리스로포이에틴^{EPO: erythropoietin}의 유전자 재조합형인 rEPO나 다베포에틴^{darbepoetin}으로 빈혈증과 그것으로 인한 쇠약을 상당히 성공적으로 치료하고 있다. 철분과 적혈구 수치를 올리는 것만으로도 피로를 덜 느낄 수 있다.

호르몬을 충전하라 시간의 흐름에 따른 테스토스테론, 에스트로겐, 비타민 D, 성장 호르몬, DHEA와 같은 호르몬의 자연적인 감소도 쇠약의 원인일 수 있다. 늙어가는 남성들에게 테스토스테론 수치의 감소는 근육량 감소와 악력 감소의 확실한 전조이다. 노년 남성들에게 테스토스테론 대체 요법이 확실히 효과가 있지만 다른 호르몬(예를 들어 비타민 D)이나 비타민과 무기질(예를 들어 비타민 E)을 적절히 섭취하는 것도 좋다. 열량을 더 많이 섭취하고, 몸을 활발히 움직이고, 물을 충분히 마셔 탈수를 예방하는 것도 마찬가지로 효과가 있다.

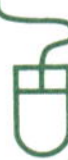

다베포에틴 적혈구를 더 많이 만들도록 골수를 자극하는 유전자 재조합형 호르몬으로 빈혈 치료제로 쓰인다. 에리스로포이에틴보다 혈중 반감기가 길어 잦은 투여에 따른 환자의 불편을 줄여준다.

쇠약 예방 치료의 진보

미래에는 어떤 방식으로 쇠약을 예방하게 될까? 미래에는 근육 감소증을 치료하는 데 줄기 세포 이식을 이용할 것이다. 또한 해로운 사이토카인의 수치를 낮추는 치료도 받을 수 있다. 노후의 영양 부족은 식욕 촉진 호르몬인 그렐린으로 해결할 것이다. 물론 그렐린을 보충제로 섭취한다고 해서 성장 호르몬이 더 많이 생성되는 것은 아니다. 하지만 음식물이 잘 흡수되도록 하고 심신의 기능을 향상시켜 부적절한 영양 상태에서 기인하는 기능 쇠퇴를 막아준다. 게다가 기억력까지 증진시켜준다니 이 호르몬 요법은 거식증 치료법 가운데 가장 흥미진진한 것이 될 것이다. 머지않아 쇠약 예방법이 더 극적으로 발전할 것이니 기대하시길.

일상생활에서 활동량을 늘려라

TV와 냉장고가 이만큼 멀리 떨어져 있지 않았다면, 전혀 운동을 안 할 사람이 있을 것이다.

__조이 로렌 애덤스(1968년~)

2장에서 다섯 가지 유형의 운동의 장점을 칭찬했는데 이제 잠시 그 칭찬을 접고 정식 운동 시간이 아닌 나머지 시간을 어떻게 보내느냐가 결정적으로 더 중요하다고 말해야겠다. 바로 '자발적인 신체 활동' SPA이다. 정말로 효과를 보려면 하루 30분씩의 정식 운동과 함께 일상생활에서 많이 움직여야 한다. 쇠약하지 않다는 가장 중요한 증거가 독립적으로 일상생활을 하는 것이다. 더 활동적일수록, 당신이 그 기능과 활력을 잃을 가능성은 적다. 예를 들어 최근의 한 연구를 보면 70~82세의 노인이 활동적인 일로 매일 287cal를 소비하면 더 오래 살 가능성이 68퍼센트나 커진다. 이런 활동에는 하루에 75분 동안 자진해서 움직이기, 시속 4km 속도로 걷기, 아이나 어른 돌보기, 자질구레한 가사일 하기가 포함되어 있다.

일상생활에서 많이 움직이는 것이 중요한데도 대부분 사람들은 가능한 한 적게 움직이려고 한다. 시장에 가서 출입문 가까이에 주차하려고 주차장을 오래 맴돈다. 어떤 사람은 주차장 한쪽 끝에 있는 상점 앞에 차를 대고 물건을 산 뒤 겨우 45m 떨어져 있는 다른 상점에 가려고 그 주차장 다른 쪽 끝까지 차를 몰고 가기도 한다. 마찬가지로 겨우 한 층을 오르내리는 데에도 계단을 이용하지 않고 엘리베이터나 에스컬레이터를 타려고 기다린다.

냉정하게 생각해보아야 할 것은 텔레비전 시청에 잠자는 것보다 더 적은 열량이 소모된다는 사실이다. 미국에서 가장 체중이 많이 나가는 피마 인디언들에 대한 연구를 보면 앉아 있는 동안 공연히 안절부절 못하며 몸을 이리저리 움직이는 사람이 그렇지 않은 사람들보다 지방이 과도하게 축적될 가능성이 더 적었다. 그러므로 공

연히 '안절부절 못하며 몸을 이리저리 움직이는' 편이 몸에는 더 좋
다.

일상생활에서 SPA를 늘리는 방법

- 목적지에서 가장 먼 곳에 주차하라.
- 항상 계단을 이용하라. 필요하다면 내려오는 것부터 시작하라.
- 앉아 있을 때 의식적으로 팔다리를 움직여라. 즉, 더 안절부절 못하고 움직여라.
- 앉아 있을 때 30분마다 일어나서 돌아다녀라.
- 애완동물을 밖에 내보낼 때는 같이 가라.
- 만보기를 차고 매일 걸음의 수를 늘려라.
- 매일 재미삼아 어딘가를 걸어 다녀라.
- 더 많이 걷기 위해 자가용보다는 대중교통을 이용하라.
- 일주일에 한 번 춤을 추러 가라.
- 정원이나 운동장을 걸어라.
- 자식들이나 손자들과 함께 놀아라.
- 더 많이 움직이기 위한 색다른 방법을 생각해보라.

최근 음식 섭취와 목마름을 관장하는 뇌의 시상 하부에서 오렉
신이라는 펩티드가 발견되었다. 그것이 중요한 것은 설치류에게 그
펩티드가 자발적인 활동을 증가시켜주기 때문이다. 그 발견 이후 줄
곧 제약 회사들은 알약의 형태로 삼키기만 하면 자발적인 신체 활동
SPA이 늘어나 지방이 축적되지 않게 하는 약을 개발하려고 애쓰고 있

다. 그런데 왜 건강에 그토록 좋은 일상적 활동을 의식적으로는 쉽게 늘릴 수는 없는 것일까? SPA를 늘리는 데 우선순위를 두고 있다면 언젠가는 의식하지 않아도 그렇게 될 수 있지 않을까?

불행하게도 실제로 그렇게 행동을 수정하기 위해서는 장시간 동안 SPA의 중요성을 인식해야 한다. 예를 들어 어떤 연구를 보면 필라델피아 지방 상점에서 모든 사람이 바로 옆에 있는 계단 대신 에스컬레이터를 탔다. SPA를 늘리기 위해 연구자들이 심장이 계단을 뛰어올라가는 그림을 붙여서 계단 오르기가 건강에 좋다는 사실을 상기시켰다. 그러자 많은 사람들이 계단을 이용했다. 하지만 그 그림을 떼고 난 뒤 일주일 정도까지만 그 효과가 지속되었다. 계속적인 자극이 없으니 대부분의 사람들은 다시 에스컬레이터로 돌아가 최소한의 힘을 들여 이동하는 것을 선택했다.

이것만은 꼭!

낙상은 균형 감각을 높이고 허벅지 근육을 강화하고 시각 결함을 교정하면 많은 경우 예방할 수 있다. 자주 넘어지는 편이라면 골절의 위험을 줄여주는 골반 패드를 사용해보는 것도 좋다. 쇠약은 정상적으로 일상생활을 유지할 수 있는 능력이 쇠퇴하는 복합적인 상태이다. 낙상은 쇠약의 전조일 수 있다. 쇠약의 원인 중 고칠 수 있는 것

(우울증, 빈혈, 거식증, 잘 움직이지 않는 습관 등)이 무엇인지 알아보
아야 한다. 더 오랫동안 건강하고 정정하게 살려면 되도록 빨리 쇠
약의 원인들을 제거해야 한다. 마지막으로 건강, 정력을 증진시키려
면 자발적으로 더 많이 움직여서 활동적이 되어야 한다.

10
예방이 최선의 치료다

예방이 치료보다 낫다.

찰스 디킨슨(1812~1879년), 『마틴 처즐위트 Martin Chuzzlewit』 중에서

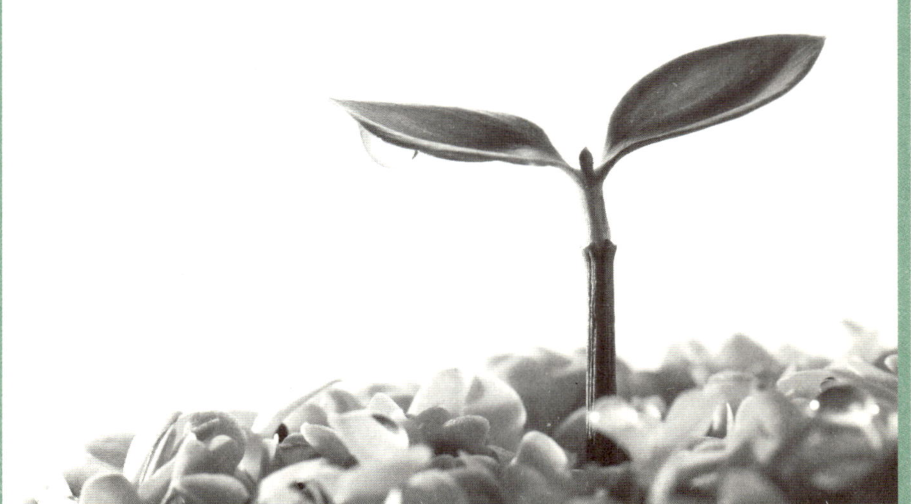

쇠약에 대해

이야기할 때 간략히 언급했지만, 신체적으로나 정신적으로나 당신이 현재 어떤 상태이며 어떤 방향으로 가고 있는지 제대로 아는 것이야말로 정말로 중요하다. 이번 마지막 장에서는 자신의 현재 건강 상터를 평가하고 판단하는 방법들에 대해 알아볼 것이다. 덤으로 약품의 안전성을 어떻게 판단해야 하는지 그리고 수준 높은 노후 건강을 위한 가이드라인은 무엇인지도 이야기할 것이다.

생물학적으로 젊어지기

당신의 실제 나이가 얼마나 많든 관계없이, 심지어는 당신의 생활 습관이 꼭 완벽하지 않다 하더라도, 당신의 생물학적 상태를 개선하기 위해 얼마든지 노력할 수 있다. 예를 들어 효과적으로 관리되지 않는 당뇨병은 노화를 촉진하여 평균 수명을 12년이나 깎아먹게 하고 낡은 삶 중 20년 동안 삶의 질을 저하시킨다. 한편 혈당치를 정상 혹은 정상에 가깝게 효과적으로 조절하면 그것으로 인한 잠재적 혹은 부정적인 결과를 거의 모두 예방할 수 있다.

효과적인 당뇨병 관리는 만성 질환이 생물학적 나이에 얼마나 큰 영향을 끼치는지 보여주는 예이다. 그 외에도 다른 예가 많이 있다. 금연을 하는 것만으로 심장병, 폐암과 노화를 촉진하는 수많은 만성적 문제의 위험을 크게 낮출 수 있다. 변비를 예방하면 대장암의 위험도 줄어든다. 또 실제보다 더 늙은 것처럼 느끼게 만드는 만성 질환들은 중년 이후에라도 생활 습관을 바꾸면 개선되거나 예방할 수 있다.

적극적인 개입 노력이 신체적 건강에만 영향을 미치는 것은 아니다. 사실 당신의 정신적 상태도 당신이 삶에 대해 어떤 태도를 지니느냐에 따라서, 그리고 스트레스와 장애물들을 얼마나 잘 극복하느냐에 따라 크게 좌우된다. 교육 수준이 높을수록, 수입이 많을수록, 인간관계가 돈독할수록, 종교적이든 아니든 영적 측면을 추구할수록, 생물학적으로 젊어질 가능성은 더욱 커진다.

스스로 예방하는 건강 관리

자기 건강에 대한 책임은 스스로 지지 않으면 안 된다. 건강에 대해 스스로 책임지지 않으면 더 심각한 건강 문제로 고통을 겪기 십상이

표 10.1 예방과 관리를 위한 전략

노화 가속화 질병	
질병 혹은 상태	**예방 전략**
심장병 뇌졸중	고혈압을 관리하라. 금연하라. 60세 이전에 과도한 지방 무게를 줄여라. 포화 지방과 트랜스 지방, 콜레스테롤의 섭취를 줄여라. 생선을 많이 먹어라. 운동을 더 많이 하라. 하루에 한두 잔씩 술을 마셔보라.
암	금연하라. 지방 섭취를 줄여라. 염장이나 훈제를 한 고기의 섭취를 줄여라. 방사능 노출을 최소화하라. 식단을 섬유질이 많은 음식으로 채워라. 규칙적으로 운동하라.
폐기종 만성 기관지염	금연하고 간접흡연에의 노출을 피하라.
당뇨병	혈당을 조절하라. 고식이 섬유와 불포화 지방으로 식단을 짜고 식단의 질을 개선하라. 규칙적으로 운동하라. 체중을 5~7% 줄여라. 단 운동을 병행하여 근육 감소를 예방하라.
담석증	과도한 지방 무게를 줄여라
고혈압	과도한 지방 무게를 줄여라. 별도의 소금을 섭취하지 말고 짠 음식의 섭취를 제한하라. 규칙적으로 운동하라. 금연하라. 칼슘과 마그네슘을 적당량 섭취하라.
퇴행성 관절염	규칙적으로 운동하되 보통 강도의 근력 운동도 함께 하라. 60세 미만은 과도한 체 지방을 줄이되 근육량은 유지하라.
골다공증	칼슘과 비타민 D를 적당량 섭취하라. 규칙적으로 운동하라. 과음하지 마라. 동물성 단백질, 소금, 콜라, 카페인의 섭취를 주의하라.
변비	물을 충분히(하루에 대여섯 잔) 마셔라. 섬유질 섭취를 늘려라. 규칙적으로 운동하라. 생리적인 반사 작용(대장 반사)의 도움을 받아 식사 후에 화장실을 가라.

다. 스스로 책임진다는 것은 우선 자기가 어떤 상태인지 제대로 알아야 한다는 것이다. 그래야 병원에 가서 의사를 만나더라도 질문을 제대로 정확하게 할 수 있다. 앞에서 언급했듯이 노화와 관련된 특정한 생체 신호들은 우리 몸의 어떤 영역들이 작용하고 있는지를 알게 해준다. 건강 문제에 대한 진단과 예방에 도움이 될 만한 유용한 질문들(333쪽)을 참조하라.

조기 검진이 건강을 개선하고 수명을 늘린다

전통적으로 의사들은 건강하다는 것이 단순히 질병이 없는 상태라고 생각해왔다. 그러나 사람들이 더 오래 살게 되면서 건강에 대한 좀 더 광범위한 정의가 필요하게 되었다. 당신은 남은 생애 동안 다음의 세 가지 건강 요인에 영향을 받는다.

(1) 질병이 없음 (2) 최적의 기능 유지, 즉 더 젊은 생물학적 나이 (3) 적절한 지원 체계

평균 수명이 길어지면서 만성 질환이 많아지자, 단순히 질병이 없는 상태가 아니라 삶의 질이 더 중요해졌다. 즉 원하는 일을 할 만큼 충분히 건강하다고 느끼는 것이 중요하다. 심지어 만성적인 건강 문제가 발생한다고 해도 두 번째와 세 번째 요인을 염두에 두면 즐겁고 생산적으로 생활할 수 있다.

건강 검진과 모니터링은 생활의 질과 건강을 최적으로 유지하는 데 매우 중요한 열쇠이다. 이 과정을 통해 상태가 더 심각해지고 치료가 힘들어지기 전에 의사에게 문제를 알려줄 수 있다. 정기 검진에서 새로운 징후가 발견되어 의문이 든다면 후속 검사를 통해 문제의 심각성을 판단하고 대처 방법을 모색해야 한다. 건강 문제가 있다고 진단을 받았다면 정기적인 치료를 통해 상태가 악화되고, 생활의 질이 저하되며, 수명이 단축되는 것을 미리 막아야 한다.

의사들은 건강에 상당한 영향을 미칠 수 있는 치료 가능한 질병에 대해서는 선별 검사를 권한다. 특히 증상이 없는 질병일 경우 조기에 발견하면 치료가 훨씬 쉬워진다. 병이 더 진행될 때까지 발견하지 못할 수 있는 대장의 폴립이나 악성 종양을 대장경 검사를 통해 조기에 발견하는 것이 좋은 예이다.

얼마나 자주 검사를 받아야 하는지는 사람에 따라 다르다. 즉 유전자 구성, 가족력, 체질, 생활 습관 등에 따라 다르다. 가능한 모든 질병을 다 검사하는 것이 이상적이겠지만 그것은 너무 비현실적이고 시간과 비용이 많이 든다. 특정 질병의 위험군에 속해 있다면, 예를 들어 대장암의 가족력이 있다면, 그 질병에 대한 검사를 받는 것이 바람직하다. 위험이 적은 질병에 대해서는 정기적인 검사를 받을 필요는 없다고 생각할지도 모르지만, 궁극적으로 어떤 질병에 가장 취약하며 얼마나 자주 검사를 받을지 결정하는 것은 본인과 의사이다.

어떤 약물이 건강에 좋고 건강에 나쁠까?

혹자는 건강한지 아닌지는 한꺼번에 둘을 해보면 알 수 있다고 했다. 그것은 약물과 계단이다. 건강에 좋은 생활 습관이 약물에 대한 의존성을 감소시켜 줄 수는 있지만, 만성적인 건강 문제의 효과적인 관리를 위해서 많은 약물이 필요한 경우도 있다. 그런 약물은 천연 물질일수도 있고 인공 물질일 수 있다. 약물은 처방받은 약제뿐만이 아니라 처방전 없이 쉽게 구할 수 있는 진통제와 카페인, 알코올, 니코틴 등도 포함된다. 더 나아가 마리화나나 코카인 같은 불법 성분과 톱 야자^{saw palmetto}나 세인트 존스 워트 같은 검증되지 않은 허브도 약물로 분류된다. 간단히 말하면 약물은 의사가 처방해준 것만을 의미하지 않는다.

심지어 '천연' 성분일지라도 완벽하게 안전한 약은 없다는 것을 명심하라. 처방전 없이 사는 기침약이든 정평이 나 있는 항생제든 특정한 다른 약물이나 음식과 함께 복용하거나 그 약물에 대해 알레르기가 있으면 부작용이 생길 수 있다. 건강과 젊음을 유지하려면 약물과 그 부작용을 완전히 파악해두어야 한다.

처음 처방받은 약의 용기를 그대로 사용하는 것이 가장 안전하지만 주 단위로 약물을 분류하는 용기를 사용하는 것이 더 현명한 방법일 수 있다. 주 단위로 매일 먹을 약물을 따로 용기에 넣어두는 방법이다. 이렇게 일주일치 약을 하루 단위로 분류해서 넣으면 언제 어떤 약을 먹었는지 안 먹었는지 쉽게 알 수 있다. 하루에 한 번 이 상 약을 복용하고 있다면 매 복용분을 따로 용기에 분류해두는 것도 좋을 것이다. 아래 "안전하고 효과적인 약물 사용법"을 참고하라.

안전하고 효과적인 약물 사용법

할 것

- 용기 라벨에 있는 주의 사항에 따를 것.
- 용기 라벨이 잘 보이도록 크게 인쇄할 것.
- 복용하고 있는 모든 약의 목록(처방전 없이 쉽게 사는 약, 허브, 비 타민도 포함)을 만들어 의사에게 매번 보여줄 것.
- 시간과 복용량을 그대로 지키고, 약명, 복용량, 그 약을 먹는 이 유 를 메모하여 늘 휴대할 것.
- 약품 목록에 경험한 적이 있는 약물 알레르기를 모두 써넣을 것.
- 인슐린이나 항간질약 같이 중요한 약물에 대해서는 주의용 표찰 을 달아둘 것.

하면 안 되는 것

- 라벨을 읽지도 않고 약을 복용하는 것.
- 표시가 없는 용기나 다른 약의 이름이 붙은 용기에 약을 옮겨 담 는 것.
- 유통 기한이 지난 약을 복용하거나 이전에 처방받은 약을 다시 복용하는 것.
- 다른 사람과 약을 나누어 먹거나 다른 사람이 처방받은 약을 복 용하는 것.

많은 약을 복용하는 것이 정말로 해로울까?

하루에 다섯 가지 이상의 약을 복용하고 있다면 다약물 복용에 해당한다. 건강상의 여러 문제, 예를 들어 콜레스테롤 과다, 당뇨병, 수축기 혈압 상승, 갱년기 증상 때문에 너무 여러 가지의 약물을 복용하면 그러한 건강 문제를 해결하기 위해서나 그 약물들의 상호 작용으로 인한 증상을 중화시키기 위해서 더 많은 약을 복용해야 하는 악순환이 생길 수 있다. 그러니까 '치료법' 자체가 문제를 발생시키는 셈이다. 만약 이런 상황이라면 잠재적 부작용과 해로운 상호 작용을 예방하기 위해서 처방전 없이 살 수 있는 약, 비타민, 허브 보충제를 포함해서 최근에 복용하고 있는 모든 약물을 의사에게 알려야 한다. 줄일 수 있다면 줄여야 하지만 정말로 필요한 약을 거부해서는 안 된다. 약을 바꾸어 보는 것도 고려해 볼 수 있다.

다음에 나오는 "약물 부작용과 상호 작용의 위험 요인"은 모든 약물 치료와 알레르기, 즉 이전에 겪었던 약물 반응을 의사에게 꼭 알리는 것이 중요하다는 것을 역설한다. 또 새로 처방받은 약에 대해서, 그리고 왜 그 약을 먹어야 하는지 물어보아야 한다. 여러 명의 의사에게 처방을 받는다면 의사들에게 복용 중인 전체 약물 목록을 보여줘야 한다. 아니면 약을 직접 가져가서 보여줘도 좋다.

나이가 들면 간과 신장이 약물을 효과적으로 처리하지 못하게 되어 체내에 그것들이 더 오래 남게 된다. 그 결과 20세에는 안전한

약물 부작용과 약물 상호 작용의 위험 요인

- **연령** 나이가 많을수록 부작용이 생길 가능성이 높다.
- **유전자** 어떤 유전 형질이 부작용에 더 취약할 수 있다.
- **하루에 복용하는 약물의 가짓수** 복용하는 약물의 가짓수가 많을수록 부작용과 잠재적인 역효과를 겪을 가능성이 크다. 특히 하루에 다섯 가지 이상의 약을 복용할 때.
- **약물 복용량** 약물 반응의 5분의 4 정도가 복용량과 관련 있다.
- **부작용 이력** 과거에 약물 부작용을 겪은 적이 있다면 그것과 종류가 다른 약물이더라도 위험이 더 크다.
- **병원** 병원에서 약물 착오가 흔히 일어나므로 약을 받을 때 처방전과 대조하여 확인해야 한다.

복용량이 50세나 60세에는 너무 많을 수 있다. 결과적으로 겨우 두 가지 약을 함께 복용했을 때도 약물 상호 작용이 일어날 수 있다. 또 다른 질병 때문에 생긴 문제를 이전과 같은 문제라고 생각해서 전에 받은 약을 복용하면 건강이 오히려 악화될 수 있다. 다음의 주의 사항을 명심하라.

  :: 발작이 있다면 웰부트린(항우울제)은 복용하지 마라.

  :: 고혈압이라면 슈도에페드린을 피하라. 이것은 수다페드처럼 처방전 없이 쉽게 살 수 있는 충혈 완화제에 함유되어 있다.

  :: 소화기 궤양이 있다면 아스피린이나 이부프로펜(뉴프린, 애

드빌)같은 비스테로이드계 소염 진통제를 피하라.

:: 만성적인 변비라면 칼슘 채널 길항제, 이미프라민, 아미트리
프탈린, 독세핀을 피하라.(뒤의 세 가지는 항우울제)

:: 파킨슨병이라면 레글란과 항정신병 약을 피하라.

:: 혈중 나트륨 농도가 낮은 저나트륨 혈증이라면 항우울제인
팍실, 졸로프트, 루복스, 셀렉사를 복용해서는 안 된다.

나이가 들면 약물이 체내에서 반응하는 방식도 변한다. 이 책의
맨 뒤에는 노인들이 피하는 것이 좋은 약물 목록(334쪽)이 있으니
참고하라.

어떤 약은 위장 자극을 줄이기 위해 음식과 같이 먹거나 식후에
복용해야 하는데 또 어떤 것은 공복(식사 적어도 한 시간 전 혹은 식사
두 시간 후)에 복용해야 한다. 또 의사와 약의 가격에 대해 터놓고 이
야기하라. 어떤 약이 너무 비싸면 '잊어버리고' 안 샀다고 거짓말하
지 말고 비싸다고 솔직하게 이야기하라. 다른 회사의 약이나 상표
등록이 안 된 약을 포함해 대체약이 있는데 그것들은 좀 덜 비쌀 수

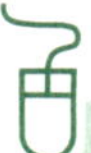

칼슘 채널 길항제 근육 수축 과정에 칼슘 채널이 필수적이다. 칼슘 채널 길항제는 이
채널의 작용을 느리게 하여 칼슘의 이동을 방해한다. 이를 통해 혈관을 수축시키는 혈
관 근육의 활동을 저해하여 혈관 확장이 나타나며, 심장 근육의 수축은 줄어들게 된다.

있다. 제약 회사 영업 사원이 의사에게 권하는 새로 나온 약이 반드시 이전에 나온 약보다 효과가 더 좋지는 않다. 대체약이 있는지 알아보라.

어떻게 너무 많은 약을 복용하게 되는가?

약물이 고통의 모든 원인을 치료해줄 것이라는 과신이 다약물 복용의 원인이다. 아래에 열거한 믿음들 때문에 더 많은 약을 복용하게 되는 경우가 많으며 이러한 믿음들은 대체로 옳지 않다.

믿음 1_1회분 복용으로 효과를 보았다면 더 많이 먹으면 더 잘 낫는다   복용량은 항상 의사와 상담하고 마음대로 바꾸면 안 된다. 복용량을 약간만 늘여도 위험하거나 불필요한 부작용이 있을 수 있다.

믿음 2_어떤 약이 효과가 없으면 다른 약을 더 먹어야 한다   다른 약을 추가하면 약물 반응이 생길 가능성이 커진다. 처방전 없이 구입할 수 있는 약, 심지어 감기약이나 충혈 완화제를 복용해도 유해한 상호 작용의 가능성이 높아진다.

믿음 3_처방전 없이 구입할 수 있는 약은 안전한 약이다   처방전 없이 살 수 있는 약도 약이기는 마찬가지다. 예를 들어 약국에서 쉽게 살 수 있는 충혈 완화제는 전립선 확장과 관련되어 방광 문제를 악화시킬 수 있고, 제산제는 약물과 비타민 흡수를 방해할 수 있으며, 아스피린은 정상적인 혈액 응고를 방해할 수 있다. 빈혈 치료를 위해 철분을 복용할 때 칼슘 보충제를 함께 복용하면 칼슘이 철분을 빨아들여 철분 흡수를 방해할 수 있다. 또 가벼운 우울증 치료약으로 쓰이는 세인트 존스 워트 같은 천연 성분이나 허브 성분도 우울증 처방약과 상호 작용을 일으킬 수 있다.

믿음 4_오랫동안 복용해 왔다면 그 약은 계속 복용해도 된다　혈압약 같이 장기간 매일 복용하는 약의 효능이 하루아침에 많이 달라지지는 않지만 더 오랜 시간이 지나면 달라질 수 있다. 새로운 약을 복용하기 시작하면 이미 복용 중인 약의 효능이나 신체의 반응도 달라질 수 있다. 약에 대한 신체 반응이 변하는 것은 나이가 들면서 일어나는 정상적인 과정이지만 심장, 간, 신장의 질병 때문에 일어나는 경우도 있다. 또 항히스타민제, 수면제, 진통제 같이 어쩌다 한 번씩 복용하는 약도 주의해야 한다. 역시 나이 때문에 신체가 다른 반응을 보일 수 있기 때문이다.

제산제　위산을 중화시켜 복통과 속 쓰림을 완화하는 약.

믿음 5_다른 사람에게 효과 있는 약은 나에게도 효과가 있다 친구나 친척에게서 약을 빌려서 효과가 있는지 시험해봐서는 안 된다. 남의 약을 복용하는 것은 위험하다. 예를 들어 어느 날 저녁 발이 부은 것 같아서 같은 증상이 있는 친구의 약을 빌려서 먹는다고 가정해보자. 하지만 그 친구는 심장 문제 때문에 그런 증상이 있었는데 여러분은 다른 문제 때문에 발이 부었다면 그 친구의 약은 여러분에게 효과가 없을 것이며 심지어 저혈압이나 실신과 같은 부작용을 일으킬 수 있다.

언제 노인병 전문의를 찾아가야 할까?

일상적인 문제와 주요 질병의 경우 가정의나 내과의, 필요할 때 전문의를 찾아가는 것이 적절하다. 그러나 노인들의 만성적 문제에 대한 특수한 조치에서는 노인병 전문의가 더 낫다. 또 이들은 노화 예방에 대해서도 더 나은 조언을 해줄 수 있을 것이다. 65~70세라면 잠재적인 문제나 치료할 질병이 있는지 노인병 전문의를 찾아 종합 진단을 받는 것이 좋다. 그런데 이런 진단에는 1~3시간 정도 걸린다. 언제 노인병 전문의를 찾아가야 할지는 다음 쪽을 참고하여 시기를 결정하라. 단, 70세 이상이면 반드시!

- 매일 9가지 이상의 약을 복용할 때
- 자주 혹은 항상 피로할 때
- 기억력에 문제가 있을 때
- 설명할 수 없는 이유로 낙상했을 때
- 슬픈 느낌이 들 때
- 일상생활(예를 들면 샤워, 식사 준비)을 제대로 할 수 없을 때
- 정기적으로 찾아가는 의사에게서 들은 대답이 만족스럽지 않을 때
- 3장의 '노년 남성의 남성 호르몬 결핍' ADAM 질문지에서 확실한 수치가 나왔을 때

이것만은 꼭!

건강과 젊음을 오래 유지하고 싶다면 새로운 치료법과 예방약에 늘 관심을 가지고 지켜봐야 한다. 질병의 조기 발견과 예방을 위한 검진도 건강을 유지하는 열쇠이다. 자신의 건강 상태를 잘 파악하고 의사에게 질문하라. 건강 문제나 약물 복용에서 발생할 수 있는 어떤 증상에 대해서도 경각심을 갖고 대하라. 다섯 가지 이상의 약을 복용하고 있다면 약물 상호 작용 문제를 예방하기 위해 약을 줄이는 것도 상담해봐야 한다. 마지막으로 좋은 결과가 나올 수 있을 때 오

래 망설이지 말고 검진 계획을 잡아서 자신의 건강 상태에 대해 완벽하게 알아보라.

안티에이징의 미래

인생에서 가장 중요한 일은
태어나고, 무엇인가 하고, 인내하고, 세상을 떠나는 것이다.

존 몰리(1838~1923년)

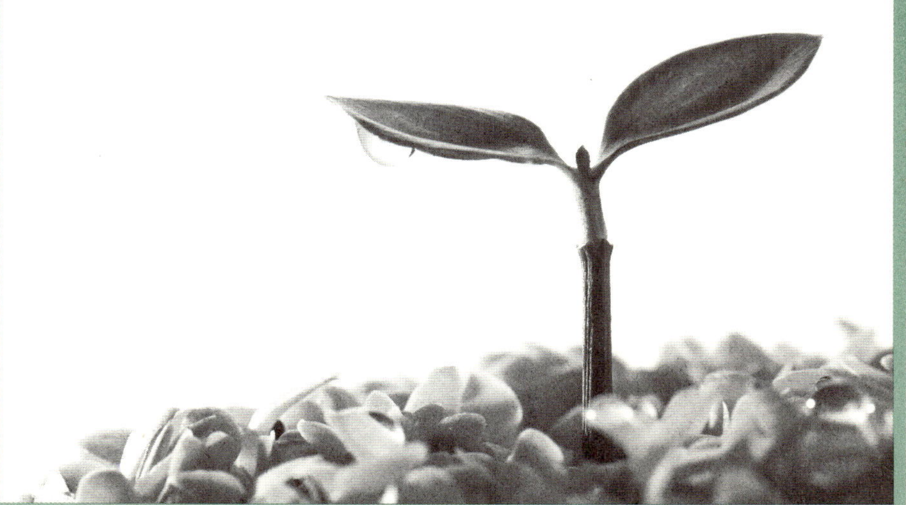

책의 첫머리에 말했던 것처럼 지금까지 살아오면서 당신은 최상의 상태와 느낌을 유지하게 해주는 많은 대안적인 길들을 만날 수 있다. 이 책을 통해 여러분이 더 쉽게 판단할 수 있으면 한다. 우리는 이미 알려진 길들을 확인하긴 했지만, 그리 멀지 않은 미래에 가능한 다른 대안들을 그려보는 것은 쉽지 않다. 결론적으로 말해 이 책은 건강과 수명을 증진시킬 가능성의 일부만 어렴풋하게 보여준 데 지나지 않는다.

▌노화 예방에 대한 주장들

오래전부터 파렴치한들이 젊음의 샘이라는 신화를 이용하여 노화를 늦추고 싶어하는 사람들에게 만병통치약을 팔아왔고 지금도 마찬가지다. 최근 신문, 잡지와 책에서 성장 호르몬과 DHEA가 '노화 과정을 거스르는' 약품이라는 사이비 과학적 주장이 많이 눈에 띈다(3장을 참조하라).

노화 예방에 관한 이런 주장 대부분이 결함이 있는 연구에 바탕을 두고 있으며 증명되지 않은 가설을 근거로 하고 있다. 예를 들어 비타민 C의 고용량 투여가 활성 산소의 피해로부터 세포를 보호해 준다는 화학자 라이너스 폴링의 주장은 그가 좋아하는 비타민 C를 포함한 모든 비타민의 고용량 투여가 수명을 연장시키기는커녕 단축시킨다는 증거들이 속속 나오고 있는데도 아직도 유포되고 있다. 반면 줄기 세포는 근육의 노화 신호들을 되돌리고 알츠하이머병을 치료하는 유망한 치료법이다.

▌약물 치료의 진보

'약물 유전체학' pharmacogenomics 은 개인의 특수한 유전자 구성이 약물의 효과와 부작용에 미치는 영향을 연구하는 신생 학문 분야이다. 환자의 입장에서 보자면 '개인 맞춤형 약물 프로그램'이라 할 수 있다. 예를 들면 미래에는 의사가 환자의 유전자 구성을 알아보고 콜레스테롤 강하제 스타틴이 효과가 있을지 아니면 다른 약이 더 좋을지 미리 알 수 있을지도 모른다. 유전적 차이 때문에 당신의 간이 다른 사람보다 더 빨리 약물을 처리하여 새로운 부작용의 위험이 낮을 수도 있다. 이 학문이 발달되어 유전자별 차이를 더 명확하게 알아낸다면 의사들은 개인의 특수성과 질병을 고려하여 더 다양한 처방을 내릴 수 있을 것이다.

유전자와 환경의 상호 작용

환경은 유전자 발현에 영향을 미칠 수 있다. 우선 특정 유전자를 가진 사람들이 머리에 손상을 입으면 알츠하이머병이 촉진된다는 것이 알려져 있다. 이것은 흡연자에게서 심장병 위험을 증가시키는 것과 같은 유전자이다. 마찬가지로 어떤 유전 형질과 스트레스가 상호작용하면 심각한 우울증을 겪게 될 가능성이 커질 수도 있다. 심지어 신체 활동도 개인의 유전자에 따라 다르게 반응하여 더 잘 반응하는 사람이 있을 수 있다. 이런 간단한 예는 유전자와 환경의 상호작용 연구의 시작만을 보여줄 뿐이다. 유전자와 환경은 누가 생물학적으로 더 젊게 살 수 있을지에 영향을 미친다. 노화를 연구하는 21세기의 새로운 사회과학은 환경의 영향을 완벽하게 설명하기 위해 개인의 유전적 배경 정보가 필요하게 될지도 모른다.

쥐, 인간, 파리의 노화 속도

연구자들은 아직까지 같은 나이일 때 왜 거북이와 볼락이 인간보다 더 젊은지와 같은 수수께끼를 풀지 못한 채 파리나 쥐 같은 동물이나 다른 인체 조직 노화의 바탕이 되는 유전자를 연구하고 있다. 노화 관련 단백질은 종種마다 달라서 종 사이에서 보편적인 노화 과정을 찾아내기가 어렵다. 다른 한 편 파리가 인간이 유아기를 채 지나기도 전인 나이에 죽는 것을 보면 모든 세포가 같은 속도로 한계에 도달하지 않는 것이 확실하다. 그런데 거북이는 수백 년을 사는 데 왜 파리의 세포는 몇 주만에 스스로 파괴되는 것일까?

스탠퍼드 의과 대학의 연구자들이 세포의 노화 과정에서 중요한 것을 발견했다. 바로 늙은 동물들에게서 발견되는 덜 활동적인 유전자 집단이었다. 이 집단의 행동을 보면 세포가 얼마나 최후에 가까웠는지 확실하게 알 수 있다. 이러한 발견은 인간을 포함한 모든 동물이 버려진 부동산처럼 마스터플랜 없이 서서히 늙는다는 일반적인 생각을 뒤집어놓았다. 세포가 얼마나 오래 살고 번성할지를 결정하는 마스터플랜은 확실히 있다.

더 활동적인 유전자는 더 많은 단백질을 생산한다. 그러므로 세포는 미리 정해진 때가 될 때까지 계속해서 회복되다가 그 이후 쇠퇴한다. 거북이의 세포에서는 이러한 회복 작용이 수백 년 동안 계속 일어나기 때문에 오래 사는 것이다. 반면 파리의 세포는 몇 주 안에 이 과정이 끝난다. 그 과정을 촉발시키는 것이 정확하게 무엇인지는 알지 못하지만 어떤 세포가 언제 정해진 수명을 다하게 되는지 알 수 있다. 이 연구자들은 어떤 유전자들이 활발하게 단백질을 생산하는지 그리고 얼마나 많이 생산하는지를 파리, 쥐, 그리고 모든 연령의 성인 81명의 근육, 뇌, 신장의 조직에서 관찰했다. 흥미롭게도 모든 동물과 인체 조직 세포가 노화함에 따라 어떤 유전자 집단의 단백질 생산량이 줄었다. 이 유전자들은 '전자 전달계'electron trans-port chain라고 불리는 세포 기관을 구성하는데 이것들이 세포의 발전소인 기토콘드리아 안에서 에너지를 생산한다.

이 유전자의 활동 양상은 세포의 상대적 연령을 가장 잘 알려준다. 예를 들어 41세의 한 참가자의 유전자 활동은 60대와 유사했으며 근육 조직도 마찬가지로 더 노화되어 있었다. 반면 마치 30대의 젊은 근육을 가진 것처럼 보이는 64세 노인의 유전자 활동 양상은 젊은 사람과 유사했다. 이러한 결과는 노화의 속도가 적어도 부분적으로 유전적으로 결정되어 있다는 앞의 가정을 확인해주었다. 조직 나이가 실제 나이보다 더 젊은 참가자들에게는 세포가 유전자를 더 젊은 방식으로 활동하게 만드는 특별한 그 무엇이 있었다. 노화 연구자들이 애타게 찾던 그것 말이다.

전자 전달계의 유전자들이 왜 단백질 생산을 늦추게 되는가, 그리고 왜 그런 일이 일어나는가? 인간에게서 이 작용을 거스르거나 막을 수 있는가? 이 연구의 주 연구자는 세포가 파괴되도록 예정되어 있지 않다면 노화가 일어나지 않을 것이라고 주장한다. 그는 생물학적 나이에 대한 특수한 지표를 이용하면 그 과정을 촉발하는 것이 무엇이며 어떻게 하면 그 과정을 거스를 수 있는지 밝혀낼 수 있을 것이라고 한다. 죽음과 세금은 피할 수 없는 것이지만 노화의 경우 언젠가는 그렇지 않게 될 것이다.

품위 있게 늙을 권리를 옹호하자

노인들을 어떻게 대우하는지를 보면 국민성을 알 수 있다. 아이들을 사랑하기는 쉽다. 폭군이나 독재자도 아이들을 좋아한다고 강조한다. 하지만 노인, 불치병 환자, 무능한 사람들에 대한 애정과 호의는 한 문화의 진정한 보고이다.
＿아브라함 요수아 헤셀(1907~1972년), 『자유의 불확실함』

2006년 빌 클린턴과 존 몰리 박사가 베이비 붐의 첫 세대들과 함께 60세가 되었고 인생의 황금기를 향해 첫발을 내디뎠다. 존 몰리 박사는 도처에서 흉악한 연령 차별의 요괴를 목격했다. 의회는 노인병 교육 센터에 기금을 대지 않고 노인 의료 보험인 메디케어 파트 D를 위한 상환을 중지했다. 대학 병원의 성공적인 노화와 건강에 대한 강의는 거의 늘어나지 않았다. 대신 교수들은 난해한 첨단 기술과 불확실한 신약에만 신경을 쓰고 있다.

존 몰리 박사는 천사들이 노년 인구의 복지에 관심을 가져야 한다고 도처에서 노래하고 있지만 대중들은 그 노래에 귀를 기울이지 않는다고 한다. 심지어 그의 동년배들도 황혼기에 더 젊게 살 수 있는 방법을 찾기보다는 영원한 생명을 구하려고 하는 것 같다. 죽을 때 비로소 우리의 자서전이 끝나는데 요즘 우리는 재앙이 기다리는 인생의 끝에서 자서전을 쓰고 있는 것 같다.

이런 상황을 개선하려면 어떻게 해야 할까? 미국에서는 돈을 쏟아붓는 것이 변화를 일으키는 유일한 방법인 것처럼 보일 때가 많다. 우리는 2008년과 그 이후 의회가 연령 차별주의를 철폐하고, 노인 의료 보험 비율을 20퍼센트 올리는 법안을 통과시키고, 의과 대학에 기금을 대어 노인병 교육에 더 많은 시간을 할애하도록 하고, 노인병 교육 센터 기금을 두 배로 늘리며, 국립노화연구소의 기금도 확대하고, 전 세계 의료 기록의 전산화를 빨리 진행하라고 권했다.

이 주장에 대해 독자들은 몰리 박사가 환각 상태이거나, 혹은 경증 인지 장애의 신호가 나타난 게 아닌가 하고 생각할지도 모른다. 그럼에도 그는 미국의 베이비 붐 세대가 나서서 의회에 편지, 이메일, 전화를 하여 더 나은 스스로의 미래를 주장해야 한다고 굳게 믿고 있다. 그래야 우리의 남은 인생이 우리보다 먼저 간 사람들의 인생보다 더 나아질 것이다. 랍비 아브라함 요수아 헤셀도 이렇게 말한다. "사람은 영적 질서 속에서 산다. 통찰의 순간, 결정의 순간, 기도의 순간들은 우주 시대에는 중요하지 않을지 모르지만 그것들은 삶을 집중시켜준다." 이제 노인을 덜 존경하고 경시하는 경향을 바꾸어놓기 위해 실천과 결부된 결단을 내리고 기도를 올릴 때다.

영원한 생명 추구에 대한 경고

이런 말이 있다. "소원 빌 때 조심하라." 그리스 신화에 나오는 티토누스 이야기는 영생을 소원으로 빌어 이루어지면서 문제가 생기는 내용이다. 티토누스는 새벽의 여신, 오로라의 연인으로 잘 생긴 청년이지만 죽을 운명이다. 오로라는 자신이 영원히 살 수 있다는 것을 알고서 아버지 제우스에게 티토누스에게도 영생을 내려주라고 부탁한다. 하지만 영원한 젊음을 부탁하는 것은 잊어버렸다. 시간이 흐르자 그녀의 애인은 늙어갔다. 티토누스가 50세가 되자 성욕에 문제가 생겼다. 70세가 되자 성교 능력이 쇠퇴했다. 80세가 되자 그녀의 성채 주변을 굽은 허리에 발을 질질 끌며 돌아다녔다. 100세가 되자 기억력이 못쓰게 됐다. 애인의 젊음이 사라지자 오로라는 그가 싫어졌지만 그가 죽지 않으니 어쩔 수가 없었다. 어느 날 티토누스가 끊임없이 웅얼거리자 오로라는 화를 벌컥 내며 그를 베짱이로 만들어버렸다. 이제부터 베짱이 소리가 들리면 그 소리가 노인의 웅얼거림이라고 생각하라. 영원한 생명이란 그렇게 멋진 일이 못 된다.

아직도 영원한 생명을 구하고 있다면……

여전히 영원한 생명을 구하고 있다면 레이 커즈와일과 테리 그로스

먼의 『환상적인 항해^{Fantastic Voyage}』를 읽어보길 바란다. 이 책은 극단적인 생명 연장에 대한 공상과학 소설이다. 저명한 컴퓨터 전문가이자 미래학자인 커즈와일은 인간과 컴퓨터를 융합한 '휴봇'을 만들고, 나노봇이 우리의 혈액 속에서 암세포와 독성 물질을 제거하도록 만들어 마침내 영원한 생명을 얻을 수 있을 것이라고 한다. 그는 오늘날 이 믿을 수 없을 만큼 좋은 미래를 누리기 위해 일주일에 한 번 여러 가지 정맥 내 치료를 받고 하루에 250알의 '영양제'를 먹는다. 그는 생명을 연장시킬 수 있다고 믿는 극단적인 요법에 돈과 시간을 탕진하면서 자신의 신념이 컴퓨터 기술의 발전과 똑같이 기하급수적인 속도로 성장하고 있다고 주장한다.

다른 책에서 설명된 그의 지적 설계론은 21세기 언젠가 컴퓨터화된 로봇이 위대한 진화의 다음 세대가 될 것이며 살아남은 인간들은 이 우월한 기계의 애완동물이 될 것이라는 것이다. 기이하게 들리겠지만 컴퓨터와 인간의 연결이라는 그의 생각이 이미 실현되고 있다. 청력 향상을 위해 달팽이관에 컴퓨터를 이식하고 망막에 컴퓨터 칩을 넣어 맹인이 볼 수 있게 하고 전자시뮬레이션을 통해 심각한 파킨슨병 환자가 일을 할 수 있게 하려는 시도도 하고 있다. 또 잃어버린 팔다리를 로봇으로 대체하는 연구도 놀랄 만큼 발달해 있다. 미래는 아주 흥미롭지만 거의 예측할 수 없는 것이기도 하다.

건강하고 **즐거운 노후**를 위하여

로봇을 비롯한 기술적 진보가 우리의 미래 건강에 이로울지는 알 수 없지만 여하튼 축하는 해야겠다. 여러분은 이제 남은 인생 동안 더 젊고 건강하게 즐겁게 사는 방법을 알게 되었다. 영원한 생명은, 얻을 수 있다고 해도 건강하지 않으면 아무런 소용이 없다. 그러니 이 책에 나와 있는 방법을 실천하는 수밖에 없다. 평생의 습관을 바꾸기는 다소 어려울 것이다. 가끔씩 다시 상기해볼 필요가 있을 것 같아서 오래 행복하게 살기 위한 기본 처방의 요점을 아래에 정리해두었다.

___ 일주일에 적어도 네 번 생선을 먹고, 콜레스테롤 수치가 높고 심장병이 있다면 매일 생선 기름 보충제 섭취를 고려해보라.

___ 매일 적포도주나 다른 술을 한두 잔만 마셔라.

___ 알맞은 양의 단백질과 열량을 섭취하라. 차와 섬유질, 전립 곡물, 잎이 많은 채소, 콩류, 향신료, 다크 초콜릿 같이 노화 방지 성분이 풍부한 음식도 함께 섭취하라.

___ 매일 30분 운동하되 매주 다섯 가지 유형의 운동(지구력, 근력, 균형 감각, 유연성, 자세)을 모두 하라.

___ 여성이면 50세부터, 남성이면 65세부터 칼슘 1000~1200mg과 비타민 D 800IU를 섭취하고 정기적으로 골 밀도와 비타민 D 수치를 측정하라.

__ 일과성 열감이 있는 여성은 5년 동안 소량의 에스트라디올(에
스트로겐 보충제)과 천연 프로게스틴을 복용하고, 난소를 제거
했다면 55세가 될 때까지 에스트로겐만 복용하라.

__ 남성이라면 '노년 남성의 남성 호르몬 결핍'[ADAM] 질문지를 작성
해보고 양성이면 우울증 검사를 받고 테스토스테론 수치를 측
정해보라. 수치가 낮다면 테스토스테론 보충제를 복용하는 것
을 고려하라.

__ 기억력에 문제가 있다면 매일 알파 리포산 600mg을 복용하라.
하지만 자주 훈련을 하면 기억력을 유지할 수 있다.

__ 활동적이고 행복한 생활을 유지하고 적극적인 영적 생활을 하
라. 종교가 있다면 정기적으로 회합에 참가하라. 집에서 텔레비
전으로 설교를 듣는 것보다 그 편이 더 좋다.

__ 몸무게를 유지하라. 나이가 들면서 몸무게가 많이 늘거나 많이
줄면 좋지 않다.

__ 의사에게 익-해 콜레스테롤(크고 가벼운 저밀도 지질 단백질)을
측정해달라고 하라. 만약 이 성분 때문에 콜레스테롤 총 수치가
높아졌다면 약물로 너무 많이 낮추지 마라. 그러나 해-해 유형
인 작고 진한 저밀도 지질 단백질 때문에 콜레스테롤이 상승했
다면 약물로 혈관을 보호해줘야 한다.

__ 암을 비롯한 질환의 위험군에 속한다면 조기 발견을 위해 정기
적으로 검진을 받아라.

__ 낙상과 골절 예방을 위해 자발적인 신체 활동을 많이 해서 전체
적인 운동 시간을 늘려라.

무엇보다 살아있는 동안 최선의 건강과 생물학적 젊음, 높은 생활의 질을 유지하는 것이 궁극적인 목표라는 것을 잊어서는 안 된다. 어떻게 해야 할지 알려주는 최신 정보가 손안에 있으니 이제 문제없다. 의사에게 질문하고 계속 배우고 스스로 믿고 삶을 즐기며 미소로 100세를 맞이하길 바란다.

부록

노년 남성의 남성 호르몬 결핍(ADAM) 질문

다음 질문에 예, 아니오로 답하시오.

1. 성욕이 감소했는가?
2. 활력이 줄어들었는가?
3. 힘이나 지구력 둘 중 하나, 혹은 둘 다 줄어들었는가?
4. 키가 줄어들었는가?
5. 삶의 즐거움이 줄어들었다고 느끼는가?
6. 슬프거나, 우울한가, 혹은 둘 다인가?
7. 발기가 덜 강한가?
8. 운동 경기 능력이 최근 쇠퇴한 것처럼 느껴지는가?
9. 저녁 먹은 뒤 잠이 드는가?
10. 최근 업무 수행력이 떨어졌다고 생각하는가?

__1번과 7번, 그리고 다른 세 가지 항목에서 예라고 대답했다면 병원에 가서 테스토스테론의 총 수치나 활성(생물학적으로 이용 가능한) 테스토스테론 양을 측정해보라.

__그 수치가 최고가 될 때인 오전 8시에서 11시 사이에 측정해야 한다. 적어도 일주일 간격으로 두 가지 수치를 받을 것인데 그중 하나가 낮다면 치료를 받아야 한다.

__그러나 그보다 먼저 우울증 검사를 받아야 한다. 우울증은 테스토스테론 대체 요법으로 치료되지 않지만 다른 좋은 치료법들이 있다. 현재 테스토스테론은 증상 개선을 위한 약물로만 사용되고 있지만 효과가 없으면 복용을 중단해야 한다.

세인트루이스대학 정신 상태(SLUMS) 검사

인지 기능이 정상인지 아닌지 판별하기가 어렵기 때문에 '경증의 인지 장애'[MCI]와 치매의 진단을 돕기 위한 검사 도구가 필요하다. 그래서 존 몰리 박사를 비롯한 연구자들이 개발한 방법이 '세인트루이스대학 정신 상태 검사'다. 이것은 개인의 인지 쇠퇴 정도를 판단하는 데 이용할 수 있다. 개인의 교육 수준이 영향을 미칠 수 있으므로 고졸자인지 아닌지가 점수에 포함된다. 이 검사를 존 몰리 박사 같은 임상의가 주로 사용하지만 현재 자신의 상태를 더 잘 알아보기 위해 다른 사람에게 부탁해 검사를 받아도 좋다.

이름 ________________________________ 나이 ____________

현재 앓고 있는 질병 ________________ 교육 수준 __________

1. 오늘이 무슨 요일인가? ①　　　　　　　　　　　　　 ___ /3

2. 지금 몇 년인가? ①　　　　　　　　　　　　　　　　 ___ /3

3. 현재 무슨 주에 사는가? ①　　　　　　　　　　　　 ___ /3

4. 이 다섯 가지 사물을 기억하라. 나중에 무엇이 있었는지 물어보겠다.

   사과　　　　　펜　　　　　넥타이　　　　　집　　　　　차

5. 지금 100달러가 있는데 가게에 가서 사과 한 묶음을 3달러에 세발자전거를 20달러에 샀다.

   얼마를 썼는가? ①

   얼마가 남았는가? ②　　　　　　　　　　　　　　　 ___ /3

6. 1분 동안 최대한 많은 동물 이름을 대보라.

   0~4개 ⓪　5~9개 ①　10~14개 ②　15개 이상 ③　 ___ /3

7. 기억하라고 했던 다섯 가지 사물을 말해보라.

   각각에 1점　　　　　　　　　　　　　　　　　　　 ___ /5

8. 내가 말하는 수를 거꾸로 말해보라. 예를 들면 내가 42라고 하면 24라고 하면 된다.

   ⓪ 87　　　① 649　　　① 8537　　　　　　　　 ___ /2

9. 이것은 시계판이다. 시간을 써넣고 11시 10분전을 표시해보라.

　숫자판이 옳으면 ②

　시간이 맞으면 ②　　　　　　　　　　　　　　　　　__ /4

10. 삼각형 안에 X를 써넣어라. ①

　어떤 도형이 가장 큰가? ①　　　　　　　　　　　　　__ /2

11. 이야기를 하나 들려주겠다. 이야기에 대해 질문을 할 테니 잘 들어야 한다.

　질은 성공한 펀드매니저였다. 그녀는 주식시장에서 돈을 많이 벌었다. 그런 뒤 잭을 만났다. 그는 너무도 잘 생긴 사람이었다. 그녀는 그와 결혼해서 아이 셋을 낳았다. 그들은 시카고에 산다. 그런 뒤 그녀는 일을 그만두고 집에서 아이들을 키웠다. 아이들이 10대가 되자 그녀는 다시 일을 시작했다. 그녀와 잭은 이후로 계속 행복하게 살았다.

여자의 이름은 무엇인가? ②

여자의 직업은 무엇인가? ②

여자가 언제 일을 다시 시작했나? ②

여자가 사는 주는 어디인가? ②　　　　　　　　　　　　__ /8

총점 _______

	점수	
고졸		고졸 미만
27~30	정상	25~30
21~26	경증 인지 장애	20~24
1~20	치매	1~19

S. Tariq, N. Tumosa, J. Chibnall, H. Perry III, and J. E. Morley 개발. 사용 허가 받음.

1. 식욕은
   a. 전혀 없다   b. 별로 없다   c. 보통이다
   d. 있다   e. 왕성하다

2. 먹을 때
   a. 몇 숟가락만 먹어도 배가 부르다
   b. 3분의 1쯤 먹으면 배가 부르다
   c. 절반쯤 먹으면 배가 부르다
   d. 거의 다 먹으면 배가 부르다
   e. 배가 거의 부르지 않다

3. 음식의 맛은
   a. 아주 나쁘다   b. 나쁘다   c. 보통이다
   d. 좋다   e. 아주 좋다

4. 보통 나는
   a. 하루에 한 끼 미만을 먹는다
   b. 하루에 한 끼를 먹는다
   c. 하루에 두 끼를 먹는다
   d. 하루에 세 끼를 먹는다
   e. 하루에 세 끼 이상을 먹는다

점수 계산은 이렇게 한다. a=1, b=2, c=3, d=4, e=5. 총점수가 14미만이면 6개월 안에 적어도 5퍼센트의 체중이 감소할 심각한 위험이 있으니 즉시 병원에 가서 영양학 검사를 받아야 한다. 이 테스트의 신뢰도는 나이에 상관없이 동일하다.

- 혈압이 보통인가 아니면 낮춰야 하는가?

- 공복 혈당이 100mg/dL 미만인가? 지난번 검사 때보다 높아졌는가, 즉 상승 경향이 있는가?

- 총 콜레스테롤이 얼마인가, '고밀도 지질 단백질' HDL과 '저밀도 지질 단백질' LDL(특히 작고 진한 저밀도 지질 단백질)은 얼마나 높은가?

- 갑상선 호르몬 수치가 정상인가, 특히 '갑상선 자극 호르몬' TSH 수치는 어떤가?

- 지난번 검사 이후 체중이 변했는가?

- 20대 때보다 키가 줄어들고 있는가?

- 골다공증 검사가 필요한가?

- 복용 중인 약물이 여전히 효과가 있는가, 아니면 더 적게 복용해도 되는가?(특히 정기적으로 5가지 이상의 약물을 복용하고 있을 때)

- 예방 접종은 다 되었는가?(매년 독감 접종, 6년마다 폐구균 접종, 10년마다 파상풍 접종, 1회 대상 포진 예방 접종)

- 대변 검사를 받거나 혈액 검사를 다시 받아야 할 때인가?

- 병력을 고려할 때 필요한 다른 검사가 있는가?(암이나 다른 병)

나이가 들면 피해야 할 약품 목록

- 아미오다론(코다론, 단기간 입원 동안은 제외)
- 아미트리프탈린(엘라빌, 인데프)
- 항불안 약(자낙스, 발리움, 리브리움)
- 항정신병약(정신 분열증이나 편집증, 환각, 망상, 환시인 경우가 아니라면).
- 바비튜레이트(페노바르비탈 제외, 약품명 솔포톤)
- 비사코딜과 카스카라(완하제, 장기 투여가 아닌 경우)
- 클로르프로파미드(다이아비네스)
- 클로르페니라민(클로르트리메톤)
- 시프로헵타딘(페리악틴)
- 건조갑상선제제
- 디펜하이드라민 하이드로클로리드(처방전 없이 살 수 있는 약에 함유된 베나드릴)
- 디소피라미드(노르페이스)
- 도큐세이트(콜레이스, 코렉톨, 엑스랙스, 페리콜레이스)
- 독사조신(카두라)
- 에스트로겐, 60세 이상의 여성
- 플루옥세틴 매일복용(프로작)
- 이미프라민(토프라닐)
- 메페리딘(데메롤)
- 메틸도파(알도메트)
- 메틸테스토스테론(안드로이드-10, 테스트레드, 비릴론)
- 효과 빠른 니페디핀(프로카디아, 아달라트)
- 프로폭시펜(다르본, 다르보세트)

출처: Fick D.M, Cooper J.W, Wade W.E, Waller J.L, Maclean J.R, Beers M.H(2003). 노인에게 잠재적으로 부적절한 약물의 비어스 기준표 개정판. 미국 컨센서스 패널 전문가들의 연구 결과. Arch Intern Med, 163(22), 2716-24

존 몰리

세인트루이스대학교 노인 의학과 학장이며 에든 생명공학연구소 수석 과학자다. 미국 최고의 의사(Best Doctors in America) 명단에 매년 선정되는 전문가로, 21권의 전문 의학서와 천 편이 넘는 논문을 썼다. 현재 알츠하이머병 치료제를 개발 중이다. 저서로, *Geriatric Nutrition, Science of Geriatrics, Medical Care in the Nursing Home* 등이 있다.

셰리 콜버그

올드도미니언대학교의 운동 과학부 교수이자 운동 생리학자다. 미국스포츠의학학회 특별 회원이며 미국당뇨병학회 전문 회원이다. 저서로, *The Diabetic Athlete, Diabetes-Free Kids, The 7 Step Diabetes Fitness Plan, 50 Secrets of the Longest Living People with Diabetes* 등이 있다.

정주연

서강대학교 영어 영문학과를 졸업했고, 동 대학원 국어 국문학과에서 석사 학위를 받았다. 현재 전문 번역가로 활동 중이다. 옮긴 책으로 『메타피지컬 클럽』, 『산꼭대기의 과학자들』, 『생각의 혁명』, 『튤립, 그 아름다움과 투기의 역사』, 『벌레도 재채기할까?』, 『사막이 부른다』 등이 있다.

젊음의 과학

2009년 6월 30일 (초판 1쇄)

지은이 존 몰리, 셰리 콜버그
옮긴이 정주연
펴낸곳 도서 출판 미지북스
서울 마포구 서교동 332-20번지 402호 (우편 번호 121-836)
편집 070-7533-1848 영업 02-713-1848
mizibooks@naver.com
출판 등록 2008년 2월 13일 제313-2008-000029호

편집 이지열, 정미은
일러스트 홍순식
마케팅 이지열
출력 경운출력
인쇄 제본 영신사

ISBN 978-89-961455-7-8 13510
값 13,500원